調養奇方
逍遙散

柳越冬，楊建宇，李楊 主編

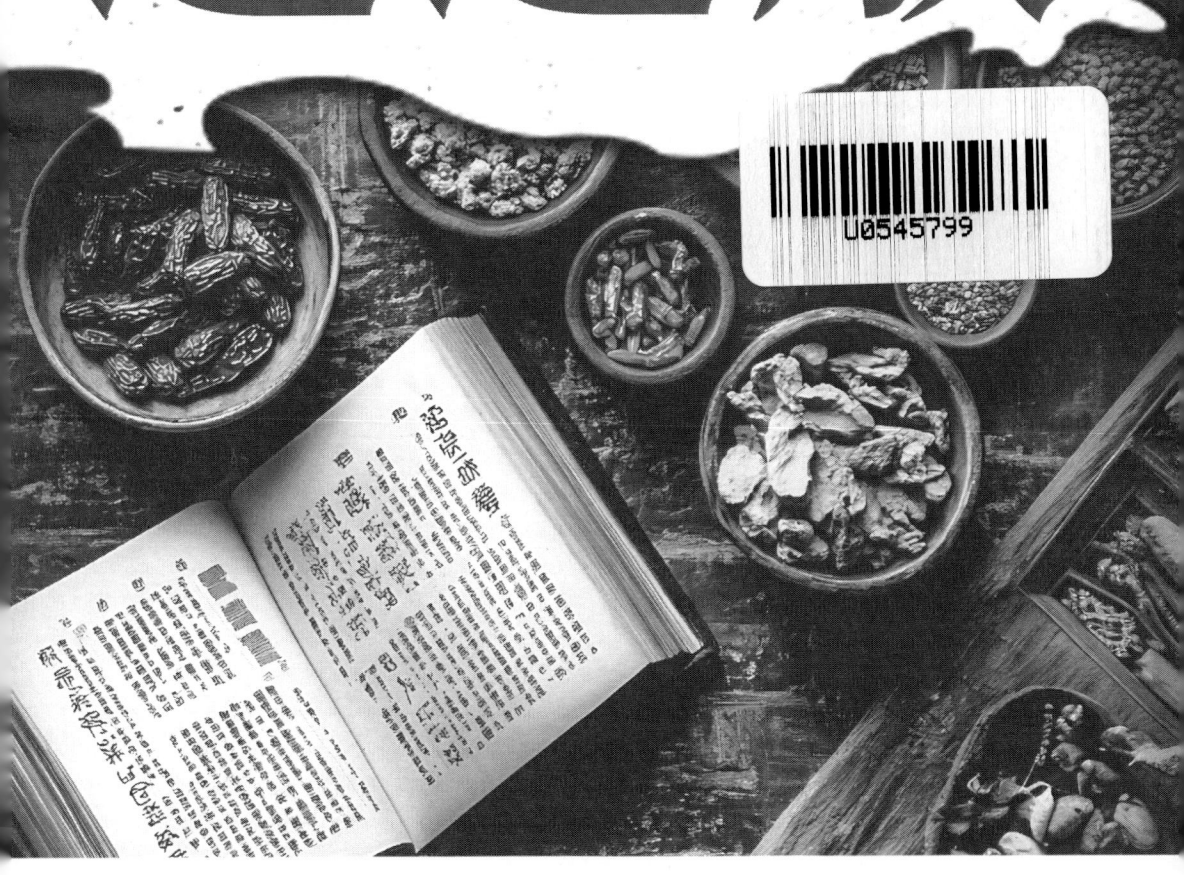

宋代名方逍遙散，調肝健脾、疏肝解鬱！

從歷史淵源到現代應用，結合經方學理與現代科學方法
一部兼具理論深度與臨床實踐指導意義的中醫經方專著

目錄

上篇　經典回顧

　　第一章　綜述與概要 …………………………… 006

　　第二章　臨床藥學的基礎知識 ………………… 016

　　第三章　源流探索與方劑解析 ………………… 037

中篇　臨床應用新論

　　第一章　逍遙散方的臨床應用概述 …………… 044

　　第二章　逍遙散方的臨床思維與原則 ………… 050

　　第三章　臨床實踐與疾病分析 ………………… 056

下篇　現代研究

　　第一章　現代實驗研究的綜述 ………………… 232

　　第二章　經方應用的現代研究 ………………… 250

附：歷代逍遙散加減方（選編）

參考文獻

目 錄

上篇
經典回顧

　　本篇從三個部分對逍遙散進行論述：第一章第一節溯本求源部分從經方出處、方名釋義、藥物組成、使用方法、方歌等方面對其進行系統整理。第二節經方集注選取歷代醫家對經方的代表性闡釋。第三節類方簡析對臨床中較常用的逍遙散類方進行簡要分析。第二章對組成逍遙散的主要藥物的功效與主治，以及作用機制進行闡釋，對逍遙散的功效進行剖析。第三章對逍遙散的源流進行整理，對古代醫家方論和現代醫家方論進行論述。

上篇　經典回顧

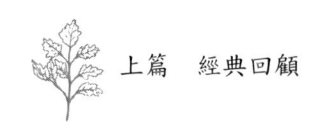

第一章
綜述與概要

第一節　溯本求源

一、經方出處

　　逍遙散為宋代《太平惠民和劑局方》（亦簡稱《局方》）創制的名方，《太平惠民和劑局方‧卷之九‧治婦女諸疾》記載逍遙散：「治血虛勞倦，五心煩熱，肢體疼痛，頭目昏重，心忪頰赤，口燥咽乾，發熱盜汗，減食嗜臥，及血熱相搏，月水不調，臍腹脹痛，寒熱如瘧。又療室女血弱陰虛，營衛不和，痰嗽潮熱，肌體羸瘦，漸成骨蒸。」

二、方名釋義

　　「逍遙」亦作「消搖」，優遊自得貌。《莊子》云：「逍遙於天地之間而心意自得。」王晉三曰：「《莊子‧逍遙遊》注云，如陽動冰消，雖耗不竭其本；舟行水搖，雖動不傷於內。譬之於醫，消散其氣鬱，搖動其血鬱，皆無傷乎正氣也。」本方為調和肝脾的常用方，服之可達到疏肝理脾、養血和營之效，使得肝氣暢，鬱結消，氣血調，精神爽，逍遙自在，故名「逍遙散」。《黃帝內經》所謂「木鬱達之」，遂其曲直之性，故名曰逍遙。

三、藥物組成

甘草（微炙赤）半兩，當歸（去苗，銼，微炒）、茯苓（去皮，白者）、芍藥（白）、白朮、柴胡（去苗），各一兩。

四、使用方法

上為粗末，每服二錢，水一大盞，燒生薑一塊切破，薄荷少許，同煎至七分，去渣熱服，不拘時候。

五、方歌

逍遙散用當歸芍，柴苓朮草加薑薄，
散鬱除蒸功最奇，調經八味丹梔著。（《湯頭歌訣》）

第二節　經方集注

● 汪昂

此足少陽厥陰藥也。肝虛則血病，當歸、芍藥養血而斂陰。木盛則土衰，甘草、白朮和中而補土。柴胡升陽散熱，合芍藥以平肝，而使木得條達。茯苓清熱利濕，助甘、朮以益土，而令心氣安寧。生薑暖胃祛痰，調中解鬱。薄荷搜肝瀉肺，理血消風。疏逆和中，諸症自已，所以有「逍遙」之名。（《醫方集解·和解之劑》）

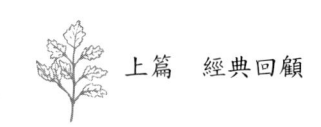

趙羽皇

　　五臟苦欲補瀉，云肝苦急，急食甘以緩之。蓋肝性急善怒，其氣上行則順，下行則鬱，鬱則火動而諸病生矣。故發於上，則頭眩、耳鳴而或為目赤；發於中，則胸滿、脅痛而或作吞酸；發於下，則少腹疼、疝而或溲溺不利；發於外，則寒熱往來，似瘧非瘧。凡此諸症，何莫非肝鬱之象乎？而肝木之所以鬱，其說有二：一為土虛不能升木也，一為血少不能養肝也。蓋肝為木氣，全賴土以滋培，水以灌溉。若中土虛，則木不升而鬱。陰血少，則肝不滋而枯。方用白朮、茯苓者，助土德以升木也；當歸、芍藥者，益榮血以養肝也；薄荷解熱，甘草和中。獨柴胡一味，一以厥陰之報使，一以升發諸陽。《經》云木鬱則達之，遂其曲直之性，故名曰逍遙。若內熱、外熱盛，加丹皮解肌熱，炒梔清內熱，此加味逍遙之義也。（《醫宗金鑑·卷二十九》）

唐容川

　　此治肝經血虛，火旺鬱鬱不樂。方用白朮、茯苓助土德以升木，當歸、白芍益榮血以養肝，薄荷解熱，甘草緩中，柴、薑升發，木鬱則達之，遂其曲直之性，故名之曰逍遙。（《血證論·卷七》）

第三節　類方簡析

　　逍遙散是宋代和劑藥局常用名方之一，脫胎於漢代張仲景的四逆散與當歸芍藥散兩方之法。對於肝鬱之證甚有效驗，正如王晉三所說：有消其氣鬱，搖其血鬱，而無傷乎正氣之妙。故為後世醫家所嘗用，廣泛運用於

內科、婦科、眼科、傳染科等的相關疾病。並衍化出了許多有效良方，粗略統計已達百首之多，形成了逍遙散類方。

一、四逆散

出處：《傷寒論》。

組成：甘草（炙），枳實（破，水漬，炙乾），芍藥，柴胡。

用法：上四味各十分，搗篩，白飲和服方寸匕，日三服。（現代用法：做湯劑，水煎服，用量按原方比例酌定）

功效：疏肝理脾，透邪解鬱。

主治：少陰病，四逆證，或咳，或悸，或小便不利，或腹中痛，或泄利下重。

方解：肝氣鬱結，氣機不利，陽鬱於裡，不能布達四肢而表現四逆，厥冷的程度不嚴重，四肢不溫，與心腎陽虛陰盛的厥逆不同，因此看不到無熱惡寒，脈微細，但欲寐症狀。對於四逆散證的病機，各家意見不一，所論迥然。其說主要有二：一是氣鬱陽遏不得伸達，為多數醫家之觀點；一是少陰陽虛失於溫煦。倡「氣鬱陽遏」者認為四逆乃陽鬱於裡，不達四末，則表現四肢逆冷不溫的四逆論。如清代張令韶曰：「陽氣內鬱，不達四末。」李中梓曰：「陰中涵陽之證，唯氣不宣通。」倡「少陰陽虛」者認為四逆散證之主症四逆及或然各症，均可從少陰陽虛立論而得解。陽虛不能溫達四末則四肢厥冷；脾腎陽虛導致水飲內停，上凌心肺則為咳為悸；腎陽不足，膀胱失於氣化，故小便不利；陽氣不足，中焦失煦，升降失常則腹痛泄利。《傷寒直解》：「凡屬少陰病四逆，俱屬陽氣虛寒。然亦有陽氣內鬱不得外達而四逆者，又宜四逆散主之。」因肝氣鬱結，則疏泄功能失

常，木橫乘土，病在肝、脾，治以透邪解鬱，疏肝理脾。柴胡入肝膽經，性味苦平，具升發之性，解鬱透熱，疏肝解鬱，是為君藥。枳實入中焦而歸脾胃，味苦性微寒，行氣散結，是為臣藥。二藥同用，一升一降，可使清升濁降，氣機通利，樞機運轉而鬱熱透達。芍藥酸苦微寒，入肝經，養血斂陰，柔肝止痛，與和中益氣的炙甘草相伍，調和肝脾，緩急止痛，土木得和而氣機流暢，為佐使。諸藥相合，共奏透邪解鬱、疏肝理脾功效。

四逆散見於《傷寒論·辨少陰病脈證并治》第318條，用於陽氣內鬱而致四肢厥逆之證，表現了疏肝解鬱、調理氣機治法。逍遙散取四逆散調和肝脾之功，易理氣降濁之枳實，增當歸、茯苓、白朮以強健脾活血之功，加薄荷、生薑以壯柴胡辛散升氣之力，共奏疏肝解鬱、健脾和營之效，主治肝鬱血虛所致的鬱鬱寡歡、脅痛乳脹、太息不舒、寒熱往來、頭痛目眩、口燥咽乾、神疲食少、月經不調等症，使肝鬱得疏，鬱遏得除，精神欣愉而逍遙自在。

方論：

吳昆：少陰病四逆者，此方主之。此陽邪傳至少陰，裡有結熱，則陽氣不能交接於四末，故四逆而不溫。用枳實，所以破結氣而除裡熱；用柴胡，所以升發真陽而回四逆；甘草和其不調之氣；芍藥收其失位之陰。是證也，雖曰陽邪在裡，慎不可下，蓋傷寒以陽為主，四逆有陰進之象，若復用苦寒之藥下之，則陽益虧矣，是在所忌。論曰：諸四逆者，不可下之。蓋謂此也。（《醫方考·卷一》）

汪昂：此足少陰藥也。傷寒以陽為主，若陽邪傳裡而成四逆，有陰進之象，又不敢以苦寒下之，恐傷其陽。經曰：諸四逆，不可下也。故用枳實泄結熱，甘草調逆氣，柴胡散陽邪，芍藥收元陰，用辛苦酸寒之藥以和

解之，則陽氣散布於四末矣。此與少陽之用小柴胡意同。有兼證者，視加法為治。(《醫方集解》)

成無己：四逆者，四肢不溫也。傷寒邪在三陽，則手足必熱；傳到太陰，手足自溫；至少陰則邪熱漸深，故四肢逆而不溫也；及至厥陰，則手足厥冷，是又甚於逆。四逆散以散傳陰之熱也。

《內經》曰熱淫於內，佐以甘苦，以酸收之，以苦發之。枳實、甘草之甘苦，以泄裡熱；芍藥之酸，以收陰氣；柴胡之苦，以發表熱。(《注解傷寒論·卷六》)

方歌：枳甘柴芍數相均，熱厥能回察所因，
白飲和勻方寸匕，陰陽順接用斯神。(《長沙方歌括》)

二、當歸芍藥散

出處：《金匱要略》。

組成：當歸三兩，芍藥一斤，川芎半斤 (一作三兩)，茯苓四兩，澤瀉半斤，白朮四兩。

服法：上六味，杵為散，取方寸匕，酒和，日三服。

功效：補血調肝，健脾利溼。

主治：主治婦人妊娠腹中痛及婦人腹中諸疾痛，因婦人妊娠後脾胃虛弱，肝氣不調，肝脾不和而設。

方解：方中芍藥歸肝、脾經，性微寒，味苦酸，養血柔肝，緩急止痛。當歸歸心、脾兩經，性溫，味甘辛，補血活血，調經止痛；川芎歸肝、膽、心包經，性溫，味辛，有活血止痛之功；兩藥同用，可養血活血，調肝止痛。茯苓歸心、脾、腎經，性味甘淡，健土補中，利水滲溼；

澤瀉歸腎、膀胱經，性寒，味甘，利水滲溼；白朮歸脾、胃經，性溫苦甘，補脾益胃，燥溼和中。三藥同用，可健脾益胃，利水滲溼。白朮與芍藥相伍，肝脾兩調。諸藥相配，共奏補血調肝、健脾利溼之效。

當歸芍藥散在《金匱要略》中原載兩條：其一在《婦人妊娠病脈證并治第二十》中「婦人懷娠，腹中痛，當歸芍藥散主之」；其二在《婦人雜病脈證并治第二十二》中：「婦人腹中諸疾痛，當歸芍藥散主之。」當歸芍藥散為逍遙散之源，該方由當歸、芍藥、茯苓、白朮、澤瀉、川芎六味組成，主治婦人妊娠腹中痛及婦人腹中諸疾痛，有疏肝養血、健脾祛溼之效。治療婦女氣血失調等證以「養血為主，調氣為先」的治則有關。

方論：

趙以德：此與胞阻痛不同，因脾土為木邪所克，穀氣不舉，濁淫下流，以塞搏陰血而痛也。用芍藥多他藥數倍以瀉肝木，利陰塞，以與芎、歸補血止痛；又佐茯苓滲溼以降於小便也；白朮益脾燥溼，茯、澤行其所積，從小便出。蓋內外六淫，皆能傷胎成痛，不但溼而已也。(《金匱玉函經二注》)

徐忠可：痛者，綿綿而痛，不若寒疝之絞痛，血氣之刺痛也。乃正氣不足，使陰得乘陽，而水氣勝土，脾鬱不伸，鬱而求伸，土氣不調，則痛綿綿矣。故以歸、芍養血，苓、朮扶脾，澤瀉瀉其餘之舊水，芎暢其欲遂之血氣。不用黃芩，痛因虛，則稍挾寒也。然不用熱藥，原非大寒，正氣充，則微寒自去耳。(《金匱要略論注》)

陳言：當歸芍藥散，治妊娠腹中痛，心下急滿，及產後血暈，內虛氣乏，崩中久痢，常服，通暢血脈，不生癰瘍，消痰，養胃，明目，益津。(《三因極一病症方論》)

方歌：妊娠 痛勢綿綿，三兩歸芎潤且宣，
芍藥一斤澤減半，朮苓四兩妙盤旋。（《金匱方歌括》）

三、丹梔逍遙散（加味逍遙散）

出處：《校注婦人良方》卷二十四方。

組成：炙甘草、炒當歸、芍藥（酒炒）、茯苓、炒白朮各一錢，柴胡、牡丹皮、炒梔子各五分。（《局方》中加薄荷，煨薑各一錢。）

用法：水煎服。

功效：疏肝解鬱，清熱除煩。

主治：肝鬱脾虛，化火生熱之證。治肝鬱血虛發熱，或潮熱，或自汗盜汗，或頭痛目赤，或怔忡不寧，或頰赤口乾，或月經不調、肚腹作脹，或小腹重墜、小便澀痛。

方解：根據《黃帝內經》「木鬱達之」的原則，首先順其條達之性，開其鬱遏之氣，並宜養營血而健脾土，以達養陰補脾之目的。丹梔逍遙散方中柴胡為君，疏肝解鬱，使肝氣條達，以復肝用。本品的疏肝之效，歷來被前賢所推崇，《滇南本草》卷一指出：「柴胡行肝經逆結之氣，止左脅肝氣疼痛。」《藥品化義》曰：「柴胡性輕清，主升散，味微苦，主疏肝。」臣以當歸、白芍二藥，當歸味甘、辛，性溫，歸肝、心、脾經，具有補血、活血、調經、止痛之功效。《景岳全書·本草正》謂：「當歸，其味甘而重，故專能補血；其氣輕而辛，故又能行血，補中有動，行中有補，誠血中之氣藥，亦血中之聖藥也。」白芍味苦、酸、甘，性微寒，歸肝、脾經，具有平肝止痛、養血調經之效。《本草備要》曰：「補血，瀉肝，澀，斂陰。」二藥皆入肝經，均能補血，養血柔肝，合用相得益彰，既養肝體助肝用，

以治血虛，又防柴胡劫肝陰。佐以白朮、茯苓、甘草健脾益氣，為補氣健脾之要藥，三藥合用使脾氣運化有權，化氣生血。正如《本草衍義》指出：「茯苓行水之功多，益心脾不可缺也。」《本草彙言》指出：「白朮，乃扶植脾胃，散溼除痹，消食除痞之要藥。」佐以牡丹皮、梔子，皆能清熱涼血，其中梔子入營分，能引上焦心肺之熱，屈曲下行，尚可瀉火除煩。朱震亨云：「瀉三焦火，清胃脘血，治熱厥心痛，解熱鬱，行結氣。」牡丹皮亦能入肝膽血分，清血中之浮火。《本草經疏》謂本品：「其味苦而微辛，其氣寒而無毒……辛以散結聚，苦寒除血熱，入血分，涼血熱之要藥也。」

方論：

張秉成：夫肝屬木，乃生氣所寓，為藏血之地，其性剛介，而喜條達，必須水以涵之，土以培之，然後得遂其生長之意。若七情內傷，或六淫外束，犯之則木鬱而病變多矣。此方以當歸、白芍之養血，以涵其肝。苓、朮、甘草之補土，以培其本。柴胡、薄荷、煨生薑，俱係辛散氣升之物，而順肝之性，而使之不鬱。如是則六淫七情之邪皆治，而前證豈有不癒者哉。

本方加丹皮、黑山梔各一錢，名加味逍遙散，治怒氣傷肝，血少化火之證。故以丹皮能入肝膽血分者，以清泄其火邪，黑山梔亦入營分，能引上焦心肺之熱，屈曲下行，合於前方中，自能解鬱散火，火退則諸病皆癒耳。（《成方便讀》）

薛立齋：治肝脾血虛發熱，或潮熱晡熱，或自汗盜汗，或頭痛目澀，或怔忡不寧，或頰赤口乾，或月經不調，肚腹作痛，或小腹重墜，水道澀痛，或腫痛出膿，內熱作渴等症。（《內科摘要》）

薛立齋：肝經風熱，或怒動肝火，俱宜加味逍遙散。（《沈氏女科輯要》）

夏桂成：本方原名加味逍遙散，為疏肝健脾，解鬱養血，兼清血熱之劑。凡肝鬱久者，無不以肝體不充為要，以致肝用不及而致鬱。方中當歸、白芍養血補肝以治本，柴胡疏肝解鬱散熱，白朮、茯苓、炙甘草補中健脾，少許薄荷、煨薑助柴胡疏達肝氣。牡丹皮、梔子清肝解鬱，泄熱除煩。諸藥合用，使肝鬱得解，血虛得養，脾虛得復，鬱熱得除，標本兼顧，寓深意於平凡之中，故能廣泛使用於肝經鬱熱所致的各種病症……本方即《局方》逍遙散加牡丹皮、山梔而成，又名加味逍遙散。實際上是從漢代張仲景所製四逆散發展而來。方中歸芍養血以涵肝體，柴胡升散以遂肝用，丹梔以清肝火，茯苓、朮、草健脾，以旺生化之源，是千百年來歷代賢哲倍加推崇的不朽名方。本方原為婦女血虛勞倦，血熱相搏，室女血熱陰虛而設，表現了前人中女子以肝為先天，以血為主之說……《衛生寶鑑》以此治血虛發熱，經候不調；《古今醫鑑》治肝脾血虛發熱，或潮熱，或自汗盜汗，或頭痛目澀，或怔忡不寧，頰赤口乾，或月經不調，或肚腹作痛，或小腹重墜，水道澀痛，或腫痛出膿，內熱作渴，月經超前，屬於鬱熱而兼血虛的，用之最為適宜。但是近年來，本方或者逍遙散加減，已廣泛運用到內、外、五官、口腔等科的相關疾病。（《實用婦科方劑學》）

方歌：逍遙散內芍苓歸，柴朮荷甘薑用煨，
血燥肝虛寒熱作，調經散逆鬱能開，
山梔並與丹皮入，加味逍遙用者裁，
木鬱難舒易化火，有餘怒氣擾成災。（《成方便讀》）

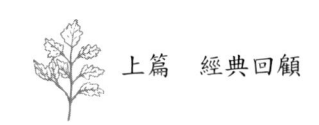

第二章
臨床藥學的基礎知識

第一節　主要藥物的功效與主治

《局方》中沒有對組方用藥意義進行論述，對逍遙散處方用藥的解釋最早見於清代汪昂的《醫方集解》，其曰：「肝虛則血病，當歸、芍藥養血而斂陰。木盛則土衰，甘草、白朮和中而補土。柴胡升陽散熱，合芍藥以平肝，而使木得條達。茯苓清熱利溼，助甘、朮以益土，而令心氣安寧。生薑暖胃祛痰，調中解鬱。薄荷搜肝瀉肺，理血消風。疏逆和中，諸症自已，所以有『逍遙』之名。」由於方劑組成的藥物，以及配伍後產生的各種協同或制約關係，直接決定了該方劑的功效，同時也決定了其主治病症，即方證。因此透過對藥物組成的分析，我們可以反推出文獻中尚沒有論及的症狀與體徵，這就是以藥測證，以便全方位地揭示該方劑的方證。

逍遙散的組成一共是八味藥，都有其藥性與功效特點，下面分別對其進行論述。

一、當歸

當歸主治腹痛，兼治崩漏、瘡毒膿血。其腹痛的部位多在少腹，其疼痛多為刺痛、絞痛、急痛，而且疼痛的程度較重，前人常常用「刺痛不

止」、「不可忍」等詞語來表述。其腹痛可牽引到腰背，且多與婦人的月經、胎產有關，即月經期、周產期、產後的少腹痛，大多屬於當歸證。以腹痛為特點的婦科疾病，如痛經、月經失調、經前期症候群、先兆流產、胎位不正、盆腔炎、子宮肌瘤、不孕症、產後惡露不盡、上環或取環出血等，可以考慮使用當歸。

適用於當歸者，可見羸瘦狀，皮膚多乾枯，或如魚鱗狀，所謂的肌膚甲錯，甚至有脫屑，其脈多細。如果體形肥胖豐腴，或無腹痛而腹滿便溏者，則當歸慎用。

根據後世應用經驗，當歸也可用於痢疾腹痛及瘡毒膿血。《太平聖惠方》用當歸、黃連、炮薑、阿膠蜜丸，治腹痛，下痢不止，方名內補丸。《聖濟總錄》用當歸、黃連、乾薑、黃柏各一兩，為細末，每服三錢七，治療裏急後重、下痢赤白及下部痛。《串雅內編》治療無名腫毒，用當歸八錢、黃耆五錢、甘草二錢、金銀花一兩，用水一碗，陳酒一碗，合煎，空心服，名「四金剛」。《驗方新編》治療脫骨疽，見患肢暗紅微腫灼熱，潰爛腐臭，疼痛劇烈，相當於血栓閉塞性脈管炎等。用當歸二兩、金銀花三兩、玄參三兩、甘草一兩，水煎服，一連十劑。

治腹痛多配芍藥；手足厥冷，多配桂枝、細辛；肌膚甲錯，兩目暗黑者，可配桃仁、紅花；崩漏者，多配阿膠、地黃；血痢腹痛者，多配黃連、黃芩、芍藥、阿膠。

二、芍藥

芍藥主治攣急，尤以腳攣急、腹中急痛、身疼痛為多。腳攣急是張仲景明確的芍藥證，《傷寒論》中芍藥甘草湯是治療腳攣急的專方。《朱氏

集驗方》稱芍藥甘草湯為去杖湯用以治療腳弱無力，行走困難。所謂的腳攣急，其表現為小腿屈伸不利，或經常出現下肢肌肉痙攣，特別是腓腸肌痙攣。患者常訴說下肢肌肉疼痛步履困難。對這一特徵，稱之為「芍藥足」。伴有腳攣急的疾病，都可以考慮使用芍藥，比如肝硬化、糖尿病、支氣管痙攣等病患者，見經常腳攣急者，配合芍藥甘草湯常能提高療效。

其急痛，是指疼痛呈痙攣性，有緊縮感，並有陣發性的特點，也即張仲景所謂的「時痛」。胃痙攣、腸痙攣、腓腸肌痙攣、臟器平滑肌痙攣、軀幹骨骼肌等導致的疼痛，均屬於芍藥證。腹中急痛，為腹痛呈痙攣性、陣發性。其部位有在上腹部者，有臍周者，也有下腹部者，或腹痛連及腰背者，或腹痛連及陰部者。另外，膈肌痙攣、尿道括約肌痙攣、陰道痙攣、面肌痙攣、支氣管痙攣等雖沒有明顯的疼痛，但也可以考慮使用芍藥，也就是利用芍藥的「緩急」的功效。

身疼痛，多為腰背痠痛、四肢疼痛，嚴重的可以導致步履困難，如坐骨神經痛也表現為痙攣性。

芍藥兼治便祕，腹急痛伴有大便祕結如栗狀者，最為適宜。根據經驗，芍藥量至30g以上，就有通大便的作用。《傷寒論》第280條有「其人續自便利，設當行大黃、芍藥者，宜減之……」可反證芍藥這一作用。芍藥通便，多與大黃並用。

芍藥證多見於一種痙攣性體質，患者易於腹痛，易於便祕，易於肌肉痙攣。其體形胖瘦皆有，但多肌肉堅緊，尤其是腹壁肌肉較為緊繃，日本人吉益東洞提出了「腹皮攣急，按之不弛」的腹證，可以參考。臨床上若見肌肉鬆柔者，大便不成形、日行多次而無腹痛者，應慎用芍藥。

三、白朮

　　白朮主治渴而下利者，兼治冒眩、四肢沉重疼痛、短氣、心下逆滿、小便不利、浮腫。所謂渴，指自覺的渴感，想飲水，想飲熱開水，但喝不多，或漱口而已。心下部常常痞滿不適，喝水後更難受，胃內發脹，有水聲，甚至吐水，或多喝水以後常常出現面部輕度浮腫。舌面並不像白虎加人蔘湯證那樣乾燥無津或毛糙起裂，而是舌面常有薄白苔，舌質也不紅，舌體較大而且胖，常常舌邊有齒痕。下利，即腹瀉，大便呈水樣，或大便溏薄不成形、糞體鬆散而不黏臭，或先乾後溏。渴而下利，是使用白朮的必見證。如口渴而大便乾結如栗，或煩渴引飲，均非白朮主治。

　　冒眩，即身體困重，頭暈眼花，常常眼前發黑。四肢沉重，或腰腹沉重，或有關節疼痛。患者肌肉鬆軟，常訴說身體困重，懶於活動，動則易出汗。短氣，即氣短無力，易於疲乏倦怠，稍動則氣喘吁吁。心下逆滿，指上腹部發脹，尤其是在喝水以後，食慾不振，甚至吐水或清涎。

　　小便不利，是指小便的量少及排泄不暢。

　　白朮與黃耆的主治相似，均能利水，均可治療浮腫、小便不利、口渴、眩暈等證，其區別在於，黃耆主治在表之水，故浮腫、汗出比較明顯，而白朮主治在裡之水，故以口渴、眩暈、身重、大便性狀改變為明顯。

　　使用白朮不論體形胖瘦，但患者多呈黃腫貌，肌肉鬆軟，容易浮腫，特別是早晨尤為明顯，如眼瞼浮腫。另外，必見舌體胖大而淡，或邊有齒痕，或舌面白苔，或舌面水滑。

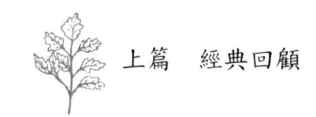

四、茯苓

茯苓主治眩悸、口渴而小便不利者。眩，其義有二，一為眩暈，指患者出現旋轉感、上下或左右晃動感、傾斜感、地動感、如坐舟中感等，多伴有噁心嘔吐；一為幻覺，因「眩」古時候又讀作ㄏㄨㄢˋ，通「幻」，所以目眩還有視物怪異感、恐怖感、恍惚感等，多伴有驚悸、多噩夢等。悸，指跳動，如心慌、心悸、臍腹動悸、肌肉跳動等。眩悸者，常常伴有心神不安、多夢易驚、恍惚健忘等精神官能症狀。

茯苓尚治口渴及小便不利。其渴感並不嚴重，唯口內少津而思飲，雖飲而不多，多飲則覺得胸腹脹滿而短氣。或口渴與嘔吐並見。所謂小便不利，即小便的量、排尿次數等發生異常，如小便量少，尿次減少或小便不暢，出現尿痛、尿急等症狀，並可伴有浮腫。小便次數不多且量少，同時大便多溏薄或如水樣，或雖便祕而先乾後溏，患者常見浮腫，或浮腫貌。

使用茯苓，可不問體形胖瘦，但須察舌。其人舌體多胖大，邊有齒痕，舌面較溼潤，稱之為「茯苓舌」，胖人舌體大，固然多茯苓證，瘦人見舌體胖大者，茯苓證更多見。其舌邊有齒痕，舌體胖大伴有浮腫、腹瀉者多為五苓散證、苓桂朮甘湯證；舌體瘦小而邊有齒痕，伴有腹脹、失眠、咽喉異物感者，多為半夏厚朴湯證。

茯苓證與白朮證頗多相似之處，故張仲景使用茯苓多與白朮同用。所不同之處，白朮重在治渴，而茯苓重在治悸。故前人稱白朮能健脾生津，而茯苓則能安神利水。

張仲景使用茯苓多入複方。配半夏治眩悸，配白朮治療口渴，配豬苓、澤瀉治療小便不利，配桂枝、甘草治療臍下悸。

張仲景使用茯苓，湯劑量較大，尤其是用於悸、口渴吐水以及四肢腫

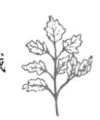

等，如茯苓桂枝甘草大棗湯用至半斤，茯苓澤瀉湯也用至半斤，防己茯苓湯則用至六兩。而用於散劑，則用量甚小。

五、柴胡

柴胡主治往來寒熱而胸脅苦滿者。凡胸脅苦滿、往來寒熱而兼嘔者，或兼四肢逆冷者，或兼默默不欲飲食者，均為柴胡主治範圍。

所謂往來寒熱，主要指患者的自我感覺，即一種寒熱交替感。或忽而惡風怕冷，肌膚粟起，忽而身熱而煩；或心胸熱而四肢寒，或上部熱而下體寒，或半身寒，半身熱。這種寒熱交替感還包括對溫度變化的自我感覺過敏，如特別畏風、怕吹冷氣等。再推而廣之，對溼度、氣壓、光照、氣候、居住環境、音響、氣味的變化過敏乃至心理的過敏都可以認為是往來寒熱的延伸。所以，臨床上可見許多病毒感染性疾病、精神神經系統疾病、免疫系統疾病、女性月經病等出現往來寒熱的症狀。需要說明，往來寒熱與體溫高低不呈正相關，其中有體溫高者，如感冒發熱、瘧疾，但也有體溫正常者，所以，不能簡單地將寒熱理解為發熱。

往來寒熱中，「往來」也有特殊意義。第一，是指有節律性，或日節律，或週節律，或月節律。比如失眠，常常到深夜則無睡意，都表現為日節律；目前城市常見的星期一症候群，則表現為週節律；如經前期緊張症候群、乳腺纖維囊變症等，表現為月節律；而有些過敏性疾病的支氣管哮喘、花粉症、過敏性鼻炎等，則表現為季節性，這也可以看作是一種節律性。第二，是指沒有明顯的節律，時發時止，不可捉摸，如癲癇以及一些精神官能症、過敏性疾病等。對以上所說的具有「往來」、「休作有時」等特徵的疾病，中醫常使用柴胡類方。如清代名醫費伯雄曾用含有柴胡的處方治療 1 例隔日徹夜不眠的奇症（《醫醇義》）；近代名中醫岳美中先生

用小柴胡湯治癒每日正午全身無力的小兒（《岳美中醫案集》）；日本有報導用柴胡桂枝湯治療癲癇，都是以「往來」與「休作有時」為辨證依據的。所以，臨床上具有發病呈週期性或時發時止特徵的疾病，經常使用柴胡類方。

所謂胸脅苦滿，一指患者有自覺的胸膈間的氣塞滿悶感和脅肋下的氣脹滿感，患者常常以「胸悶胸痛」、「無法呼吸」、「腹脹」、「心裡不舒服」等為表述。患者常常伴有上腹部不適感、腹脹、噯氣等軀體症狀。胸脅苦滿也有他覺指徵，如沿肋骨弓的下端向胸腔內按壓，醫生指端有抵抗感，患者也訴說有脹痛不適感。日本學者細野史郎先生有一「捏診法」，即醫生以拇指、食指與中指輕輕提捏脅肋的皮膚，患者感到明顯疼痛，醫生用手指捻動時，指下有沙沙的摩擦感者，為胸脅苦滿陽性。此外，胸脅部的腫塊也屬於胸脅苦滿的範疇，如乳房的脹痛與結塊、分泌異常，腋下的腫塊等，均有使用柴胡劑的機會。

根據臨床經驗，胸脅苦滿所謂胸脅的部位來說，還可作適當延伸，如頭面肩頸身體兩側部位的疼痛、腫塊等，也可歸屬於胸脅苦滿的範疇。如偏頭痛、耳部疾患、肩頸部的痠痛、胸鎖乳突肌的疼痛、甲狀腺的腫脹、耳疾以及腰胯部的疼痛、腹股溝的腫塊、疼痛等，臨床可以考慮使用柴胡類方。所以，將胸脅部、身體的側面、腹股溝等部位稱之為「柴胡帶」。

需要指出，胸脅苦滿的「苦」字，除表示患者胸脅部的不適感比較明顯或持久化以外，還指患者的心理處在一種憂鬱痛苦的狀態，患者表現為情緒低落、神情漠然，可以出現食慾不振，《傷寒論》所謂的「默默不欲飲食」；也可以出現煩躁、噁心、口乾口苦、咽喉異物感等，所謂的「口苦咽乾目眩」、「心煩喜嘔」等。有的患者還有睡眠障礙、疑病心理等。

第二章　臨床藥學的基礎知識

　　經常伴隨往來寒熱、胸脅苦滿而出現的，是嘔、四肢冷、默默不欲飲食、髮黃等臨床表現。《傷寒論》中有「傷寒中風，有柴胡證，但見一證便是，不必悉具」的經驗之談。這裡的「柴胡證」，即往來寒熱而胸脅苦滿，也就是說，在有往來寒熱而胸脅苦滿的同時，只要見有嘔、四肢冷、默默不欲飲食、髮黃中一證者，即可使用柴胡劑。

　　柴胡證的或然證較多。如小柴胡湯的「或胸中煩而不嘔，或渴，或腹中痛，或脅下痞硬，或心下悸，或小便不利，或不渴、身有微熱，或咳」，四逆散「或咳，或悸，或小便不利，或腹中痛，或泄利下重」等，這提示柴胡證的涵蓋面很大，其所主治的不僅僅是一個症狀，而是一種體質狀態。以下患者比較容易出現柴胡證，其特徵如下：外觀體形中等或偏瘦，面色微暗黃，或青黃色，或青白色，缺乏光澤。肌肉比較堅緊，舌質不淡胖，舌苔正常或偏乾，脈象多弦細。主訴以自覺症狀為多，對氣溫變化的反應敏感，或時有寒熱感，情緒的波動較大，食慾易受情緒的影響，胸脅部時有氣塞滿悶感，或有觸痛，四肢常冷。女性月經週期不齊，經前多見胸悶乳房脹痛結塊、煩躁、腹痛腰痠、經血暗或有血塊。

　　小柴胡湯中柴胡用半斤，如以一兩 3g 計算，則為 24g。現代許多報導用於退熱，柴胡常使用 30g 甚至 45g。用於治療病毒性感冒發熱以及類風溼性關節炎，柴胡在 20g 以上方有效。由於柴胡有南北之分，而據報導，北柴胡所含的柴胡皂苷是南柴胡的 7 倍。所以，在使用南柴胡時，柴胡的量要大於北柴胡。

　　柴胡使用的劑型，以湯劑為好。宋代名醫朱肱曾治療當時太守盛次仲疾，診斷為小柴胡湯證，但僕人給予小柴胡散，不僅病不癒，反而有胸滿，後朱肱親自煎煮，進二服，是夕遂安。

關於柴胡的毒副反應，有人報導過量服用柴胡可以導致血壓升高、噁心嘔吐、水腫、少尿或無尿。但也有老中醫使用柴胡及其類方多年，並未發現明顯毒副反應，偶見有些患者服用柴胡後出現輕度腹瀉。中醫界有「柴胡竭肝陰」的傳言，這是不符合臨床實際的。

六、薄荷

薄荷，辛能發散，涼能清利，專於消風散熱。故為頭痛，頭風，眼目、咽喉、口齒諸病，小兒驚熱，以及瘰癧、瘡疥要藥。《本草經疏》：薄荷，辛多於苦而無毒……辛合肺，肺主皮毛，苦合心而從火化，主血脈，主熱，皆陽臟也。賊風傷寒，其邪在表，故發汗則解。風藥性升，又兼辛溫，故能散邪辟惡。辛香通竅，故治腹脹滿、霍亂。《食療》引為能去心家熱，故為小兒驚風、風熱家引經要藥。辛香走散，以通關節，故逐賊風、發汗者，風從汗解也。本非脾胃家藥，安能主宿食不消。上升之性，亦難主下氣；勞乏屬虛，非散可解，三療俱非，明者當子別之。又：病人新瘥勿服，以其發汗虛表氣也。咳嗽若因肺虛寒客之而無熱症者勿服，以其當補而瘉。陰虛發熱勿服，以出汗則愈竭其津液也。腳氣類傷寒勿服，以其病主下而屬脾故也。血虛頭痛，非同諸補血藥不可用。小兒身熱由於傷食者不可用，小兒身熱因於疳積者不可用。小兒痘瘡診得氣虛者，雖身熱初起，亦不可用。

《藥品化義》：薄荷，味辛能散，性涼而清，通利六陽之會首，祛除諸熱之風邪。取其性銳而輕清，善行頭面，用治失音，療口齒，清咽喉。同川芎達巔頂，以導壅滯之熱。取其氣香而利竅，善走肌表，用消浮腫，散肌熱，除背痛，引表藥入營衛以疏結滯之氣。

《醫學衷中參西錄》：薄荷味辛，氣清鬱香竄，性平少用則涼，多用則

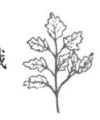

熱。其力能內透筋骨，外達肌表，宣通臟腑，貫串經絡，服之能透發涼汗，為溫病宜汗解者之要藥。若少用之，亦善調和內傷，治肝氣膽火鬱結作疼，或肝風內動，忽然癇痙瘈瘲，頭痛、目疼，鼻淵、鼻塞，齒疼咽喉腫疼，肢體拘攣作疼，一切風火鬱熱之疾，皆能治之。痢疾初起挾有外感者，亦宜用之，散外感之邪，即以清腸中之熱，則其痢易癒。又善消毒菌，逐除惡氣，一切霍亂痧證，亦為要藥。為其味辛而涼，又善表疹癮，愈皮膚搔癢，為兒科常用之品。溫病發汗用薄荷，猶傷寒發汗用麻黃也……按薄荷古原名苛，以之作蔬，不以之作藥。《本經》、《別錄》皆未載之，至唐時始列於藥品，是以《傷寒論》諸方未有用薄荷者。然細審《傷寒論》之方，確有方中當用薄荷，因當時猶未列入藥品，即當用薄荷之方，不得不轉用他藥者。試取《傷寒論》之方論之，如麻杏甘石湯中之麻黃，宜用薄荷代之。蓋麻杏甘石湯，原治汗出而喘無大熱，既云無大熱，其仍有熱可知，有熱而猶用麻黃者，取其瀉肺定喘也；然麻黃能瀉肺定喘，薄荷亦能瀉肺定喘（薄荷之辛能抑肺氣之盛，又善搜肺風），用麻黃以熱治熱，何如用薄荷以涼治熱乎？又如凡有葛根諸湯中之葛根，亦可以薄荷代之；蓋葛根原所以發表陽明在經之熱，葛根之涼不如薄荷，而其發表之力又遠不如薄荷，則用葛根又何如薄荷乎？斯非背古訓也，古人當藥物未備之時，所製之方原有不能盡善盡美之處，無他，時勢限之也。《唐本草》謂為辛溫，亦以蘇類例之。然冷冽之氣能散風熱，絕非溫藥，故潔古直謂之辛涼。其主治則《唐本草》謂賊風傷寒、惡氣、心腹脹滿、霍亂、宿食不消、下氣，又皆與紫蘇大略相近，唯辛而涼降，微與溫散者不同耳。按外治風熱生瘡：煮汁和入消腫末藥敷之，涼入肌膚，立能止痛。

　　肝脾兩虛，也就是兩者功能均處於低下的情況，木不能達，土不能

運,故為「鬱」,鬱則生熱、化火。用柴胡、薄荷辛涼之品散鬱熱,清鬱火,用以解除潮熱、寒熱往來、煩熱、面頰色赤,心煩等。另外,兩藥同入肝經,均能疏理肝氣,故方證應有肝氣鬱結之胸脅脹痛,經前乳房脹痛,憂鬱或惱怒後症狀發作、加重等。另,薄荷尚有清熱利咽的作用,故方證中有咽乾之症,測其方證也可出現咽痛等症。

七、甘草

甘草主治羸瘦。兼治咽痛、口舌糜爛、心悸、咳嗽以及慢性病的躁、急、痛、逆諸症等。

甘草用於瘦人,古時候就有這個經驗。《神農本草經》記載甘草能「長肌肉」。《傷寒論》中凡治療大汗、大下、大吐以及大病以後的許多病症的方劑,大多配伍甘草。吐下汗後,氣液不足,必形瘦膚枯。唐代的著名方書《外臺祕要》就記載用小便煮甘草數沸服,治療大人羸瘦。《證類本草》記載用甘草粉蜜丸,可以治小兒羸瘦。羸瘦,可以看作是使用甘草的客觀指徵之一。以羸瘦為主要特徵的疾病,如肺結核、慢性腎上腺皮質機能低下症、慢性肝炎、肝硬化、愛滋病等,可大量使用甘草。

咽痛,張仲景多用甘草。《傷寒論》、《金匱要略》中治咽痛有 8 張處方,其中 7 張方含有甘草。尤其是《傷寒論》中明確提出:「少陰病,二三日,咽痛者,可與甘草湯。」提示咽痛是甘草主治。這種咽喉的疼痛感,多伴有乾燥感、熱灼感,局部多充血、紅腫。後世治療咽痛的複方中,也大都含有甘草,如《聖濟總錄》以單味甘草治療熱毒腫,舌卒腫起,滿口塞喉,氣息不通,頃刻殺人。《小兒藥證直訣》用甘草蜜炙,桔梗在米泔水中浸泡一夜,煎服,又加阿膠。治療喉痛。後世的玄麥甘桔湯,用甘草、桔梗、玄參、麥冬同用,治療慢性咽痛也有效果。岳美中先生曾治一

第二章　臨床藥學的基礎知識

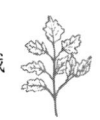

患者咽喉痛如刀刺，曾用西藥無效，局部不紅不腫，與服生、熟甘草，服二日，其痛即失。其醫案載於《岳美中醫話集》。《傷寒論》有「咽喉乾燥者，不可發汗」（83 條）的記載，可知咽喉乾燥疼痛者，必無作汗之資，由此可以推測其人與麻黃證不同，必定體形瘦削、身熱易汗、肌肉堅緊、舌質紅者。以咽喉、口舌疼痛為特徵的疾病，如急性咽喉炎、喉頭水腫、口腔黏膜潰瘍、貝賽特氏症等。

甘草可治口腔黏膜病。《金匱要略》甘草瀉心湯，是治療「蝕於喉為惑，蝕於陰為狐」的狐惑病的專方，現在用於治療復發性口腔潰瘍、貝賽特氏症。現代名中醫趙錫武先生用此方加生地黃治療口腔與外陰潰瘍，甘草生用，量達 30g（《趙錫武醫療經驗》）。

其實，不僅是口腔黏膜病，即其他黏膜潰瘍，也可使用甘草。《千金要方》以蜜炙甘草治陰頭生瘡。肛裂用甘草水局部溼敷可減輕症狀。有報導用甘草流浸膏或用甘草鋅膠囊治療消化性潰瘍。對於尿道刺激症狀，如尿痛尿急等，用甘草配伍滑石等藥物可緩解症狀，方如六一散，加連翹 30g、山梔子 10g 更好。

咳嗽，也是黏膜刺激症狀，甘草同樣適用。《金匱要略》「大氣上逆，咽喉不利，止逆下氣者，麥冬湯主之」；「咳而胸滿⋯⋯時出濁唾腥臭，久久吐膿如米粥者，為肺癰，桔梗湯主之」。《千金要方》生薑甘草湯（甘草、生薑、人蔘、大棗）治療肺痿咳涎沫不止，咽燥而悶。以上方中均有甘草。唐代的《千金要方》中，有用單味甘草治療肺痿多痰的記載。宋代方書《聖濟總錄》中記載：用甘草二兩，豬膽汁浸 5 宿，漉出炙香，研末為丸，內服治療熱性咳嗽。現代製劑甘草浸膏以及小兒止咳顆粒劑，包括川貝枇杷膏等市售止咳成藥，都含有甘草。所以，以咳嗽為主訴的疾病，如急慢性支氣管炎、咽喉炎、肺結核等，甘草可配伍桔梗、柴胡、黃芩、

027

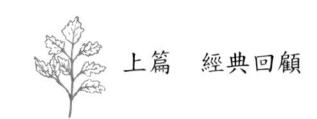

麥冬等，方如桔梗湯、小柴胡湯、麥冬湯。

單味甘草治療心悸，在《本草綱目》上就有記載。《傷寒論》中以甘草配伍桂枝，治療發汗過多以後，患者出現的心悸。所謂「發汗過多，其人叉手自冒心，心下悸，欲得按者」（64 條），是使用大量發汗藥物以後，患者汗出過多後出現的心悸。對「脈結代，心動悸」者，用甘草配伍桂枝、地黃、麥冬、阿膠等，方如炙甘草湯。以心動悸為主訴的疾病，如期前收縮、心動過緩、病竇症候群、心肌炎、心臟瓣膜病、心房纖顫等，常配桂枝、茯苓、人蔘等，代表方是炙甘草湯，其中甘草的用量有達 90g 者。由於麻黃常導致心悸，所以甘草常配伍麻黃。

雜病多見躁、急、痛、逆等證。此躁，為情緒不安定、變化無常、煩躁、多動，如甘麥大棗湯證的臟躁。此急，為急迫、攣急、拘急之證，如芍藥甘草湯證的腳攣急。此痛，為一種攣急性、絞窄樣、緊縮性的疼痛，如茯苓杏仁甘草湯證的胸痹、甘草粉蜜湯證的心痛等。此逆，為吐逆、衝逆、氣逆，如橘皮竹茹湯證的噦逆、桂枝甘草湯的氣上衝等。以上症候的發生，多見於形瘦膚枯、舌淡脈細者。如體胖浮腫、舌苔厚膩者，甘草應慎用，尤其不可過量，否則易於出現胸滿、浮腫加重、頭暈等。

甘草還是古代救治食物中毒或藥物中毒者的主要藥物。唐代名醫孫思邈說：「大豆解百藥毒，嘗試之不效，乃加甘草，為甘豆湯，其驗更速。」傳統認為甘草能解烏頭、附子、膽南星、半夏、馬錢子以及一枝蒿的毒。實驗證明，甘草對組織胺、水合氯醛、昇汞、河豚毒、蛇毒、白喉毒素、破傷風毒，均有解毒作用。從張仲景用藥來看，使用麻黃、附子、烏頭等有毒中藥，經常配伍甘草，這無疑是有道理的。

綜上所述，甘草證以體形羸瘦為客觀指徵，主治病症以乾枯性（羸

瘦)、痙攣性(肌肉痙攣、絞痛)、刺激性(咽痛、黏膜潰瘍)、躁動性(心悸、臟躁)、突發性(中毒、外科感染)為特點。

甘草的配伍非常複雜,但非常重要。合理的配伍有利於提高療效。《本經疏證》說:「《傷寒論》、《金匱要略》兩書中,凡為方二百五十,用甘草者至百二十方,非甘草之主病多,乃諸方必合甘草,始能曲當病情也。」《傷寒論》中凡治療大汗、大下、大吐以及大病以後的許多病症的方劑,大多配伍甘草。吐下汗後,氣液不足,必形瘦膚枯,或口乾咽痛,或筋肉拘急,或氣逆上衝,或心下痞硬,或往來寒熱,或動悸,或煩躁,或多汗,症狀不一,故《傷寒論》中甘草常與石膏(100%——括號內為石膏劑中甘草的出現率,下同類推)、龍骨(100%)、桂枝(95%)、大棗(90%)、生薑(87.1%)、柴胡(85.7%)、芍藥(81.8%)、半夏(77.7%)、人蔘(77.2%)、乾薑(70.8%)、茯苓(66.69%)、附子(65.2%)等同用以主治各種複雜的病症,而與攻下通便、清熱瀉火的大黃(14%)、枳實(14.2%)、山梔子(25%)、芒硝(33.3%)等則較少配伍使用。甘草不是調味品,不是所有方劑中均可應用的。如果需要使用大黃、芒硝或甘遂、大戟急攻時,或用黃連、山梔子清利溼熱時,甘草可以不用或少用,患者有腹脹時,甘草也應少用或不用,或者應當配伍理氣的藥物,如枳實、厚朴等。

八、生薑

生薑主治噁心嘔吐。因其乾燥後即為乾薑,故乾薑主治的多涎唾而不渴,同樣適用於生薑。生薑所主治的噁心嘔吐,多伴有口內多稀涎,或吐出清水,患者口不乾渴,甚至腹中有水聲漉漉,就如《傷寒論》生薑瀉心湯條下所謂的「脅下有水氣,腹中雷鳴下利者」。

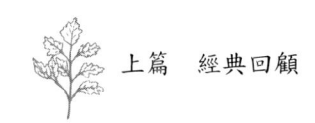

噁心嘔吐可出現在許多疾病過程中。能食者有之，不能食者也有之；腹痛者有之，心下痞者有之；發熱者有之，往來寒熱者有之；脈微下利者有之，脈弱悸動者有之；強壯者有之，柔弱者也有之。所以，生薑的使用，很少單獨應用，仲景配伍很多。生薑配桂枝健胃止痛，心悸羸瘦而胸腹痛者多用之。配半夏止嘔，吐水者多用之。配橘皮亦止嘔，對噯氣腹脹者宜之。配厚朴除滿，噁心腹脹滿者用之。配吳茱萸止痛，腹痛、頭痛而吐涎沫者多用之。配大棗理虛和胃，一可增加食慾，以恢復體力，如桂枝湯類方必用薑棗；二可防止苦藥敗胃，故仲景方中用之甚頻，不僅使用黃連黃芩的三瀉心湯使用以外，就是瀉下劑的大柴胡湯及厚朴七物湯，薑棗依然不忌。

生薑的用量，凡專用於嘔吐者，量宜大，張仲景常用五兩至半斤；若用於健胃理虛，則常用三兩；若用於治療腹痛熱利或黃疸，則僅用二兩以下。如麻黃連軺赤小豆湯用二兩，黃芩加半夏生薑湯用一兩半。

生薑與乾薑雖同屬一物，但使用上稍有不同。生薑偏於嘔吐，乾薑偏於腹瀉，兩者有上下不同；生薑可發汗，如民間對冒雨受寒者，常飲用生薑湯，可一汗而解；乾薑可化飲，如乾薑配合五味子、細辛，對與咳嗽氣喘，痰多清稀如水者，也常取消甚速，兩者又有散守之殊。

第二節　主要藥物的作用機制

一、柴胡

柴胡性微寒，味苦、辛，歸肝、膽經。《神農本草經》（簡稱《本經》）：「主心腹，去腸胃中結氣，飲食積聚，寒熱邪氣，推陳致新；久服，

輕身明目益精。」其主要功效為透表泄熱，疏肝解鬱，升舉陽氣。用於感冒發熱，往來寒熱，胸脅脹痛，月經不調，子宮脫垂，脫肛。

二、當歸

當歸性溫，味甘辛，歸肝、心、脾經。《本經》：「主咳逆上氣，溫瘧，寒熱，洗在皮膚中，婦人漏下絕子，諸惡瘡金瘡。」其主要功效為補血活血，調經止痛，潤腸通便。用於血虛萎黃，眩暈心悸，月經不調，經閉痛經，虛寒腹痛，腸燥便祕，風溼痺痛，跌仆損傷，癰疽瘡瘍。酒當歸活血通經。用於經閉痛經，風溼痺痛，跌仆損傷。

三、白芍

白芍歸肝、脾經，性味苦、酸，微寒。《本經》：「主邪氣腹痛，除血痺，破堅積，寒熱疝瘕，止痛，利小便，益氣。」其主要功效為平肝止痛，養血調經，斂陰止汗。用於頭痛眩暈，脅痛，腹痛，四肢攣痛，血虛萎黃，月經不調，自汗，盜汗。

四、白朮

白朮性溫，味甘、苦。歸脾、胃經。《本經》：「主風寒溼痺，死肌，痙，疸，止汗，除熱消食。」其主要功效為健脾益氣，燥溼利水，止汗，安胎。

五、茯苓

茯苓性平，味甘、淡，歸心、脾、腎經。《本經》：「主胸脅逆氣，憂恚驚邪恐悸，心下結痛，寒熱煩滿，咳逆，口焦舌乾，利小便。」其主要

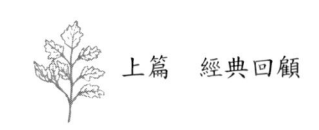

功效為利水滲溼，健脾寧心。用於水腫尿少，痰飲眩悸，脾虛食少，便溏泄瀉，心神不安，驚悸失眠。

六、甘草

甘草性平，味甘，歸心、肺、脾、胃經。《本經》：「主五臟六腑寒熱邪氣，堅筋骨，長肌肉，倍力，金瘡腫，解毒。」其主要功效為補脾益氣，清熱解毒，祛痰止咳，緩急止痛，調和諸藥。用於脾胃虛弱，倦怠乏力，心悸氣短，咳嗽痰多，脘腹、四肢攣急疼痛，癰腫瘡毒，緩解藥物毒性、烈性。

第三節　逍遙散功效與主治

逍遙散出自宋代《局方》，係調和肝脾的代表方劑。據《局方》所載，逍遙散主治「血虛勞倦，五心煩熱，肢體疼痛，頭目昏重，心忪頰赤，口燥咽乾，發熱盜汗，減食嗜臥，及血熱相搏，月水不調，臍腹脹痛，寒熱如瘧。又療室女血弱陰虛，營衛不和，痰嗽潮熱，肌體羸瘦，漸成骨蒸」。

血以濡養為用，肝藏血而開竅於目，肝血不足，目失所養，則頭目昏重。肝血虛心血亦常因之而損，故見心忪。肢體失於濡養則疼痛。血虛內熱，故見口燥咽乾、發熱盜汗、頰赤、五心煩熱等症。肝氣鬱結，氣機失於調暢，陽氣不能外達時則惡寒。木鬱化火，鬱極則發，故時有發熱，寒熱如瘧。臍腹脹痛亦為木鬱之徵。木不疏土，脾虛失運，故食減嗜臥。由於肝脾不和，氣滯血虛，以致月經不調。至於室女肌體羸瘦，痰嗽潮熱，乃明血虛少，木火內灼所致。肝與脾，木和土，相輔相成。肝喜條達，司

疏泄開發，肝之疏泄正常，全賴脾土滋培，脾為氣血生化之源，肝為藏血之臟，化源充則肝有所藏。肝氣條達，脾胃氣機升降有序，運化正常。肝鬱最易犯脾，脾虛氣血生化不足又無以養肝，從而導致肝脾不和。綜上所述，逍遙散證的病位在肝，病性偏虛，屬肝脾兩虛兼氣鬱。

臟有氣血陰陽，病有虛實之分，治療方法有補瀉之別。治肝亦如此，若肝有餘而致肝鬱、肝風、肝火為患，當用疏肝、息風、清肝等伐肝之法，使肝之陰陽平衡，功能活動復常，即「肝氣有餘而不可補也」。然純屬肝陰血不足，則須治以補養陰血之法，即使肝陰不足與肝氣有餘並見，亦當以補陰血而兼疏肝氣。

若謂肝無補法，見肝之病者，盡以伐肝為事，愈疏而愈虛，病有不可勝言矣，因此逍遙散只有以當歸、白芍為君，養血柔肝，輔以疏肝理氣之品，使肝鬱得以條達。以柴胡或其他香燥理氣之品為君，因有劫陰傷血之弊，不但木鬱不達，且越疏越鬱。血虛肝鬱證不可單純以疏肝理氣為法。

透過以上分析，本方治療的主要作用可歸納為：①本方是以調和肝脾為主的一個方劑。②本方培土疏木，對肝脾不調之屬於土虛（陰土脾）木鬱（乙木肝）者，尤為貼切。③本方疏肝之中寓沖和濡潤之性，調氣和血之功，養肝益土之效。

《成方便讀》：「夫肝屬木，乃生氣所寓，為藏血之地，其性剛介，而喜條達，必須水以涵之，土以培之，然後得遂其生長之意。若七情內傷，或六淫外束，犯之則木鬱而病變多矣。此方以當歸、白芍之養血，以涵其肝。苓、朮、甘草之補土，以培其本。柴胡、薄荷、煨生薑俱係辛散氣升之物，以順肝之性，而使之不鬱。如是則六淫七情之邪皆治，而前證豈有不癒者哉。」這個注解可謂點出本方的真諦。

逍遙散方證的本質特點可歸納為以下三個方面：

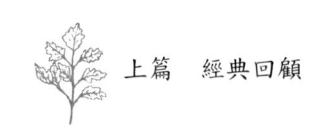

一、肝脾不調證

(一) 肝木侮土證

　　病始於肝，後及於脾者。即仲景所謂「見肝之病，知肝傳脾」的病理機轉，本證常由情志不遂，鬱怒傷肝，以肝經布脅，氣滯橫逆則脘脅作痛；肝木乘脾，脾受克制；運化失常而腹脹、食少、泄瀉。其臨證特點為脅肋脹悶，每因情志之變而有所增減，大便泄瀉，瀉必腹痛，脈弦兩關不調，左強右弱，表現了肝實脾虛，肝病及脾的病理過程。吳鶴皋在《醫方考》中說：「瀉責之脾，痛責之肝，肝責之實，脾責之虛，脾虛肝實，故令痛瀉。」治當疏肝扶脾。

(二) 土虛木賊證

　　病本在脾而反受肝侮。本證常由脾氣鬱滯，氣失升舉，運化無權，則脘腹作脹，食少泄瀉；脾氣虛弱，氣血精微不足，不能淫情於肝，上奉於心，彙集於目，而血少頭暈；氣不足精不足則神亦不旺，故神疲；脾氣不升，木陷土中，肝脾之氣不得不舒展而脅痛。張景岳指出：「以飲食勞倦而致脅痛者，此脾胃之所傳也。」其臨證特點是午後或勞倦後諸症加重，脅痛喜按，腹脹喜溫熨，苔薄白或微膩，脈弦而虛緩，表現了脾虛肝木逆乘的病理過程，所謂「脾土一虛，肝木乘之」，治宜培土疏木，本方是其代表方劑。

　　以上兩證雖均屬肝脾同病，且多與肝鬱脾虛有關，但究其機制卻不盡相同，前者是因鬱而致病，後者是因病而致鬱，符合張景岳的五氣之鬱，因病而鬱；情志之鬱，因鬱而病的發病學觀點。其治療大法雖可用調和肝脾來概括，但應有標本之分，《黃帝內經‧標本病傳論》：「病發而有餘，

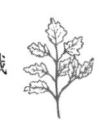

本而標之，先治其本，後治其標，病發而不足，標而本之，先治其標，後治其本；謹察間甚，以意調之，間者並行，甚者獨行。」故前者側重疏肝，後者卻側重於培土，臨床只要細心分析，應用自不困難。

二、肝鬱血虛證

一般來說常由思鬱不解，脾壅木失升舉，營陰暗耗所致。其臨證特點為脅痛悠悠隱隱，雖經疏理而不應；掌心烘熱，心煩易怒，但舌不光紅，苔不黃燥，脈細數或弦細。通常此證鬱傷肝脾在前，血虛肝燥在後，故肝脾不調為病也，本也；血虛肝失涵養，煩熱頭暈者症也，標也。因此，疏肝理氣、柔肝養陰，清肝瀉火等均非貼切之法，患者首重怡情適懷，治用柴胡、薄荷宣暢木氣，升發鬱熱，當歸、白芍養肝益土，辛潤和絡，量用白朮、茯苓、甘草培土，以遂肝木春生萬物向榮之性，則又是本方證的另一個重要特色。時逸人嘗謂：「治肝之病，能知柔陰潤燥，疏氣化鬱之法，與辛溫剛燥成對待之文，必能增加臨床之巧思也。」確屬有得之言。

三、衝任失調諸症

衝任二脈的通調，雖是月經之本，但血海的滿盈乾涸無不與臟腑尤其是肝、脾二經有關。若女子情志不遂，隱曲不伸，致傷衝任之源，常可引起經事不調。症見脘脹脅痛，胸悶不舒，或乳房脹痛，納少乏力等症。其臨證特點為經色淡、短少或漸閉者，苔薄白，為脾弱血少之象，脈弦澀為肝鬱之候，治當以本方為主。若久鬱氣火內發，或復因動怒，木氣亢逆，上升則頭目眩暈，口燥咽乾，心煩易怒，倒經；旁串則兩脅灼痛下迫則血熱妄行，崩中漏下。其臨證特點為除前述諸症外，並見舌苔薄或薄黃，質微紅，脈弦乍大乍小，重按始顯。其熱既非有形之實火，亦非陰虛之勞

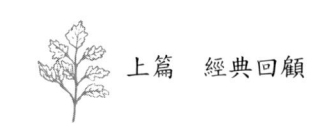

熱，乃屬肝鬱血熱。前制之中，甘草、白朮守補之品可酌情摒棄，而益以牡丹皮、梔子，即為解鬱清肝一法，丹梔逍遙散是其代表方劑。《臨證指南醫案》：「《局方》逍遙散，固女科聖藥，大意重在肝、脾二經，因鬱致損，木土交傷，氣血痹阻，和氣血之中，佐柴胡微升，以引少陽生氣，上中二焦之鬱勃，可使條暢。」調經首重調肝，次重脾胃，故本方又有調經總方之稱。由此也表現了本方結構中氣血相關、衝任與肝脾相關的意義。只有認識了本方調經的機制，才能更好地運用它去治療婦科病症。

以上肝脾不調、血虛肝鬱、衝任失調均屬本方主治的幾種病症，其見症雖異，其病機大都由憂思勞倦，鬱傷肝脾，而形成肝鬱、脾虛、血虛，治當以調和肝脾為主，而調之之法誠如景岳所言：「肝邪之見，本由脾胃之虛，使脾胃不虛，則肝木雖強，必無乘脾之患。」反映這一本質特點的逍遙散就緊緊扣住助土德而升陷木這個根本之上，成為臨床上「培土疏木」一法的代表方劑。

黃煌將逍遙散證總結如下：①胸脅苦滿，或胸脅痛，腹痛，腹脹，女性月經痛，經前乳脹或頭痛。②寒熱往來感，或月經週期先後無定期。③食慾不振，浮腫。④舌淡紅，苔薄白。

第三章
源流探索與方劑解析

第一節 源流

逍遙散是宋代《局方》名方，脫胎於張仲景四逆散、當歸芍藥散之法，後人廣泛應用於內科、婦科、兒科、男科、五官科各科病症。溫平康等將其源流概括為淵源於漢代，成方於宋代，充實於明清，發展於現代。

一、淵源於漢代

漢代《傷寒論》載四逆散由炙甘草、枳實、柴胡、芍藥四味組成，用於氣鬱而致厥逆之證，表現了疏肝解鬱、調理氣機治法。《金匱要略》載當歸芍藥散，由當歸、芍藥、茯苓、白朮、澤瀉、川芎六味組成，主治婦人妊娠腹中痛及婦人腹中諸疾痛，有疏肝養血、健脾祛溼之效。兩方均為和解劑，皆有疏肝解鬱之功。

二、成方於宋代

宋代《局方》始載逍遙散，其組成為四逆散易枳實，合當歸芍藥散去澤瀉、川芎，加薄荷、生薑組成，即柴胡、當歸、白芍、白朮、茯苓、甘草、薄荷、生薑八味。主治肝鬱血虛所致兩脅作痛，寒熱往來，頭痛目

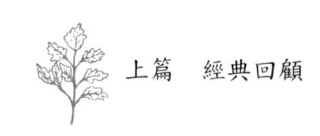

眩，口燥咽乾，神疲食少，月經不調，乳房作脹，脈弦而虛者，有疏肝解鬱、健脾和營之功。

三、充實於明清

明代《審視瑤函》載柴胡參朮湯，由柴胡、白朮、炙甘草、人蔘、川芎、當歸、熟地黃、青皮、白芍組成，主治怒傷元陰元陽導致的暴盲症。明代《壽世保元》載加味八珍湯，由黃耆、白朮、甘草、防風、熟地黃、川芎、白芍、人蔘、知母、當歸、山藥、益智仁、升麻、黃柏組成，主治婦人曾經小產，今有孕，預先培補為妙。清代《傅青主女科》載加減逍遙散，由茯苓、白芍、甘草、柴胡、茵陳、陳皮、梔子組成，主治婦人懷抱憂鬱、口乾舌燥、嘔吐吞酸而血下如崩者。又載宣鬱通經湯，由白芍、當歸、牡丹皮、山梔子、白芥子、柴胡、香附、鬱金、黃芩、甘草組成，主治婦人經水未來腹先痛。所舉諸方，均在逍遙散基本方基礎上化裁而來。

四、發展於現代

現代由逍遙散化裁出許多方劑，廣泛運用於臨床各科，多以柴胡、當歸、白芍、甘草為基礎藥，而靈活配伍。如歸芍丸（《婦科病中醫診療法》1959年版）在基礎藥上配伍續斷、杜仲、山茱萸等以疏肝健脾、補腎利溼。截鬱合歡湯（《謙齋醫學講稿》1964年版）在基礎藥上配伍三七、合歡皮、柏子仁等以疏肝解鬱、養心安神。乳房脹痛方、乳房囊性增生方（《中醫治法與方劑》1985年版）在基礎藥上著重配伍香附、青皮、牡蠣、王不留行、連翹、天花粉等以疏肝通絡、散結消腫。

第二節　古代醫家方論

　　從表面上看，逍遙散是專治肝鬱之方劑。但從中醫整體觀念出發，如因一臟太過或不及勢必影響他臟。蓋肝屬木，性喜條達，鬱則其性不能上伸，不上伸則下剋脾土，上又剋水，如此循環反覆，五臟皆受影響。木者生出之氣火，火附於木中，木鬱則火鬱，火鬱則金鬱，金鬱則水鬱，此五行相因自然之理。木盛則土衰（木剋土），方中白朮、甘草和中而補土（土生金，金能剋木）；芍藥、當歸養血斂陰（瀉肝木）；柴胡升陽散熱，使木得條達；茯苓清熱利溼，助甘草、白朮以益土；薄荷疏肝瀉肺，疏逆和中；生薑暖胃祛痰，調中解鬱。一鬱解，餘鬱亦解。整個方劑有補有泄。其基本方義，一是舒暢肝木，二是補土生金而剋木，從而使五行（五臟）達到相應的協調平衡。

　　古代醫家關於逍遙散的方論，可參見本書第一章第二節相關內容。

● 王普三

　　逍遙，《說文》與「消搖」通。《莊子‧逍遙遊》注云：如陽動冰消，雖耗不竭其本，舟行水搖，雖動不傷其內。譬之於醫，消散其氣鬱，搖動其血鬱，皆無傷乎正氣也。蓋鬱為情志之病，丹溪雖論六鬱，然思憂怒致鬱者多，思則氣結於心傷於脾，憂則神志不遂，精氣消索。心脾日以耗損，含怒未發，肝氣內鬱，乘勝於脾。治以柴胡，肝欲散也。佐以甘草，肝苦急也，當歸以辛補之，白芍以酸瀉之。治以白朮、茯苓，脾苦溼也。佐以甘草，脾欲緩，用苦瀉之，甘補之也。治以白芍，心苦緩，以酸收之。佐以甘草，心欲軟，以甘瀉之也。加薄荷、生薑入煎即濾，統取辛香散鬱也。（《絳雪園古方選注》）

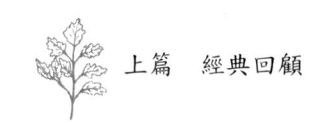

● 費伯雄

逍遙散於調營扶土之中，用條達肝木、宣通膽氣之法，最為解鬱之善劑。五臟唯肝為最剛，而又於令為春，於行為木，具發生長養之機，一有怫鬱，則其性怒張，不可復制；且火旺則剋金，木旺則剋土，波及他臟，理固宜然。此於調養中，寓疏通條達之法，使之得遂其性而諸病自安。（《醫方論》）

● 張秉成

夫肝屬木，乃生氣所寓，為藏血之地，其性剛介，而喜條達，必須水以涵之，土以培之，然後得遂其生長之意。若七情內傷，或六淫外束，犯之則木鬱而病變多矣。此方以當歸、白芍之養血，以涵其肝。苓、朮、甘草之補土，以培其本。柴胡、薄荷、煨生薑，俱係辛散氣升之物，以順肝之性，而使之不鬱。如是則六淫七情之邪皆治，而前證豈有不癒者哉。（《成方便讀》）

第三節　現代醫家方論

● 秦伯未

本方主治肝鬱血虛，寒熱往來，頭痛，脅痛，食少，婦科月經不調，脈象虛弦。但不是單純疏肝，並有健脾作用。故方內用當歸、芍藥養肝，柴胡疏肝，以遂其條達之性；白朮、茯苓、甘草培中，使脾土不受木制；用薄荷、煨薑各少許同煎，亦取其有協助舒鬱和中的能力。……由於逍遙散疏肝健脾同治，一般均從木旺剋土來解釋。我的看法，木旺剋土是肝強

第三章　源流探索與方劑解析

脾弱，逍遙散的主治是肝脾兩虛，木不疏土。肝既不能疏泄條暢，脾又不能健運生化，因而形成鬱象。所以養肝舒氣，補脾和中，從根本上做到「木鬱達之」。如果肝旺而用歸、芍、柴胡，勢必助長氣火；脾受克制再用朮、草、茯苓，也會更使壅滯。必須明辨虛實，才能理解本證的寒熱往來不同於少陽證，頭痛脅脹不同於肝氣橫逆，飲食呆減也不同於胃家實滿。從而不可簡單地把它當作疏肝主方。（《謙齋醫學講稿》）

● 李元聰

逍遙散為肝鬱血虛證而設。方中柴胡疏肝解鬱為主藥，白芍補血和營以養肝為輔藥，茯苓、白朮、甘草健脾和中為佐藥，煨薑與當歸、芍藥同用，並能調和氣血，助薄荷少許以增強柴胡疏肝解鬱之功，兩藥均為使藥。諸藥合用，則為疏肝解鬱、健脾和營的常用方劑。故凡肝鬱血虛所致臨床諸症及各科疾病出現有肝鬱血虛體徵者，用之皆有效。

● 李相義

本方係疏肝理脾、調和氣血之常用方，可用於內科、婦科、眼科、外科各科疾病。其之所以能廣泛應用於臨床，是根據「木鬱達之」，「疏其氣血，令其條達，而至和平」及「見肝之病，知肝傳脾，當先實脾」的理論，透過疏肝解鬱，健脾養血，使肝鬱得解，脾虛得補，血虛得養，氣血調暢，升降復常，臟腑安和，從而達到祛邪扶正，治癒疾病的目的。

● 董治能

本方為目疾之良方也。五臟六腑之中，與目關係最密切的是肝。肝主疏泄，喜條達而惡憂鬱；肝藏血，目受血而能視。肝舒暢條達，才能使肝血上榮於目，若肝失條達疏泄，則肝血易虧，不榮目則視力失常。方中柴

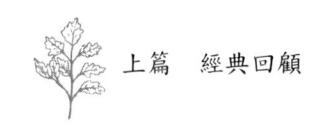

胡疏肝解鬱，升舉陽氣；茯苓、白朮、甘草補脾調中益氣；當歸、白芍養血柔肝。當歸補血活血，補中有行，白芍養陰柔肝，酸斂育陰，二藥配合，補中有調，柴胡得當歸、芍藥之配伍則不致升陽發散太過，而解鬱疏肝之功更彰。白朮、茯苓、甘草之益氣得柴胡之升陽，則可使清陽上注於目；得當歸、芍藥之養血則使氣血調和。諸藥合用，共成疏肝養血、活血明目之功。

● **楊萬華**

逍遙散一方疏肝、養肝、柔肝之法悉具，實為調肝治鬱之良劑，且無辛散耗血之弊。可消散氣鬱，疏動血鬱，不傷乎本，以遂肝木的曲直之性，達到疏肝理脾、養血和營之效，使得氣血調，肝脾和，精神爽，逍遙自在，脅痛消失於不知不覺之中，故名逍遙散。

中篇
臨床應用新論

　　本篇從三個部分對逍遙散的臨證進行論述：第一章臨證概論對古代和現代的臨證運用情況進行了整理；第二章介紹經方的臨證思維，從臨證要點、與類方的鑑別要點、臨證思路與加減、臨證應用調護與預後等方面進行展開論述；第三章為臨床各論，從內科、婦科、兒科等方面，以臨證精選和醫案精選為基礎進行詳細的解讀，充分展現了中醫「異病同治」的思想，為讀者提供廣闊的應用範圍。

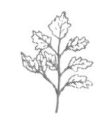

中篇　臨床應用新論

第一章
逍遙散方的臨床應用概述

第一節　古代臨證回顧

逍遙散出自宋代的《太平惠民和劑局方》，該方載於此書卷九「治婦人諸疾」門中，說明此方當時是為婦人病而設，但沒有具體的病名，僅是羅列了許多適應證，如發熱症就有：五心煩熱、發熱盜汗、寒熱如瘧、潮熱、骨蒸等；頭面肢體症狀有：頭目昏重、嗜臥、頰赤、口燥咽乾、勞倦、肢體疼痛等；心肺脾胃症狀有：心忪、痰嗽、減食、臍腹脹痛；婦人月水不調；體形有：肌體羸瘦等。同時也提到了引起上述症狀的病機，如血虛、血熱相搏、血弱陰虛、榮衛不和等。原方主治「血虛勞倦，五心煩熱，肢體疼痛，頭目昏重，心忪頰赤，口燥咽乾，發熱盜汗，減食嗜臥，及血熱相搏，月水不調，臍腹脹痛，寒熱如瘧。又療室女血弱陰虛，榮衛不和，痰嗽潮熱，肌體羸瘦，漸成骨蒸」。清代汪昂的《醫方集解》，其曰：「肝虛則血病，當歸、芍藥養血而斂陰；木盛則土衰，甘草、白朮和中而補土；柴胡升陽散熱，合芍藥以平肝，而使木得條達；茯苓清熱利溼，助甘、朮以益土，而令心氣安寧；生薑暖胃祛痰，調中解鬱；薄荷搜肝瀉肺，理血消風，疏逆和中，諸症自已，所以有『逍遙』之名。」

逍遙散是歷經臨床驗證、療效確切可靠且適應證極其廣泛的一首名

方,自其創方至今已近千年。隨著對本方不斷深入了解,透過加減變化後其治療範圍也在不斷擴大。在逍遙散的應用上,歷代醫家累積了豐富的經驗,如《銀海指南》指出:凡肝膽兩經鬱火,以致脅痛頭眩,或胃脘當心而痛,或肩腳絆痛,或時眼赤痛,連及太陽,婦人鬱怒傷肝,致血妄行,赤白淫閉,沙淋崩濁等症,俱宜此方加減治之。《兒科要略》云:肝氣憂鬱,血虛火旺,頭痛目眩,頰赤口苦,倦怠煩渴,寒熱咳嗽,兩脅作痛,臍部脹痛,小腹重墜,婦人經水不調,脈弦大而虛。這就將逍遙散的主治證由原來的「血虛」擴展到如今更為常用的「鬱」,其應用更加廣泛。其主治包括:消化系統症狀,如「口苦」、「脅痛」、「胃脘當心而痛」、「臍部脹痛」、「減食」等;呼吸系統症狀,如「口燥咽乾」、「痰嗽潮熱」;精神神經系統症狀,「五心煩熱」、「肢體疼痛」、「發熱盜汗」、「嗜臥」、「寒熱如瘧」等;還有婦科症狀,「月水不調」、「臍腹脹痛」、「赤白淫閉」等。

第二節　現代臨證概述

一、單方妙用

◎案

李某,女,38歲。七、八年來,每次月經將至前一、兩天即出現頭痛身痛,鼻塞流涕,頻繁地打噴嚏,或見輕微地咳嗽,月經過後兩天以上症狀自然消失,前後曾用多種西藥和中藥解表清熱、疏風散寒、補氣固表之劑治療,一直不效。特別是最近兩年多來,以上症狀更加嚴重,此次月經來前3天即頭痛頭暈,鼻塞噴嚏,眼癢流淚,鼻流清涕,全身痠痛,月經

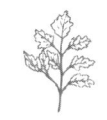

來後以上症狀更加嚴重，應用感冒顆粒劑、氯苯那敏、止痛藥3天，中藥解表之劑兩劑不見好轉。細審其症，除以上症狀外，並見胸滿心煩，手心熱，舌苔薄白，脈弦細。綜合脈證，反覆思考：月經者，為衝脈所主，衝脈者，隸屬於肝，肝為將軍之官，將軍之官者，調營衛，禦外邪者也；肝鬱血虛，鬱而化火，則衛氣不固，故而反覆感冒也。中醫診斷為鬱證。辨證為肝鬱氣滯、鬱而化火。治以疏肝養血、解鬱瀉火。方用丹梔逍遙散加減。冀其肝木得舒，衛氣得升，表邪得解。

處方：柴胡10g，當歸10g，白芍10g，白朮10g，茯苓10g，甘草10g，乾薑3g，生薑3片。2劑，每日1劑，水煎服。

服藥1劑，諸症好轉。繼服1劑，諸症消失。其後每次月經將至時服藥4劑，共服3個週期，中藥12劑，諸症消失而癒。

◎案

蘇某，男，35歲。在1年多以前，有次出差時，因工作不順利，心情特別不愉快，回家後，同房時發現陽事舉而不堅，有時剛剛接觸即精液流出，為此曾到數個醫院治療。1年來，不但早洩，而且發現陽痿，為此伴侶很有意見。細審其症，除上述症狀外，並見頭暈頭痛，心煩意亂，心悸失眠，有時出現心跳有暫停的感覺，食慾較差，偶見胸脅苦滿，舌苔白，脈弦細數。細詢其原用方藥，大都為補腎助陽、澀精固腎之品。綜合脈證及所用藥物效果後分析，此病非腎陽之虛，亦非腎精不固，診斷為肝鬱化火。辨證為肝鬱血虛、鬱而化火、宗筋失養。治以疏肝養血、解鬱瀉火。方用丹梔逍遙散加減。

處方：柴胡10g，當歸10g，白芍10g，白朮10g，茯苓10g，甘草10g，乾薑4g，薄荷3g。6劑，每日1劑，水煎服。

二診：服藥 6 劑後，不但心煩心悸、頭暈頭痛等症好轉，而且陽痿亦見改善，並訴此次同房時已有快感。某醫聽後問：丹梔逍遙散乃治婦科妙品，為什麼用於治療陽痿而有效？答曰：陰莖乃宗筋所主，宗筋屬肝，肝鬱血虛則宗筋失養，宗筋失養則陽痿不舉，丹梔逍遙散乃疏肝養血、理氣瀉火之品，肝氣疏，陰血養，鬱火除，其病自解，又繼服 20 劑而癒。

◎案

姜某，男，50歲。1年多來，經常感到巔頂灼熱治忍，先請某院西醫治療，未確診。半年後，又請中醫以清熱瀉火，養陰平肝等治療 7 個多月一直無明顯效果。細審其病，除以上諸症外，並見胸滿心煩，心悸乏力，失眠，舌苔薄白，脈弦細，綜合脈證，反覆思考，辨證為肝鬱血虛、鬱而化火。治以疏肝養血、解鬱瀉火。方以丹梔逍遙散加減。

處方：柴胡 10g，當歸 10g，白芍 10g，白朮 10g，茯苓 10g，甘草 10g，生薑 4 片，薄荷 6g。4 劑，每日 1 劑，水煎服。

服藥 4 劑後，胸滿、心煩等症好轉。繼服 10 劑後，巔頂灼熱霍然消失。

◎案

閻某，女，3 年多來經常失眠，每夜幾乎連 1 小時也難以入睡，特別是月經前後更加嚴重。某醫院診斷為神經衰弱，前後住院 7 個多月，西藥安眠藥和中藥安神鎮靜劑雖用之超過常規劑量也難入睡，最近一個時期，因治病心切，經常因服用過量的鎮靜安眠藥而出現浮腫、嘔吐、噁心，甚至兩眼不能睜開，四肢軟弱無力，也不能入睡。細審其症，除嚴重失眠外，並見顏面浮腫，疲乏無力，腰痠腰痛，胸脅竄痛，煩躁不安，口苦咽乾，月經失調，舌苔黃白，脈沉弦數。綜合脈證，診斷為鬱證。辨證為肝鬱血虛，鬱而化火。治以疏肝養血、解鬱瀉火。方用丹梔逍遙散加減。

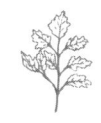

處方：柴胡 10g，當歸 10g，白芍 10g，白朮 10g，茯苓 10g，甘草 10g，生薑 3 片，薄荷 4g。2 劑，每日 1 劑，水煎服。

服藥 2 劑之後，睡眠增至 4 小時，繼服 8 劑之後，睡眠增至 5 小時。連服 2 個月後，諸症消失而癒。

二、多法並用

逍遙散表現中醫方劑八法「汗」、「吐」、「下」、「消」、「和」、「清」、「溫」、「補」中的和法。本方是以調和肝脾為主的一個方劑。病始於肝，後及於脾者：即仲景所謂「見肝之病，知肝傳脾」的病理機轉，肝木乘脾，脾受克制；吳鶴皋說：「瀉責之脾，痛責之肝，肝責之實，脾責之虛，脾虛肝實，故令痛瀉。」治當疏肝扶脾。病本在脾而反受肝侮：本證常由脾氣鬱滯，氣失升舉，運化無權，則脘腹作脹，食少泄瀉；脾氣虛弱，氣血精微不足，不能淫精於肝，上奉於心，彙集於目，而血少頭暈；氣不足精不足則神亦不旺，故神疲；脾氣不升，木陷土中，肝脾之氣不得不舒展而脅痛。張景岳指出：「以飲食勞倦而致脅痛者，此脾胃之所傳也。」其臨證特點是午後或勞倦後諸症加重，脅痛喜按，腹脹喜溫熨，苔薄白或微膩，脈弦而虛緩，表現了脾虛肝木逆乘的病理過程，所謂「脾土一虛，肝木乘之」，治宜培土疏木。以上兩證雖均屬肝脾同病，且多與肝脾不調有關，《臨證指南醫案》：「局方逍遙散，固女科聖藥，大意重在肝、脾二經，因鬱致損，木土交傷，氣血痺阻，和氣血之中佐柴胡微升，以引少陽生氣，上、中二焦之鬱勃，可使條暢。」調經首重調肝，次重脾胃，故本方又有調經總方之稱。以上肝脾不調、血虛肝鬱、衝任失調均屬本方主治的幾種病症，其見症雖異，其病機大都由憂思勞倦，鬱傷肝脾，而形成肝鬱、脾虛、血虛的症候，治當以調和肝脾為主，而調之之法誠如張景岳所言：「肝

第一章　逍遙散方的臨床應用概述

邪之見，本由脾腎之虛，使脾胃不虛，則肝木雖強，必無乘脾之患。」

　　逍遙散還具有八法之中清法。其所針對的是發熱，時冷時熱，往來寒熱，絕非是一般外感發熱，也不是外感少陽證的熱型，而是患者的一種自覺症狀，用體溫計測試體溫並不升高。這種症狀在女性更年期症候群中是最常見的。一類是時寒時熱，或既怕冷，又怕熱，即不耐寒熱；另一類就是潮熱（現或稱為「烘熱」），且多數人伴有異常出汗，往往在一陣潮熱後汗出，且這種潮熱多表現為不定時。定時潮熱者，以夜間為多，故類方中有提出「夜熱」、「盜汗」者。

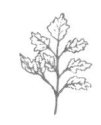

第二章
逍遙散方的臨床思維與原則

第一節　臨證要點

本方是以調和肝脾為主的一個方劑。本方培土疏木，對肝脾不調之屬於土虛（陰土脾）木鬱（乙木肝）者，尤為貼切。本方疏肝之中寓沖和濡潤之性，調氣和血之功，養肝益土之效。該方載於《局方》卷九「治婦人諸疾」門中，說明此方當時是為婦人病而設，但沒有具體的病名，僅是羅列了許多適應證，原方主治「血虛勞倦，五心煩熱，肢體疼痛，頭目昏重，心忪頰赤，口燥咽乾，發熱盜汗，減食嗜臥，及血熱相搏，月水不調，臍腹脹痛，寒熱如瘧。又療室女血弱陰虛，營衛不和，痰嗽潮熱，肌體羸瘦，漸成骨蒸」。

《聖濟總錄》記載其適用「產後亡陰血虛，心煩自汗，精神昏冒，心忪頰赤，口燥咽乾，發熱頭痛」。《世醫得效方》記載：「產後血虛發熱，感冒熱潮。」《口齒類要》曰其「治血虛有熱，口舌生瘡」；《女科撮要》中說「或因勞役所傷，或食煎炒，小便帶血，此是血得熱而流於脬中宜清膀胱，用逍遙散」。《保嬰撮要》說其「治乳母肝脾有熱，致痘瘡欲靨不靨，欲落不落」；《醫家心法》記載「肝膽二經鬱火，以致脅痛、頭眩，或胃脘當心而痛，或肩背絆痛，或時眼赤痛，連及太陽；無論六經傷寒，但見

陽證悉用此方。或婦人鬱怒傷肝，致血妄行，赤白淫閉，砂淋、崩濁等證」。《蘭臺軌範》說其治「肝家血虛火旺，頭痛目眩，頰赤口苦，倦怠煩渴，憂鬱不樂，兩肋作痛，寒熱小腹重墜，婦人經水不調，脈弦大而虛」。《羅氏會約醫鏡》說其治「乾咳，連聲而痰不來，或全無痰者，此火鬱於中也」。

從以上記載可知，經後世醫家不斷探索，逍遙散臨證要點更加多樣：主治證的症狀增加了一些《局方》中未曾記載的頭痛、目眩、眼赤痛、乾咳、肩背絆痛、胃脘當心而痛、兩肋作痛、左脅見紫色、乳房作脹、煩渴、口苦、口舌生瘡、小便帶血、小腹重墜、心煩自汗、小便不禁、月經來少色淡或閉不行等，以及舌脈的徵象，如舌青、舌淡紅、脈弦而虛等，並提到了一些以前未曾記載的病名，如肝癰、砂淋、崩、濁、痘瘡、翻花瘡等。在主治證的病機上，除提到血虛、陰虛、血熱等因素外，還有肝膽二經鬱火、肝家血虛火旺、肝鬱血虛、肝脾有熱、傷寒火鬱於中、心肝鬱、血得熱而流於脬中、血妄行等。

第二節　與類方的鑑別要點

本方與當歸芍藥散相比，當歸芍藥散為逍遙散之源，當歸芍藥散由當歸、芍藥、茯苓、白朮、澤瀉、川芎六味組成，主治婦人妊娠腹中痛及婦人腹中諸疾痛，有疏肝養血、健脾祛溼之效。治療婦女氣血失調諸症以「養血為主，調氣為先」的治則有關。當歸芍藥散在《金匱要略》中原載兩條：其一在《婦人妊娠病脈證并治第二十》中「婦人懷娠，腹中㽲痛，當歸芍藥散主之」；其二在《婦人雜病脈證并治第二十二》中「婦人腹中諸疾痛，

當歸芍藥散主之」。以上兩方的合方柴胡、當歸、白芍、白朮、茯苓、甘草六味藥占了逍遙散的主要藥物組成。同時四逆散用於氣鬱而致厥逆之證，甘草、枳實、柴胡、芍藥四味藥重在疏肝解鬱、調理氣機。當歸芍藥散中當歸、芍藥、茯苓、白朮、澤瀉、川芎疏肝養血、健脾祛溼。兩者均有疏肝解鬱的功效，與逍遙散之功效相同。

逍遙散取四逆散調和肝脾之功，易理氣降濁之枳實，增當歸、茯苓、白朮以強健脾活血之功，加薄荷、生薑以壯柴胡辛散升氣之力，共奏疏肝解鬱、健脾和營之效，主治肝鬱血虛所致的鬱鬱寡歡、脅痛乳脹、太息不舒、寒熱往來、頭痛目眩、口燥咽乾、神疲食少、月經不調等症，使肝鬱得疏，鬱遏得除，精神欣愉而逍遙自在。

第三節　臨證思路與加減

逍遙散證的熱有血分熱、陰虛之熱、實熱實火、熱盛津傷等不同。清熱藥中有牡丹皮、梔子、生地黃、赤芍等清熱涼血藥。據此可以推測當有入夜潮熱、汗出、頰赤，以及血熱妄行的症狀，如眼睛充血、鼻衄、齒衄、咯血、尿血、便血、崩漏等。代表方如《內科摘要》加味逍遙散（當歸、芍藥、茯苓、炒白朮、柴胡、牡丹皮、梔子、炙甘草），治療肝脾血虛發熱，或潮熱晡熱，或自汗盜汗，或頭痛目澀，或怔忡不寧，或頰赤口乾，或月經不調，或肚腹作痛，或小腹重墜，水道澀痛，或腫痛出膿，內熱作渴。

其次，有地骨皮、銀柴胡、胡黃連等清虛熱藥。可見症狀中應有午後潮熱、骨蒸勞熱、顴紅、五心煩熱、盜汗、消瘦、乾咳等。代表方如《壽

世保元》加減逍遙散（當歸、白芍、白朮、茯苓、柴胡、甘草、胡黃連、麥冬、黃芩、地骨皮、秦艽、木通、車前子、燈心草），治療「子午潮熱者」。還有黃連、黃芩、黃柏、龍膽草等清熱瀉火藥。應有煩躁、易怒、失眠、口苦、口舌生瘡、小便色黃等。

代表方如《古今醫鑑》逍遙五黃湯（當歸、白芍、白朮、茯苓、柴胡、薄荷、生地黃、黃芩、黃連、黃柏、知母、黃耆、神曲、甘草、香附、地骨皮），主治「婦人午後發熱，汗出後熱退」。

代表方如《雜病源流犀燭》加味逍遙散（白芍、白朮、地骨皮、知母、當歸、茯苓、麥冬、生地黃、梔子、黃柏、桔梗、甘草），主治婦人亦有陰縮之病，則陰戶急，痛引入小腹是也，宜加味逍遙散加知母、地骨皮、車前子。

補益類藥包括補氣、補血、補陽、補陰四類。逍遙散類方的加味藥主要是補血、補陰藥，其次是補氣藥，極少補陽藥，此與逍遙散的病機相吻合。補血藥出現最多的是熟地黃，若再加川芎，即逍遙散與四物湯的合方，用於逍遙散證且有明顯血虛情況者。代表方如《醫宗己任編》黑逍遙散（逍遙散加熟地黃），主治「肝膽兩經鬱火，以致脅痛頭眩，或胃脘當心而痛，或肩胛絆痛，或時眼赤痛，連及太陽，無論六經傷寒，但見陽證，悉用此方；婦人鬱怒傷肝，致血妄行，赤白淫閉、砂淋、崩濁等症」。

《女科萬金方》逍遙散（麥冬、當歸、白芍、柴胡、黃芩、川芎、熟地黃、半夏、甘草），主治「室女十七、八歲，經脈不通，或阻百日，或半年，顏色青黃，飲食少進，寒熱往來，四肢困倦，頭痛目眩，肚腹疼痛，五心煩熱，嘔吐膨脹」。

《古今醫統大全》逍遙散（當歸、川芎、芍藥、熟地黃、人蔘、半夏、

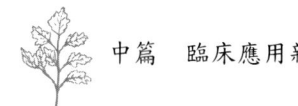

柴胡、黃芩、陳皮、麥冬、甘草），主治「經脈不通，脾胃虛弱，或寒或熱，不喜飲食，飽脹嘔吐，煩躁」。此種類型，當兼月經不調、閉經、大便乾結等血虧症狀，或兼眼赤痛、崩漏等陰虛火旺之症。補陰藥中麥冬出現頻率最高，此與逍遙散方證中口乾渴一症出現率較高有關，因為麥冬是一味養陰生津止渴的要藥。代表方如《證治準繩》加味逍遙散（當歸、白芍、乾葛、生地黃、川芎、黃芩、人蔘、麥冬、柴胡、烏梅、甘草），主治「產後發熱，口乾作渴，唇裂生瘡」。所加補氣藥主要為人蔘，其次是黃耆、山藥、白扁豆等。

逍遙散加人蔘，即本方與四君子湯的合方，加強了補脾氣的作用，在逍遙散證同時兼見脾胃虛弱明顯時運用。以藥測證，則四肢倦怠、乏力、食少、便溏或泄等脾虛徵象應更加明顯。代表方如《醫學入門》人蔘逍遙散（人蔘、當歸、柴胡、白朮、白芍、白茯苓），主治「傷寒女勞復，虛弱者」。若氣血兩虛，又可再與四物湯配用，代表方如《壽世保元》逍遙散（當歸、白芍、柴胡、黃芩、川芎、熟地黃、半夏、人蔘、麥冬、甘草），功效「和氣血，扶脾胃」主治「室女十七、八歲，經脈不通，或百日，或半年，顏色青黃，飲食少進，寒熱往來，四肢困倦，頭痛目眩，肚痛結塊，五心煩熱，嘔吐膨脹」。

理氣化痰藥也是逍遙散類方中出現率較高的一類藥物，其中又以陳皮、香附、半夏、浙貝母等多見。逍遙散加陳皮與半夏，實際是與二陳湯的合方，說明逍遙散變化證中有不少夾痰、夾鬱的情況。氣鬱可以生痰，痰氣交阻，多表現為咳嗽、吐痰、嘔吐，以及體表與內臟的結塊等痰飲證。代表方如《辨證錄》增減逍遙散（白芍、茯苓、白朮、陳皮、柴胡、神曲、白荳蔻），主治「人有時而吐，時而不吐，吐則盡情吐出，此症有似於反胃而非翻胃也，⋯⋯蓋因鬱而成之也」。

第二章　逍遙散方的臨床思維與原則

　　《癧科全書》加減逍遙散（柴胡、炙甘草、茯苓、白朮、當歸、白芍、牡丹皮、梔子、煅牡蠣、薄荷、陳皮、半夏、白芥子），主治「婦人，或因姑媳不和，或因夫婦不睦，或因子女不遂，或寡而無偶，憂鬱內傷，初則或經水不調，久而或致閉而不通，陰火上炎，皆能生病，凝結不消」。

　　逍遙散證存在脾虛因素，脾虛不運，自然產生食積的問題。症狀除不欲飲食外，可能還會出現口臭、矢氣臭、泄瀉、口腔易潰瘍等症。故加神曲等消食藥以助脾胃運化，消其食積。代表方如《幼科直言》加味逍遙散（白朮、白芍、當歸、白茯苓、柴胡、薄荷、陳皮、白扁豆、甘草、神曲、麥芽），主治「脾疳，因乳食不調，飢飽不一，或一切病後，虧損氣血，以致時熱時冷，或大便非結即瀉，面黃肌瘦，肚大夜熱」，以及該書的另一首加減逍遙散（白朮、白芍、白茯苓、陳皮、甘草、柴胡、當歸、神曲、半夏、石斛、生薑），主治「脾虛受溼，腫脹，或作泄瀉，或兼嘔吐」。

第四節　臨證應用調護與預後

　　使用本方時基本的注意事項是：注意飲食宜清淡，忌生冷、油膩、辛辣、甘甜等物。使用本方時的患者多有情志不遂、憂鬱，所以在服用本方的同時應保持心情舒暢，避免不良情緒的刺激。同時，也需要根據患者需要治療的疾病的不同、體質的不同，給予不同的調護指導。提醒陰虛陽亢者慎用。

第三章
臨床實踐與疾病分析

第一節　內科疾病

一、呼吸系統疾病

(一) 咳嗽

咳嗽是指外感或內傷等因素，導致肺失宣肅，肺氣上逆，衝擊氣道，發出咳聲或伴咯痰為臨床特徵的一種病症。歷代將有聲無痰稱為咳，有痰無聲稱為嗽，有痰有聲謂之咳嗽。臨床上多為痰聲並見，很難截然分開，故以咳嗽並稱。

《黃帝內經》對咳嗽的成因、症狀及症候分類、症候轉歸及治療等問題已作了較系統性的論述，闡述了氣候變化、六氣影響及肺可以致咳嗽，如《素問・宣明五氣》說：「五氣所病……肺為咳。」《素問・咳論》更是一篇論述咳嗽的專篇，指出「五臟六腑皆令人咳，非獨肺也。」強調了肺臟受邪以及臟腑功能失調均能導致咳嗽的發生。對咳嗽的症狀按臟腑進行分類，分為肺咳、心咳、胃咳、膀胱咳等。咳嗽的病位，主臟在肺，無論外感六淫或內傷所生的病邪，皆侵及於肺而致咳嗽，故《景岳全書・咳嗽》說：咳證雖多，無非肺病。肝火犯肺每見氣火耗傷肺津，煉津為痰。痰溼

第三章　臨床實踐與疾病分析

犯肺者，多因脾失健運，水穀不能化為精微上輸以養肺，反而聚為痰濁，上貯於肺，肺氣壅塞，上逆為咳。《局方》原量柴胡、當歸、芍藥相同，小量柴胡，輕者浮揚，使肝氣條達；增白芍藥量，酸以瀉肝，繆希雍《神農本草經疏》說此藥「酸寒收斂以瀉肝補脾，則肺自寧，急脹逆喘咳之證自除」；仍用薄荷輕清以散鬱氣。再加牡丹皮、梔子以清鬱火；浙貝母，取其化痰散鬱；瓜蔞，亦有滌痰清鬱火之功；黛蛤散為清肝止咳佳方；鬱金入肺、肝、心三經，辛而輕揚故可開鬱，劉若金《本草述》更言及可治咳嗽；合歡皮安神解鬱助眠，《千金要方》治肺癰之黃昏湯又正是獨此味藥。此方，理肝氣之藥多同時為治咳嗽之品，精而不雜，故藥進病退，用藥之道也。

● **醫案精選**

◎案

王某，女，7歲。咳嗽、痰稀2月餘。家長代訴患兒因其母生其妹妹後該患兒常哭鬧父母對其不夠愛護。納穀差，大便偏稀，呈糊狀，日一次，時有咳嗽，咳吐痰涎，痰白質稀，舌質淡，苔薄白，右脈細弦。考慮其咳嗽應為內傷咳嗽，其納穀差，大便偏稀為脾胃失健之象，弦脈為肝氣橫逆之象，咳嗽為肝木侮金，肺失升降之徵，嘔吐痰涎為脾失健運，涇濁內生，上貯肺，故辨證該患兒咳嗽為肝乘脾土、肝木侮金。治以養肝柔肝、健脾降氣。

處方：當歸15g，白芍15g，柴胡10g，茯苓15g，炒白朮15g，薄荷10g（後下），製半夏18g，砂仁10g（後下），炙甘草10g，生薑10g，大棗5枚。3劑，每日1劑，水煎服。

按《黃帝內經》曰「五臟六腑皆令人咳，非獨肺也」。此案患兒咳嗽就

是由情志不暢，肝氣不舒，肝木侮金，肺失和降而引起，故用當歸、白芍養肝柔肝，肝氣條達而不反剋金；陳皮、砂仁、白朮、茯苓健脾利溼；薄荷、柴胡疏肝解鬱，製半夏、生薑和胃降逆、健脾化痰；炙甘草、大棗溫補脾胃、平肝健脾，肺氣平，不治肺而咳止痰化，病情痊癒。

二、循環系統疾病

(一) 心悸

心悸是因外感或內傷，致氣血陰陽虧虛，心失所養；或痰飲瘀血阻滯，心脈不暢，引起以心中急遽跳動，驚慌不安，甚則不能自主為主要臨床表現的一種病症。心悸因驚恐、勞累而發，時作時止，不發時如常人，病情較輕者為驚悸；若終日悸動，稍勞尤甚，全身情況差，病情較重者為怔忡。怔忡多伴驚悸，驚悸日久不癒者亦可轉為怔忡。

《黃帝內經》雖無心悸或驚悸、怔忡之病名，但有類似症狀記載，如《素問‧舉痛論》：「驚則心無所倚，神無所歸，慮無所定，故氣亂矣。」並認為其病因有宗氣外泄、心脈不通、突受驚恐、復感外邪等，並對心悸脈象的變化有深刻理解。心悸的病位主要在心，由於心神失養，心神動搖，悸動不安。但其發病與脾、腎、肺、肝四臟功能失調相關。如肝氣鬱滯，氣滯血瘀，或氣鬱化火，致使心脈不暢，心神受擾，都可引發心悸。

醫案精選

◎案

趙某，女，37歲。1988年3月21日初診。患者2個月前生氣後出現心悸、胸悶，脅痛，並伴有失眠多夢、心煩易怒、口苦。此後每遇情志不暢，除上述症狀加重外，有時還出現短暫性的失語及周身癱軟，但意識存

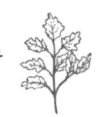

在，每次大約 5 分恢復正常。並給予對症治療，效果不佳。形體肥胖，BP 150/100mmHg，心律有序，HR 100 次／分。心電圖示竇性心律過速。神經系檢查未發現陽性體徵。肝功能化驗，胸部 X 光，肝膽超音波均正常。舌質紅，苔薄微黃，脈弦數。中醫診斷為鬱證。辨證為肝氣鬱結、氣鬱化火。治以疏肝解鬱、清肝瀉火，佐以鎮靜安神。方用逍遙散加減。

處方：柴胡 12g，當歸 12g，白芍 12g，茯苓 12g，香附 12g，牡丹皮 10g，梔子 10g，生龍骨、牡蠣各 20g，炒酸棗仁 15g，首烏藤 15g，石菖蒲 10g，薄荷 5g，甘草 5g。3 劑，每日 1 劑，水煎服。

二診：服上方 3 劑後，心悸稍定，繼服 5 劑。

三診：服上方 5 劑後，諸症悉減。上方加減 12 劑症狀消失，心電圖、血壓恢復正常。

按患者因生氣而致心悸、胸悶、脅痛、失眠多夢、心煩易怒，而後每遇情志不暢，上述症狀加重，並伴有短暫的失語及周身癱軟，此由於肝氣鬱結所致。肝氣鬱結，鬱久化火，上擾心神，故出現心悸、失眠多夢、心煩易怒、失語等。肝氣不疏，氣機失調，鬱於胸脅，可致胸悶、脅痛。方用逍遙散加香附疏肝解鬱、調理氣機，牡丹皮、梔子清泄肝火，生龍骨、生牡蠣、炒酸棗仁、首烏藤、石菖蒲鎮靜安神、開竅，藥證相符而病瘥。

■ (二) 冠心病

冠狀動脈粥狀硬化性心臟病是冠狀動脈血管發生動脈粥狀硬化病變，而引起血管腔狹窄或阻塞，造成心肌缺血、缺氧或壞死而導致的心臟病，常常被稱為「冠心病」。但是冠心病的範圍可能更廣泛，還包括炎症、栓塞等導致管腔狹窄或閉塞。

本病屬中醫「胸痹」、「心痛」等範疇，《靈樞·五邪》中提到「邪在心，

則病心痛」，說明心痛的病變部位在心。《素問·刺禁論》曰「心部於表，腎治於裡」說明心腎表裡呼應。朱丹溪曰：「人之有生，心為火居上，腎為水居下，水能升而火能降，一升一降無有窮已，故生意存焉。」說明人的生理狀態依賴心火腎水的升降調節，心腎相交，水火既濟；《素問·藏氣法時論》云：「心病者，胸中痛，脅支滿，脅下痛，膺背肩胛間痛，兩臂內痛。」說明胸痹發作與心、肝二經的循行相關。《明醫雜著·醫論》：「凡心臟得病，必先調其肝腎二臟……肝氣通則心氣和，肝氣滯則心氣乏。」情志失調憂思傷脾，脾虛氣結，運化失司，津液不行輸布，聚而為痰，痰阻氣機，氣血運行不暢，心脈痹阻，發為胸痹心痛。或鬱怒傷肝，肝鬱氣滯，鬱久化火，灼津成痰，氣滯痰濁痹阻心脈，而成胸痹心痛。沈金鰲《雜病源流犀燭·心病源流》認為七情除「喜之氣能散外，餘皆足令心氣鬱結而為痛也」。由於肝氣通於心氣，肝氣滯則心氣澀，所以七情太過，是引發本病的常見原因。

● 醫案精選

◎案

劉某，男，58歲。1985年4月12日初診。患冠心病2年，於工作過度緊張時，偶爾發生胸悶不適等症狀。實驗室檢查發現膽固醇，三酸甘油酯偏高，經心電圖檢查，診斷為隱性冠心病。以往曾用疏肝行氣藥，收到一定效果。因家中不和，近半個月來，時常感胸悶、胸痛、憋氣、兩脅肋脹痛不適。上症伴見精神憂鬱、腹脹、納呆。舌質暗，苔薄白，脈弦細。中醫診斷為胸痹。辨證為肝鬱氣滯、心脈痹阻。方用逍遙散加減。

處方：柴胡12g，當歸12g，鬱金12g，白芍12g，延胡索12g，白朮9g，茯苓15g，紅花12g，薄荷6g，甘草6g。3劑，每日1劑，水煎服。

第三章　臨床實踐與疾病分析

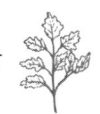

二診：服上方 3 劑後，上症明顯減輕，但仍覺胸悶不舒，疲乏無力。繼服 3 劑。

三診：服上方 3 劑後，心情已較舒暢。繼用逍遙散加減，共服 12 劑，半年後隨訪，未再復發。三次複檢心電圖，大致正常。

按「冠心病」是西醫學病名，屬中醫學「胸痹心痛」、「真心痛」、「厥心痛」等範疇，是個本虛標實的疾病。其病位在心，但肝的疏泄功能失調，是其發病的原因之一。《薛氏醫案》中指出：肝氣通見心氣和，肝氣滯則心氣乏。由於肝失條達，加上生氣惱怒，以致肝氣鬱結、氣滯不行。「氣滯則血瘀」，瘀血痹阻心脈，則胸悶、胸痛、憋氣。肝經布脅肋，氣滯不通則兩脅脹痛。肝氣橫逆，乘脾犯胃，則腹脹、吸氣、納呆。本方用鬱金、延胡索助柴胡、薄荷疏肝解鬱、行氣止痛為主，加紅花助當歸、白芍養血和血、兼化瘀為輔，白朮、茯苓、甘草補脾和中，此即「肝病實脾」之意。諸藥配合，療效顯著。

■（三）心臟神經官能症

心臟神經官能症是較為常見的神經系統功能性疾病，病因和發病機制不明確。西醫認為心血管系統受神經系統及內分泌系統調節，自主神經系統發揮主導作用，透過交感神經和迷走神經相互拮抗又協調的作用來調節心血管系統的活動。因為強烈刺激導致使大腦皮層興奮與抑制的過程發生障礙，中樞神經功能失調，自主神經功能紊亂，導致交感神經張力過高，從而出現心臟血管功能異常。心理因素在發病中產生決定作用，患者常常伴有焦慮、憂鬱等臨床症狀，部分患者被誤診為心臟、消化道、呼吸道疾病，輾轉於各大醫院治療，並長期服用各種藥物，嚴重影響患者的工作效率和生活品質，進一步加重心理負擔和經濟負擔。在治療方面，目前西醫

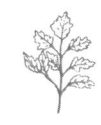

主要以鎮靜安眠類藥物為主，長期服用鎮靜安眠類藥物，易產生成癮性、耐藥性，而這些藥物對改善症狀有一定的局限性，並有不同程度的不良反應。

本病屬中醫學「心悸」、「鬱證」、「胸痹」、「不寐」等範疇，病因往往是情志不暢，如憂慮憤怒、勞心等，與肝、心、脾密切相關，憂慮、憤怒傷肝，可導致肝氣鬱結；肝氣與心氣相通，肝失疏泄、鬱而化火、火擾神明、出現心神不安，心煩失眠、急躁、易怒等心肝火旺之象。病因多為七情所傷，由精神緊張，情志刺激，勞累過度而誘發。在治療上當以疏肝解鬱、健脾安神為主，方選逍遙散加減。

● **醫案精選**

◎案

某，女，27歲。心前區疼痛伴心慌胸悶4年，於4年前出現心前區疼痛，心慌心跳，胸悶，呼吸不暢，全身乏力，失眠，心電圖、胸部X光等檢查未見異常，經用Diazepam、穀維素、Propranolol等治療，症狀減輕，其後間斷服藥。一年前因夫妻關係緊張，患者又出現心前區疼，心慌心跳，胸悶，呼吸不暢，頭暈目眩，全身乏力，失眠，健忘，易怒，自汗，乳房脹痛，月事不調，茶飯不思，理化檢查未見異常，診斷為心臟神經官能症，續用Diazepam、Propranolol、穀維素，中藥補心安神、活血理氣等藥，療效不佳而到醫院就診。症見：面色憂鬱，舌質淡，脈弦細。中醫診斷為心悸。辨證為肝鬱血虛。治以疏肝解鬱、健脾養血、安神定志。方用逍遙散加減。

處方：柴胡6g，白芍12g，白朮10g，茯苓12g，當歸10g，甘草6g，瓜蔞皮12g，鬱金12g，丹蔘12g，香附10g，酸棗仁15g，遠志

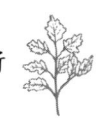

10g，麥芽 12g，薄荷 5g（後下）。10 劑，每日 1 劑，水煎服。

二診：10 劑後心前區疼、心慌心跳、胸悶減輕，能入眠，原方隨症加減，共服 20 餘劑，諸症消失，隨訪 1 年未見復發。

按此病病位在心，但與肝關係密切，主要病機為肝鬱血虛。此類患者多有肝氣鬱結表現，肝氣鬱結，憂慮過度則傷神，心神不寧，則見心慌心跳、失眠、健忘、易怒、焦慮、自汗等；肝鬱血虛，肝脾不和則氣血疏泄不利故出現月事不調、乳房脹痛等症。肝經布脅肋，肝主情志，又主疏泄，肝鬱日久，氣機不達，故見胸脅痛悶，呼吸不暢。肝鬱及脾，脾失健運，故茶飯不思，全身乏力。治療上當以疏肝解鬱、健脾安神，方選逍遙散加減。逍遙散為《局方》中著名的調和肝脾方劑，主治肝鬱血虛、肝脾不和的症候。方中柴胡疏肝解鬱，當歸、白芍補血柔肝，白朮、茯苓、甘草培補脾土，香附、鬱金、瓜蔞皮行氣解鬱寬胸止痛。若心煩易怒、失眠、自汗加酸棗仁、遠志，以養心安神。

三、消化系統疾病

(一) 噎膈

噎膈是由於食道乾澀，食道、賁門狹窄所致的以嚥下食物梗阻不順，甚則食物不能下嚥到胃，食入即吐為主要臨床表現的一類病症。噎即梗阻，指吞嚥食物時梗阻不順；膈即格拒，指食道阻塞，食物不能下嚥到胃，食入即吐。噎屬噎膈之輕證，可以單獨為病，亦可為膈的前期表現，故臨床統稱為噎膈。

《黃帝內經》認為本病與津液及情志有關，如《素問‧陰陽別論》曰：「三陽結謂之隔。」《素問‧通評虛實論》曰：「隔塞閉絕，上下不通，則暴

憂之病也。」並指出本病病位在胃，如《靈樞・四時氣》曰：「食飲不下，膈塞不通，邪在胃脘。」《太平聖惠方・第五十卷》認為：「寒溫失宜，食飲乖度，或恚怒氣逆，思慮傷心致使陰陽不和，胸膈否塞，故名膈氣也。」憂思傷脾則氣結，脾傷則水溼失運，滋生痰濁，痰氣相搏；惱怒傷肝則氣鬱，氣結氣鬱則津行不暢，瘀血內停，已結之氣，與後生之痰、瘀交阻於食道、賁門，使食道不暢，久則使食道、賁門狹窄，而成噎膈。如《醫宗必讀・反胃噎塞》說：「大抵氣血虧損，復因悲思憂恚，則脾胃受傷，血液漸耗，鬱氣生痰，痰則塞而不通，氣則上而不下，妨礙道路：飲食難進，噎塞所由成也。」《臨證指南醫案・噎膈反胃》謂：「噎膈之症，必有瘀血、頑痰、逆氣，阻隔胃氣。」

● **醫案精選**

◎案

唐某，女，44歲，工人。1991年10月20日初診。吞嚥梗阻5個月。因半年前與同事發生口角後，常情志不暢，漸覺胸膈梗阻，飲食難下，經某醫院食道鋇劑檢查、胃鏡檢查未發現異常，診斷為胃神經官能症。經治療，未見明顯好轉，遷延至今。病勢日增，胸膈梗阻，隱隱脹痛，吞嚥梗阻加重，常用茶水送食，伴經行不暢，大便乾結，舌質淡紅，苔薄白，脈弦細數。中醫診斷為噎膈。辨證為怒傷肝，氣機鬱結，津液不布。治以疏肝解鬱、調暢氣機、養胃生津。方用逍遙散加減。

處方：柴胡8g，薄荷3g，生薑5g，白芍15g，當歸10g，川芎3g，白朮20g，茯苓10g，炙甘草6g，大棗25g，砂仁5g，枳殼10g，沙參20g，葛根20g。

連服20劑，症狀消除，吞嚥正常。

第三章　臨床實踐與疾病分析

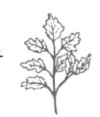

按憂思惱怒，飲食所傷，寒溫失宜，引起氣滯、痰結、血瘀阻於食道，食道狹窄所致者為實；依據噎膈的病機，其治療原則為理氣開鬱，化痰消瘀，滋陰養血潤燥，分清標本虛實而治。初起以標實為主，重在治標，以理氣開鬱，化痰消瘀為法，可少佐滋陰養血潤燥之品；後期以正虛為主，或虛實並重，但治療重在扶正，以滋陰養血潤燥，或益氣溫陽為法，也可少佐理氣開鬱，化痰消瘀之品。但治標當顧護津液，不可過用辛散香燥之藥；治本應保護胃氣，不宜過用甘酸滋膩之品。存得一分津液，留得一分胃氣，在噎膈的辨證論治過程中有著特殊重要的意義。

■（二）呃逆

呃逆是指胃氣上逆動膈，以氣逆上衝，喉間呃呃連聲，聲短而頻，令人不能自止為主要臨床表現的病症。呃逆古稱「噦」，又稱「噦逆」。

《黃帝內經》首先提出本病病位在胃，並與肺有關；病機為氣逆，與寒氣有關。如《素問·宣明五氣》謂：「胃為氣逆為噦。」《靈樞·口問》曰：「穀入於胃，胃氣上注於肺。今有故寒氣與新穀氣，俱還入於胃，新故相亂，真邪相攻，氣並相逆，復出於胃，故為噦。」並提出了預後及簡易療法，如《素問·寶命全形論》謂：「病深者，其聲噦。」《靈樞·雜病》謂：「噦，以草刺鼻，嚏，嚏而已；無息，而疾迎引之，立已；大驚之，亦可已。」《金匱要略·嘔吐噦下利病脈證治》將其分為屬寒，屬虛熱，屬實三證論治，為後世按寒熱虛實辨證論治奠定了基礎。逆的病位在膈，病變關鍵臟腑為胃，並與肺、肝、腎有關。胃居膈下，肺居膈上，膈居肺胃之間，肺、胃均有經脈與膈相連；肺氣、胃氣同主降，若肺胃之氣逆，皆可使膈間氣機不暢，逆氣上出於喉間，而生呃逆；肺開竅於鼻，刺鼻取嚏可以止呃，故肺與呃逆發生有關。產生呃逆的主要病機為胃氣上逆動膈。

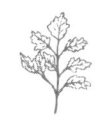

醫案精選

◎案

謝某，女，35歲。1956年8月14日初診。呃逆6年，發作無定時。四處求醫，迭進中西藥，無一點效果。近因感冒，呃逆加重，頭痛、鼻塞，苔薄白，舌質淡。中醫診斷為呃逆。辨證為肝脾不和。治以疏肝健脾。因其感冒，先用香蘇飲解表，後用逍遙散加味調治。

處方：柴胡5g，當歸、白朮各20g，白芍25g，茯苓10g，白芷3g，芡實30g。3劑，每日1劑，水煎服。

二診：服上方3劑後，呃逆大減，每天只發作三、四次，發作時間亦縮短。再服上方3劑，呃逆痊癒，隨訪1年餘，至今未復發。

按逍遙散本為調理肝脾而設。呃逆既久，脾胃必虛，土虛木乘，勢所必然。當歸、芍藥養血柔肝，白朮、茯苓培土之虛，少佐柴胡、川芎順肝木之氣，芡實味淡性平，補脾固腎，且有斂衝之力。肝不橫侵，脾得補，則胃就能恢復息息下行之性，故呃逆自然平息。

◎案

陳某，女，49歲。1980年2月初診。患者劇烈嘔吐、呃逆3天。素患食少、脘痛、胃脹，旬日前，突感肛門墜脹，似有便意，便則無物，逐日加重，伴發腹脹拒按，不思納食，近日出現頭暈，呃逆，嘔吐頻作，食入即吐，經西醫診斷為胃炎合併膈肌痙攣。中醫診斷為呃逆。辨證為脾胃素虛，肝鬱犯胃，脾胃升降失常，胃氣上逆。治以疏肝健脾、和胃降逆。方用逍遙散化裁。

處方：當歸10g，白芍10g，柴胡8g，茯苓15g，枳殼10g，白朮

10g，陳皮 10g，半夏 10g，磁石 21g，梔子 12g，甘草 3g，生薑 3 片。5 劑，每日 1 劑，水煎服。

二診：嘔吐、呃逆次數減少，能進食稀粥，前方中加石決明 15g、黨參 10g，繼服 5 劑。服後諸症消失，隨訪 1 年未見復發。

按本案患者為氣機升降失常，犯胃乘脾，鬱久化火，蘊蒸膽府，選逍遙散化裁，意在標本兼治，疏補並行，鬱氣上逆，治療以針對其病機採取扶正、降逆、理氣、止呃數法，收效頗彰。

■（三）厭食症

厭食症是指個體透過節食等方式，有意造成並維持體重明顯低於正常標準為特徵的一種進食障礙。主要表現為較長時間的食慾減退，甚至無食慾。

中醫學認為本病是由於脾胃運化功能失調所致。病程短者，表現為脾胃不和之實證；病程長者，則見脾胃氣虛、陰虛之證。治療上多用消導、調補之法，效果不甚理想。本病與肝有關係，肝主疏泄、性喜條達，惡憂鬱。脾土的運化必須藉助肝木的疏泄條達功能而完成。正如《血證論》中所言：「木之性主於疏泄，食氣入胃，全賴肝木之氣以疏泄之，而水穀乃化。」若肝氣鬱結，疏泄失司，則木不疏土，橫逆犯胃，致脾不健運，胃不受納而成本病。

● 醫案精選

◎案

趙某，男，12 歲。2001 年 8 月 10 日初診。其母訴患兒性格內向，不愛言語，當所欲不達或學習成績不佳時常獨自流淚，不思飲食。曾多次用健脾胃、助消化藥治療無效。肝功能檢查及胃腸鋇劑攝影均無異常。症

見：患兒面色無華，形態消瘦，時有腹脹，不思飲食，舌質淡，苔白微膩，脈細弦。中醫診斷為厭食。辨證為肝鬱氣滯、脾失健運。治以疏肝解鬱、調和脾胃。方用逍遙散加減。

處方：柴胡、當歸、白芍各8g，茯苓、白朮各12g，黃耆、建曲、山楂、生麥芽、雞內金各15g，厚朴、枳殼、甘草各5g。3劑，每日1劑，水煎分3次服，並囑其家長對患兒進行正確的開導。

二診：服上藥3劑後食量增加，治療1週後食量明顯增加，1個月後隨訪體重增加1.2kg。

按逍遙散具有疏肝解鬱、健脾和營之功效，原為肝鬱血虛、脾失健運之證而設。肝為藏血之臟，性喜條達而主疏泄，肝主疏泄的功能調節脾胃的升降協調，脾升清與胃降濁之間平衡協調，則脾胃的運化功能正常；肝主疏泄功能調節膽汁的分泌和排泄，肝的疏泄正常則膽汁能正常分泌和排泄，有助於脾胃的運化功能。小兒所欲不達時則肝鬱不舒，肝失條達，肝氣橫逆影響脾胃的升降協調及膽汁的分泌和排泄，從而使脾胃的運化功能失常，則表現為不思飲食。逍遙散加減方中柴胡疏肝解鬱；當歸、白芍養血柔肝；白朮、茯苓健脾祛溼使運化有權，氣血有源；甘草益氣補中，緩肝之急；黃耆、當歸健脾益氣，且黃耆與當歸配伍能益氣生血；山楂、建曲、雞內金、生麥芽消食健胃，生麥芽尚有疏達肝氣之功效。如此配伍，肝脾並治，氣血兼顧，因此對小兒因情志不遂、肝鬱不舒而致脾胃功能失常的厭食症有較好的療效。

(四) 慢性胃炎

慢性胃炎是指由於感染、膽汁逆流、藥物、自身免疫等各種因素所致的慢性炎性細胞浸潤的胃黏膜炎症。

第三章　臨床實踐與疾病分析

　　該病屬中醫「胃脘痛」、「腹脹」等範疇，主要表現為長期上腹部隱痛、噯氣、納差、飽脹和上腹片狀壓痛等症狀。病機為肝鬱氣滯，脾胃不調。慢性胃炎雖然病程較長，每兼虛證，但臨床症狀明顯時，當以實證論治。又胃為六腑之一，據「六腑以通為用」的原則，故理氣調胃當為首選之法。葉天士云：「肝為起病之源，胃為傳病之所。」意思是，病在胃，而源在肝，故當肝胃同治。足厥陰肝經，挾胃而屬肝，肝木條達則脾胃升降有序，肝失疏泄、肝氣鬱結，則肝胃不和、肝脾不調、脾胃升降失司。從肝膽入手調理脾胃乃至全身臟腑氣機，將溫膽湯、逍遙散等方運用得爐火純青，臨證處方看似平和輕靈，卻常有四兩撥千斤之效。

● **醫案精選**

◎案

　　熊某，女，53歲。2004年1月15日初診。反覆上腹胃脘脹痛2年加重1週。胃脘脹滿不適，偶發隱痛，食後發脹，納少，少氣乏力，動則汗出心悸，面色萎黃，舌淡胖中有裂紋、苔少津花剝，脈濡軟。胃鏡檢示胃黏膜蒼白、變薄，黏膜下血管顯露。西醫診斷為慢性萎縮性胃炎。中醫診斷為胃脘痛。辨證為胃陰不足、氣虛食滯。治以養胃益陰、健脾益氣。方用沙參麥冬湯合黃耆建中湯加減。

　　處方：北沙參、麥冬、生地黃各15g，玉竹、石斛各10g，黃耆18g，甘草6g。

　　連服3劑後諸症不減，仍胃脘脹痛。

　　處方：上方去生地黃，加枳殼15g，白朮12g，延胡索、香附、白芍各10g。

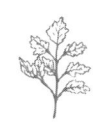

服 3 劑後胃脘脹痛若失，飲食增加。又服 12 劑後諸症消除。後囑服逍遙丸、香砂六君子丸近 2 個月，複檢胃鏡未見明顯異常。隨訪至今未復發。

◎案

陳某，男，41 歲。2005 年 10 月 8 日初診。反覆胃脘脹痛，噯氣 1 年餘，復發加重 3 天。胃脘部脹滿疼痛，連及脅肋，噯氣、食後加重，口微苦，舌紅苔微黃厚膩，脈弦數。胃鏡檢查示胃竇部充血水腫明顯，有膽汁逆流。西醫診斷為慢性淺表性胃竇炎。中醫診斷為胃脘痛。辨證為肝胃氣滯、氣滯溼阻。治以疏肝理氣、和胃除溼，兼以清熱。方用逍遙散加減。

處方：柴胡、茯苓、枳殼各 15g，延胡索、白朮各 12g，川楝子、鬱金、厚朴、半夏各 10g，黃連 6g，吳茱萸 2g，甘草 3g。5 劑，每日 1 劑，水煎服。

二診：上藥連服 5 劑後，胃脘及脅肋脹滿疼痛大減。

處方：上方去川楝子、延胡索、鬱金，加薏仁 20g、白芍 12g、香附 10g。

連服半月餘，諸症若失，繼以逍遙丸合萸連片續服 2 個月，複檢胃鏡未見異常。並囑忌食辛辣肥厚之品，勿食過飽，戒菸酒。隨訪至今未復發。

按治療慢性胃炎當理氣疏肝、健脾和胃。臨床應用時肝胃氣滯型加用鬱金、延胡索、川楝子、橘皮、厚朴等以行氣和胃；氣陰兩虛型加用沙參、麥冬、木瓜、烏梅、黃耆等以增益陰補氣之功；肝鬱化熱型可加左金丸、梔子、連翹、蒲公英等以化解鬱熱；溼濁中阻者可加用藿香、佩蘭、橘皮、法半夏、蒼朮等以增化溼和胃之效；瘀血停滯型可加用五靈脂、蒲黃、莪朮、丹參等以增理氣活血之功；久病入絡者可伍用蟲類藥物如九香蟲等以取行氣通絡止痛之功；檢查有腸上皮化生者可加白花蛇舌草、半枝

蓮以清熱解毒。各型均可適當選加穀芽、麥芽、雞內金、神曲、炒山楂。

■ (五) 大腸激躁症

大腸激躁症（IBS）是一種腸道功能紊亂性疾病，現代醫學對其發病機制尚不明瞭，治療效果不理想。

中醫學對IBS無專論記載，根據其臨床表現大多歸屬於「泄瀉」、「便祕」、「腹痛」、「鬱證」等範疇。IBS病因與飲食不節、七情不和、勞倦體虛等因素有關。肝脾不和，疏泄失職，運化不健，氣滯則腹部、脅肋脹悶，氣亂則腹瀉急迫，氣逆則噯氣頻作，氣結則腹痛陣作或便祕難解，氣鬱則焦慮憂鬱，胸悶不舒。病機性質為寒熱錯雜，正虛邪實，但主要責之肝鬱脾虛。

● 醫案精選

◎案

周某，女，43歲。2003年5月20日初診。自述1年來時感腹部疼痛，腹瀉，每遇情緒激動後易發，痛時欲便，便後痛減，每日大便4～6次，質稀，便溏，偶夾黏液，有排不盡感。舌質淡，苔薄白，脈弦細。大便檢查：有黏液，未見蟲卵。腹部超音波未見異常。腸鏡檢查無異常。西醫診斷為大腸激躁症。中醫診斷為泄瀉。辨證為肝鬱乘脾。治以抑肝扶脾。方用逍遙散加減。

處方：柴胡10g，白芍20g，茯苓20g，白朮20g，當歸15g，防風10g，陳皮6g，藿香9g，炙甘草6g。5劑，每日1劑，水煎服。

二診：服上藥5劑後，症狀大減，續服15劑，症狀消失，隨訪1年未復發。

按大腸激躁症是一組無嚴格定義的症狀，症狀發作或加重多與情緒有關。中醫認為本病屬「腹痛」、「泄瀉」的範疇，和現代醫學觀念一致，認為情緒是本病的主要病因。患者平素瑣事纏身，情志不暢以致肝氣鬱結。肝屬木，脾屬土，肝脾之間有相剋關係。患者情志失調，肝失疏泄，肝鬱傷脾，肝脾氣機失調，運化失常，大腸傳導功能失司則腹痛、泄瀉。逍遙散疏肝解鬱、健脾益氣、抑肝扶脾，再加藿香、陳皮理氣醒脾；防風升清止瀉，故收效頗佳。

■ (六) 功能性消化不良

功能性消化不良（FD）在臨床上的表現為上腹部疼痛、脹滿、噯氣、食慾低下、早飽、噁心、嘔吐等症狀，症狀可持續存在或者反覆發作，一般規定為病程超過4週或在12個月當中累計超過12週，經檢查後，排除器質性疾病引起的症狀，而表現出來的一組臨床症候群，FD是臨床上最常見的一種功能性胃腸疾病。多數學者認為可能與胃動力障礙，幽門螺旋桿菌感染，精神心理障礙以及胃腸激素異常，內臟感覺過敏等多種因素有關。近年來，隨著人們生活節奏的加快，各種壓力的不斷加大，社會精神因素越來越受重視。因FD的胃腸症狀嚴重程度與心理健康、個性特徵及負面生活事件有關，有學者主張，治療胃腸症狀的同時，加強精神心理治療。目前，西藥治療FD尚沒有公認的療效及確切的治療方案，主要是對症處理，首選促胃腸動力藥。

該病屬於中醫「胃脘痛」、「痞證」等範疇，多因情志失調，飲食不節，外感時邪日久，多種病因相互作用致脾氣虛弱，肝鬱氣滯，中焦氣機阻滯，升降失調，運化失司所致，病變部位在胃，涉及肝脾，脾虛肝鬱。病機屬本虛標實，肝脾不和。

第三章　臨床實踐與疾病分析

● **醫案精選**

◎ 案

吳某，女，71歲。2004年5月14日初診。患者間斷性上腹脹痛不適，早飽，泛酸3年餘，多家醫院行胃鏡、超音波、X光及實驗室檢查，未發現食道、胃及十二指腸、肝膽胰腺、腸道器質性病變，西醫診斷為功能性消化不良。反覆予抑酸、促胃動力藥物及靜脈營養支持對症處理，病情無明顯改善，近1週伴腹瀉轉中醫診治。症見：上腹痛脹連及胸脅，早飽，厭食泛酸，時有嘔噦，大便稀溏，日3～4次，形瘦面黃，乏力肢倦，舌質淡紅，苔薄白，脈細滑。中醫診斷為腹脹。辨證為肝鬱脾虛、胃失和降。治以抑肝補脾、理氣和胃。方用逍遙散加味。

處方：柴胡6g，當歸12g，茯苓15g，白朮15g，白芍12g，薄荷4g，陳皮10g，砂仁6g，甘草3g，生薑6g。7劑，每日1劑，水煎服。

二診：服上藥7劑後，腹痛脹消失，早飽，泛酸減輕，納食稍增加。後守方堅持服藥21劑，諸恙悉平。隨訪半年，未見復發。

按本病屬中醫學「胃痛」、「厭食」、「嘔吐」等範疇，病機多因中州虛餒，濕熱阻中，或傷於七情，積滯食傷等。本案患者高齡體虛，脾胃不足，土虛木乘，肝脾胃不和。《傅青主男科》云：「人病不能進食，或食而不化，作痛作滿，或兼吐瀉，此肝木剋脾土也。」方用逍遙散甚為合拍，以柴胡疏肝解鬱；白芍、當歸柔肝補血；白朮、茯苓、甘草補脾胃，培固後天之本；薄荷質輕氣揚，能條順肝氣，助柴胡理鬱；陳皮、生薑理氣和中，調暢氣機；砂仁養胃止嘔。全方疏解肝鬱，健脾和胃，肝脾胃並治。由於藥中病機，故收全功。

■（七）潰瘍性結腸炎

　　潰瘍性結腸炎又稱慢性非特異性潰瘍性結腸炎，與克羅恩病同屬於炎症性腸病。其發病可能與感染、免疫和遺傳因素有關。臨床症狀主要是腹痛、腹瀉、黏液膿血便，可伴有不同程度的全身症狀，如發熱、消瘦、貧血等，也可有多種腸外表現，包括關節炎、鞏膜外層炎、口腔復發型潰瘍、結節性紅斑、壞疽性膿皮病等。

　　傳統醫學文獻中雖無潰瘍性結腸炎的病名，但自《黃帝內經》、《難經》以來，歷代醫家已有許多相關記載，如「腸澼」（下利清穀、便血、下白沫、下膿血）、「小腸泄」（便膿血、少腹痛）、「大瘕泄」（裏急後重、數至圊而不能便）、「腹滿」（腹痛尤其是少腹痛、腹脹、便祕）、「下利」（腹瀉、下利清穀、膿血便、黏液便、裏急後重）、「下血」（便血）及「休息痢」（反覆發作）等。中醫學認為本病的發病機制以脾胃虛弱為主要因素，且與外感六淫、內傷七情、飲食不節、先天稟賦不足等有關。情志失調導致肝氣不疏，肝氣鬱結橫逆脾胃，脾胃運化失職，大腸傳導失常，清濁不分，水穀並下而致泄瀉，是本病的臨床最常見證型，當以疏肝解鬱健脾為治法，臨床採用《太平惠民和劑局方》逍遙散加減，可使肝鬱得疏，血虛得養，脾弱得復，氣血兼顧，肝脾同調，立法周全，組方嚴謹，獲得了較好的臨床療效。

● 醫案精選

◎案

　　姚某，女，43 歲。2003 年 3 月 12 日初診。於 2 年前秋季進食不潔食物後出現腹痛、腹瀉，經用抗生素治療而癒，此後每遇受涼或飲食稍有不慎即出現黏液膿樣便，反覆發作，經醫院 2 次結腸鏡檢查，確診為潰瘍性

結腸炎。口服柳氮磺胺吡啶治療能緩解，但停藥後即復發。症見：臍周及左下腹痛脹，拒按，腹痛即泄黏液膿樣便，糞質稀薄，如廁努掙，每天 4～5 次不等，有輕度裏急後重感，食少神倦，面色萎黃，舌質淡稍胖、苔白稍膩，脈細弦而澀。糞便常規檢查：WBC（＋＋），糞便培養未見細菌生長。中醫診斷為腹痛、腹瀉。辨證為脾虛血虧、血不榮肝、腸絡不寧。治以健脾益氣、養血榮肝、寧腸止痢。方用逍遙散加味。

處方：柴胡 6g，白芍 12g，當歸 15g，茯苓 15g，白朮 15g，黨參 12g，木香 6g，薄荷 3g，訶子 6g，生薑 5g，甘草 3g。5 劑，每日 1 劑，水煎服。

二診：服上藥 5 劑後，黏液膿樣便減為每天 2～3 次，糞質轉稠，腹痛脹及裏急後重感消失，餘症均減。守方繼服 14 劑，諸症平息。隨訪至今無復發。

按潰瘍性結腸炎屬中醫學「痢疾」等範疇，常因溼熱食積，或不潔食物積滯腸中，阻滯腸絡，腐蝕腸道，血腐肉敗，化為膿血所鼓。本案泄黏液膿樣便，面色萎黃，脈細澀，乍看頗似虛證，但腹痛即泄，拒按，又類實證，細究因源，實乃下痢日久，脾氣虛餒，腸道傳運失司，腸絡不寧，血虛肝鬱，虛實互見，標本俱病之候。肝以血為體，以氣為用，體陰而用陽，久利傷血，肝體失榮，土虛木鬱，故腹痛即痢。正因為脾虛為其根本，故中土不運，血無以生，肝無以榮，腸絡無以和，痛無以止，痢又何消？補益則脾健，血盈則肝榮，腸安則痢止。方用逍遙散加味，以重劑當歸、白芍斂陰養血；白朮、黨參、茯苓、甘草益氣補脾，敦土固中；少量柴胡、薄荷、木香疏鬱導滯；訶子澀腸止痢；生薑、棗調中和營。全方補中寓通，開合並施，終獲良效。

■（八）消化性潰瘍

消化性潰瘍主要指發生於胃和十二指腸的慢性潰瘍，是一多發病、常見病。潰瘍的形成有各種因素，其中酸性胃液對黏膜的消化作用是潰瘍形成的基本因素，因此得名。酸性胃液接觸的任何部位，如食道下段、胃腸吻合術後吻合口、空腸以及具有異位胃黏膜的 Meckel 憩室，絕大多數的潰瘍發生於十二指腸和胃，故又稱胃、十二指腸潰瘍。

本病屬於中醫學「胃痛」、「反胃」、「吐酸」、「嘈雜」等範疇，古典醫籍中對本病的論述始見於《黃帝內經》。如《素問・六元正紀大論》謂：「木鬱之發……民病胃脘當心而痛，上支兩脅，膈咽不通，食飲不下。」《素問・至真要大論》也說：「厥陰司天，風淫所勝……民病胃脘當心而痛。」說明胃痛與木氣偏勝，肝胃失和有關。《素問・舉痛論》還闡發了寒邪入侵，引起氣血壅滯不通而作胃痛的機制。《傷寒論・辨厥陰病脈證并治》曰：「厥陰之為病，消渴，氣上撞心，心中疼熱，飢而不欲食，食則吐蛔，下之，利不止。」其中的「心中疼」，即是胃痛，此為後世辨治寒熱錯雜胃痛提供了有益的借鑑。若肝失疏泄，氣機不暢，血行瘀滯，又可形成血瘀，兼見瘀血胃痛。膽與肝相表裡，皆屬木。膽之通降，有助於脾之運化及胃之和降。《靈樞・四時氣》曰：「邪在膽，逆在胃。」若膽病失於疏泄，膽腑通降失常，膽氣不降，逆行犯胃，致胃氣失和，肝膽胃氣機阻滯，也可發生胃痛。

● **醫案精選**

◎案

李某，男，43 歲，經商。2001 年 10 月 24 日初診。常年奔波在外，嗜好菸酒，飲食無常。近半年來常覺上腹脹，噯氣泛酸，曾 2 次在醫院

第三章 臨床實踐與疾病分析

行胃內視鏡檢查，均診斷為消化性潰瘍。給予雷尼替丁、奧美拉唑、Cis-apride 等抑酸、促胃動力等西藥治療，症狀基本能控制。半月前因瑣事與鄰居糾紛後症狀復發加重。症見：上腹脹滿痞塞，胸骨後有灼熱刺痛感，口苦泛酸，噯氣頻作，納食不馨，兩肋不適，太息覺舒，舌質淡，苔薄黃，舌中苔稍厚，脈弦略滑。中醫診斷為腹脹、泛酸。辨證為肝脾不和、胃濁上逆。治以疏肝健脾、和胃降濁。方用逍遙散化裁。

處方：白芍 12g，當歸 10g，白朮 10g，茯苓 15g，柴胡 6g，薄荷 6g，白荳蔻 10g，薑半夏 10g，薑竹茹 6g，甘草 3g。5 劑，每日 1 劑，水煎服。

二診：服上藥 5 劑後，上腹脹滿痞塞及胸骨後灼熱刺痛感減輕，納食增加，仍噯氣泛酸明顯。

處方：上方加代赭石 30g（先煎），煅瓦楞子 12g。7 劑，每日 1 劑，水煎服。

三診：服上藥 7 劑後，噯氣消失，精神轉佳，納食正常，偶有泛酸，後以此方稍事出入繼續服藥 30 餘劑，諸症消失。隨訪 1 年餘，未再復發。

按消化性潰瘍一般多發於胃或十二指腸球部，是臨床常見的消化系統疾病之一。臨床主要表現為胃脘部疼痛反覆發作，食後腹脹，噁心嘔吐，嘈雜吐酸，食少納呆，經纖維胃鏡檢查即可確診。根據臨床表現屬中醫學「胃痛」、「反胃」、「吐酸」、「嘈雜」等範疇。多係飲食失節，嗜好生冷，或恣食辛辣厚味，損傷脾胃，納運失常，溼熱瘀濁中阻所致。本案患者素嗜菸酒，飢飽無節，久則傷於脾胃，生溼釀熱，加情志不遂，肝氣橫逆，乘脾犯胃，挾胃之溼熱濁邪上逆，終致肝脾失和，胃氣不除。以逍遙散抑木扶土，加白荳蔻、薑竹茹清化溼熱，薑半夏消痞散結。二診加代赭石、煅

瓦楞子重鎮降逆，抑制胃酸，和胃止噯。合奏疏肝健脾、清熱和胃、化溼降逆之功。

■ (九) 膽囊炎

膽囊炎是臨床常見的膽囊疾病，有急性、慢性之分，易反覆發作。主要表現為右上腹不適、疼痛與壓痛，腹脹，胃脘部燒灼感，噯氣，甚者時有發熱、噁心、嘔吐等症。

該病屬於中醫學「脅痛」範疇，最早見於《黃帝內經》，《素問‧藏氣法時論》說：「肝病者，兩脅下痛引少腹，令人善怒。」《靈樞‧經脈》有「膽足少陽之脈……是動則病，口苦，善太息，心脅痛，不能轉側」的記載。說明脅痛的發生主要因為肝膽的病變。在《靈樞‧脹論》載：「膽脹者，脅下痛脹，口中苦，善太息。」其病因有肝氣鬱結，鬱而化熱，橫逆犯胃或因飲食不節，損傷脾胃致食、溼熱中阻，中焦氣機不暢，溼熱內蘊，肝膽氣逆而不得疏泄下行所致。

● 醫案精選

◎案

章某，男，70歲。因右上腹疼痛反覆發作1個月，加重1週到醫院求診。超音波提示膽囊炎。因患者對青黴素、鏈黴素及磺胺藥過敏而要求中藥治療。症見：右上腹疼痛、壓痛明顯，腹脹，口乾口苦，噁心欲吐，食納差，發熱（T 37.8°C），大便乾結，二日一次，小便黃，舌質紅、苔根部黃厚，脈弦數。血液常規 WBC 11.2×10^9/L，N% 88.2%。超音波：膽囊體積增大，膽囊壁呈雙邊影，壁厚毛糙。中醫診斷為脅痛。辨證為肝脾不和、溼熱內蘊。治以疏肝健脾、清利溼熱。方用逍遙散加減。

處方：柴胡 10g，當歸 10g，白芍 10g，茯苓 20g，白朮 10g，茵陳 15g，金錢草 15g，蒲公英 30g，石菖蒲 10g，黃芩 10g，枳殼 10g，延胡索 20g，生大黃 10g（後下），雞內金 12g，炒穀芽、炒麥芽各 10g。10 劑，每日 1 劑，水煎服。

二診：患者訴 2 劑藥後，疼痛明顯減輕，腹脹感減，大便通暢，10 劑藥後，上症均已緩解，食慾增，二便調，舌質紅、苔薄白，脈弦。

處方：上方減金錢草、蒲公英、石菖蒲、黃芩、枳殼、延胡索、生大黃，加神曲 20g。每日 1 劑，水煎服。

1 個月後複檢血液常規：WBC $6.2×10^9/L$，N% 68%。超音波示膽囊大小正常，壁略毛糙，囑停藥後注意進食易消化食物，少葷偏素，保持情緒穩定，心情舒暢，隨訪 2 年未再發病。

按膽囊炎為臨床常見病，屬中醫學「脅痛」、「胃脘痛」、「痞滿」範疇。本案患者由肝氣鬱結，鬱而化熱，橫逆犯胃或因飲食不節，損傷脾胃致食、溼熱中阻，中焦氣機不暢，溼熱內蘊，肝膽氣逆而不得疏泄下行所致。選方逍遙散取其疏肝解鬱、健脾和胃之功；加用雞內金、炒穀芽、炒麥芽消食健胃，促進消化；茵陳配金錢草既清肝膽溼熱，又理肝膽之鬱，可促進膽汁分泌，增加膽汁中固體物質，膽酸、膽紅素的排出量；加蒲公英增加清熱祛溼利膽作用；生大黃攻積導滯，泄腑祛瘀，利溼退黃；枳殼行氣，增強胃腸蠕動；延胡索止痛。諸藥合用，共達疏肝理氣、健脾化溼、清肝利膽、和胃止痛之功，使腑氣通暢，五臟安和而病症自解。此外，膽囊炎患者的合理化飲食，是控制疾病復發的關鍵，高脂肪、高蛋白質飲食可加重膽囊的負擔，誘發疾病，故應做到飲食有節，以清淡易消化食物為主。每日按時排便，有規律的生活起居，保持愉悅平和的心境，對預防膽囊炎的復發均有重要意義。

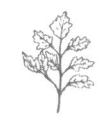

(十) 慢性病毒性肝炎

病毒性肝炎是常見病和多發病，尤其是 B 型肝炎目前治療仍很棘手，現代醫學認為肝炎是由於感染了肝炎病毒引起，肝炎病毒進入肝細胞後，在其中繁殖、複製、逸出，但由於人體免疫系統在消滅肝炎病毒的同時，也損害了肝細胞，表現為肝細胞的炎症與壞死。

《黃帝內經》云「五臟受氣於其所生，傳之於其所勝」，又說「氣有餘則制己所勝而侮所不勝」，生理上，肝依五行關係而剋脾土，在病理情況下就可以乘脾。臨床上，無論急性或慢性肝炎都有一個肝病及脾的病理過程，使脾的運化功能受到妨礙，而產生一系列肝鬱脾虛的臨床症候，如食慾差、乏力、腹脹、便溏等，甚至因脾虛水溼凝聚而發為水臌，溼與熱合發為黃疸，這些症狀都是肝病及脾引起的病理反應，所以李冠仙在《知醫心辨・論肝氣》中提到「肝氣一動，即乘脾土，作痛作脹，甚則作瀉」，即乘，是說肝病極容易、也較快地對脾產生病理影響。鄒良材也認為慢性病毒性肝炎與脾胃最為密切，甚至可以說實際上病是從脾胃而起。脾胃失健則運化無權，溼邪易生，進而傷及用氣，而脾虛則肝木乘侮，即可見肝脾同病。其關係是脾病始發在先，肝病繼見於後，病機多屬土虛而木侮或土壅而木鬱，最後則可因土敗木賊而延為鼓脹重證。

● 醫案精選

◎案

某，男，35 歲，公務員。2010 年 8 月 15 日初診。自覺右脅脹痛伴乏力、納差反覆發作 1 月餘，症狀時輕時重，經治未癒。症見：右脅脹痛，脘腹痞悶，食納減少，乏力，口乾口渴，失眠多夢，煩躁易怒，兩頭角疼痛，大便祕結，尿黃而少。體格檢查：精神差，鞏膜及皮膚無明顯黃染，

第三章 臨床實踐與疾病分析

肝上界位於鎖骨中線第 6 肋間，右肋緣下未觸及，肝區叩擊痛（＋），墨菲徵（－），脾於左肋緣下 1cm 可觸及、質軟，舌質邊尖紅，中心苔薄黃而乾，脈弦細而滑。查肝功能示：總膽紅素（TBIL）25μmol/L，麩丙轉胺酶（ALT）75U/L，血清 B 肝病毒標記物 HBsAg（＋）、HBsAb（＋）、HBeAg（＋）、HBeAb（－）、HBcAb（－）。超音波示：肝大，光點增多增強，膽囊壁增厚，脾厚 4.2cm。西醫診斷為輕度慢性 B 型肝炎。中醫診斷為肝著。辨證為肝鬱氣滯、化火傷陰。治以疏肝養陰、清熱瀉火。方用加味逍遙散化裁。

處方：柴胡 12g，當歸 10g，白芍 18g，茯苓 15g，白朮 10g，薄荷 6g，牡丹皮 12g，炒梔子 10g，山豆根 15g，五味子 10g，生地黃 10g，虎杖 15g，大黃 8g，水飛薊 30g，炙甘草 6g。7 劑，每日 1 劑，生薑 3 片，大棗 3 枚為引水煎服。

二診：服上藥 7 劑後，患者口苦口渴、尿黃、煩躁易怒消失，脅肋脹痛、脘悶明顯減輕，睡眠好轉，大便通暢。守方去大黃，繼服 1 個月後，諸症消失，精神飲食良好，肝功能恢復正常。隨訪 3 個月，諸症未作，肝功能穩定。

按肝主疏泄，喜條達，惡憂鬱，主藏血，體陰而用陽。慢性肝病由於病程長，症情複雜，病情纏綿難癒，患者往往心緒不佳，憂鬱不舒，甚至悲觀失望，加之土虛不能升木、血虛不能養肝、溼熱蘊結、木氣不達等因素，臨床每易出現肝氣鬱結之證。肝鬱日久，鬱而化火，產生一派火熱之象，故選用加味逍遙散治之。方中以柴胡疏肝解鬱，當歸、白芍養血補肝，三藥合用，補肝體助肝用為主；配伍入脾之茯苓、白朮為輔，達補中理脾之效；入少許薄荷、生薑為佐，助本方之疏散；炙甘草為使，助健脾而調和諸藥；加牡丹皮、梔子清肝瀉火。諸藥合用，使肝鬱得解、血虛得

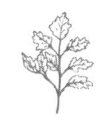

養、脾虛得補、肝火得清，則諸症自癒。方中牡丹皮、梔子不拘有無肝火皆可投之，因慢性肝病均存在血瘀這一病理，而牡丹皮具有良好的活血化瘀作用，梔子則有肝火者清肝瀉火，無肝火者少佐之可免肝鬱化火之虞。加山豆根、虎杖、生地黃、五味子、大黃、水飛薊等以清熱解毒養陰，且諸藥有保肝護肝、降低轉胺酶及抑制B肝病毒的作用。

■（十一）肝硬化

　　肝硬化是由於致病因素持久作用於肝臟，導致肝細胞損傷，繼而肝細胞再生和纖維結締組織增生，肝纖維化形成，最終發展為肝硬化。肝硬化病程進展較慢，臨床上可分為代償和失代償期，代償期多無特異性臨床表現，失代償期表現為肝功能損害和門脈高壓，隨著疾病進展，常出現消化道出血、繼發感染、肝性腦病、肝腎症候群等各種併發症。

　　該病屬於中醫學中「脅痛」、「黃疸」、「積聚」、「鼓脹」等範疇，其主要病機為肝、脾、腎三臟功能失調，氣血津液運行不暢，痰濁、瘀血、水飲等相互搏結為肝硬化。中醫學透過辨證論治、標本兼顧，並注重整體調節，既能活血化瘀、抗肝纖維化、恢復肝功能，又能疏肝、健脾、補腎，不僅能緩解患者臨床症狀，而且在防治併發症方面也表現出了獨特優勢，且不良反應小。

● 醫案精選

　　◎案

　　張某，男，68歲，務農。1964年8月10日初診。體格檢查：肝區疼痛，鞏膜無黃染，顏面有蜘蛛痣，肝掌大，腹部板結有包塊，肝肋下四指，質中無結節，脾未捫及，有時劇痛，食慾不振，體弱，口乾，苔微黃，質少津，脈細弦而數。中醫診斷為癥瘕。辨證為氣滯血瘀。治以疏肝

健脾、活血化瘀。方用逍遙散加減。

處方：逍遙散加五靈脂、紅花、三稜、白朮、紫花地丁服4劑，腹壁軟、包塊縮小。前方加沙參草、倒須蓮各5g，食量增，顏面蜘蛛痣消失，包塊不能捫及。

處方：上方加熟地黃、枸杞子、龜板。20劑痊癒，年後隨訪，未見復發，參與勞動。1個月後隨防未見異常，身體甚壯，能參與生產勞動。

按《黃帝內經》、《千金方》對肝硬化早有描述，其病原理是「隧道羞密，脾失健運，血滯氣亦滯，使肝腎失調所致」。《難經語譯·五十五難》中說：「故積者，五臟所生；聚者，六腑所成。」又說：「積者，陰氣也，其始發有常處，其痛不離其部，上下有所終始，左右有所窮處；聚者陽氣也，其始發無根本，上下無所留止，其痛無常處，謂之聚。」症腹者，皆由寒溼不調，飲食不化與臟腑互搏所生也。因肝主疏泄，其性剛強，喜條達而惡憂鬱，和精神、情志調節功能與肝有著密切相關。肝藏血，有貯藏和調節血量的作用。若肝氣鬱結，乃成氣滯血瘀，使血不能養肝，而致肝脈阻滯，日久可成症腹積聚，血瘀水停，氣血水瘀結於內，而成「鼓脹」。溼熱內阻，影響肝的疏泄而成。肝為風木之質，體陰而用陽，主升主動，若肝陰暗耗，則肝陽偏亢，化風內動上擾清竅而頭暈目眩成矣。

■（十二）非酒精性脂肪性肝病

非酒精性脂肪性肝病是指除外酒精和其他明確的損肝因素所致的，以瀰漫性肝細胞大泡性脂肪變為主要特徵的臨床病理症候群，包括單純性脂肪肝、脂肪性肝炎和肝硬化。

該病屬於中醫學「脅痛」、「肝脹」、「肝痞」、「肝癖」等範疇。非酒精性脂肪性肝病的發病機制還沒完全明確，但「二次打擊學說」認為胰島素抵抗導致胰島素訊號轉導途徑改變，引起脂肪代謝失衡，導致肝臟內脂肪

堆積成為脂肪性肝病的主要啟動因素，並在此基礎上發生了氧化應激和脂質過氧化而致非酒精性脂肪性肝病。諸醫家均認為非酒精性脂肪性肝病的病因與飲食、勞逸、精神以及他病失治等因素有關。對於中老年而言，肥胖、糖尿病或高血脂是非酒精性脂肪性肝病發病的主要因素，這些因素的相互影響和促進，能夠導致肝脂質代謝異常和肝脂質的過氧化增加、肝星狀細胞活化等病變的產生。就病機而言，多數的醫家認為非酒精性脂肪性肝病為本虛標實之病，其病的位置雖然在肝，但與脾、腎等密切相關。主要病機在脾腎的虧虛，肝臟疏於排泄、脾失健運、濕熱內蘊、痰濁鬱結、氣滯血瘀、痰瘀互結，並最終形成濕、痰、瘀、熱等症互結。不同的醫家，對非酒精性脂肪性肝病的病機研究認知有所不同，有的醫家側重於本虛，有的醫家側重於邪實。但對痰瘀互結、痹阻肝絡的發病機制認知是一致的。

● **醫案精選**

◎案

趙某，男，49歲，公務員。2004年10月14日初診。右上腹脹滿疼痛，乏力1月餘。體格檢查：一般情況尚可，心肺無異常，形體肥胖，肝臟肋下2指，質中等硬度，無壓痛。總膽固醇（CHOL）7.7mmol/L，三酸甘油酯（TRIG）3.2mmol/L。超音波檢查：脂肪肝。患者嗜酒，舌苔黃膩，舌質紫暗，脈沉滑有力。中醫診斷為脅痛。辨證為痰熱瘀滯。方用逍遙散加減。

處方：柴胡12g，赤芍15g，茯苓15g，香附12g，枳實15g，瓜蔞30g，山楂20g，萊菔子15g，決明子20g，薑黃12g，茵陳15g，梔子12g，桃仁10g，紅花10g。水煎服，每日1劑。

第三章　臨床實踐與疾病分析

上方加減治療 1 個月，症狀完全消失，血脂降至正常。超音波檢查：肝臟未見異常。繼以上方加減調理 15 日鞏固療效。囑其注意飲食，宜清淡，戒酒減食，少食脂肪類食物，多運動。隨訪 1 年未復發。

按脂肪肝屬中醫學「脅痛」、「積聚」、「癥瘕」等範疇。《黃帝內經》云：「百病皆生於氣。」古代醫家龐安常云：「善治痰者，不治痰而治氣。」中醫學認為「氣為血之帥」、「氣行則血行」，均強調氣機不暢是致病的重要因素。故以逍遙散疏肝解鬱，調暢氣機，使出入升降恢復正常。《黃帝內經》云：「非出入，則無以生長壯老已；非升降，則無以生長化收藏。」、「出入廢，則神機化滅；升降息，則氣立孤危。」逍遙散疏肝散鬱，調暢氣機，使出入平衡，以治其本。

■（十三）奔豚

奔豚氣屬內科病症，是指患者自覺有氣從少腹上衝胸咽的一種病症。由於氣衝如豚之奔突，故名奔豚氣。病名，見《金匱要略·奔豚氣病脈證治》。亦稱「奔豚」、「賁豚」、「賁豚氣」。張介賓《類經·六卷·脈色類十九》：「若微急而沉厥足不收者，寒邪在經也。為奔豚者，寒邪在臟也。為不得前後者，寒邪在陰也。按五十六難曰：『腎之積名曰奔豚，發於少腹，上至心下若豚狀，或上或下無時。』其義本此。」張志聰《靈樞集注》：「腎為生氣之原，正氣虛寒，則為沉厥；虛氣反逆，故為奔豚；陰寒在下，故足不收；腎開竅於二陰，氣虛不化，故不得前後也。」

丹波元簡《靈樞識》：「《骨空論》云『督脈生病，從少腹上衝心而痛，不得前後，為衝疝。』又《史記·倉公傳》云『湧疝，令人不得前後溲。』蓋皆奔豚也。」

醫案精選

◎案

李某，女，57歲。自覺臍周疼痛，有氣從小腹上衝至咽喉，納呆，大便則每便前腹痛，而便質正常，噯氣常作。舌苔厚膩，脈弦。該患者臍周疼痛自覺有氣上衝，屬於奔豚。噯氣亦為胃氣上逆之象，大便便質正常，但便前有腹痛之象則是肝木剋脾土之象，納呆，舌苔厚膩則為脾失健運之象，弦脈為肝氣失和之象。中醫診斷為奔豚。辨證為肝氣上逆、剋脾犯胃。治以調肝運脾、和胃降逆。方用逍遙散加減。

處方：當歸15g，白芍12g，薄荷10g（後下），炒白朮15g，茯苓15g，連翹5g，柴胡10g，製半夏18g，陳皮10g，佛手15g，香櫞15g，砂仁10g，生薑3g，大棗3枚，炙甘草10g。3劑，每日1劑，水煎服。

3劑逆氣平而脾胃運，諸症消失。

◎案

劉某，女，44歲。自覺小腹痞滿不適，時而絞痛，時而有氣從臍中上衝，納呆，噯氣頻頻，二便正常，睡眠欠佳，舌苔薄膩，脈細弦。中醫診斷為奔豚。辨證為肝氣上逆、擾心犯胃。治以養肝和胃、安神降逆。方用逍遙散加減。

處方：當歸15g，白芍15g，薄荷10g（後下），炒白朮15g，茯苓15g，連翹4g，柴胡10g，製半夏20g，陳皮15g，佛手15g，香櫞15g，炒酸棗仁30g，生薑3g，大棗3枚，炙甘草10g。6劑，每日1劑，水煎服。

6劑逆氣平，而脾胃運，諸症消失。

按奔豚本為氣機上逆的現象，其發作或由心腎不足，下焦寒氣隨衝氣上逆所致，或由情志不遂，肝氣隨衝脈上逆所致。此兩例患者奔豚的發生

第三章　臨床實踐與疾病分析

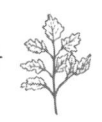

就是肝氣隨衝脈上逆所致，故用當歸、生白芍養肝柔肝；白朮、茯苓、陳皮、砂仁健脾運脾化溼；柴胡、薄荷、香櫞、佛手、製半夏疏肝理氣、和胃降逆；連翹少量治療肝氣橫逆之鬱火；生薑、大棗、炙甘草溫補脾氣；炒酸棗仁養心益肝。如此養肝柔肝、運脾和胃，則肝氣調和、胃氣和降，而衝氣平息，奔豚可止。

(十四) 脅痛

脅痛是以脅肋部疼痛為主要表現的一種肝膽病症。脅，指側胸部，為腋以下至第十二肋骨部位的統稱。如《醫宗金鑑·卷八十九》明確指出：「其兩側自腋而下，至肋骨之盡處，統名曰脅。」《醫方考·脅痛門》又謂：「脅者，肝膽之區也。」且肝膽經脈布於兩脅，故「脅」現代又指兩側下胸肋及肋緣部，肝膽胰所居之處。本病症早在《黃帝內經》中就有記載，並明確指出脅痛的發生主要是肝膽的病變。如《素問·熱論》曰：「三日少陽受之，少陽主骨，其脈循脅絡於耳，故胸脅痛而耳聾。」《素問·刺熱論》謂：「肝熱病者，小便先黃……脅滿痛。」《靈樞·五邪》說：「邪在肝，則兩脅中痛。」其後，歷代醫家對脅痛病因的認識，在《黃帝內經》的基礎上，逐步有了發展。《景岳全書·脅痛》將脅痛病因分為外感與內傷兩大類，並提出以內傷為多見。《臨證指南醫案·脅痛》對脅痛之屬久病入絡者，善用辛香通絡、甘緩補虛、辛泄祛瘀等法，立方遣藥，頗為實用，對後世醫家影響較大。《類證治裁·脅痛》在葉氏的基礎上將脅痛分為肝鬱、肝瘀、痰飲、食積、肝虛諸類，對脅痛的分類與辨證論治做出了一定的貢獻。脅痛主要責之於肝膽，且與脾、胃、腎相關。病機轉化較為複雜，既可由實轉虛，又可由虛轉實，而成虛實並見之證；既可氣滯及血，又可血瘀阻氣，以致氣血同病。脅痛的基本病機為氣滯、血瘀、溼熱蘊結致肝膽疏泄不利，不通則痛，或肝陰不足，絡脈失養，不榮則痛。

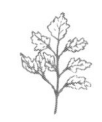

● 醫案精選

◎案

陳某，女，65歲。1996年3月18日初診。近半年來兩脅脹痛，攻竄不定，隨情志波動而增減，口乾，疲乏納差，大便溏薄，舌淡紅、苔白，脈弦而細。中醫診斷為脅痛。辨證為肝鬱脾虛。治以疏肝解鬱、健脾養血。方用逍遙散加減。

處方：柴胡12g，當歸12g，白芍12g，白朮10g，茯苓12g，炙甘草3g，薄荷3g，川楝子10g。3劑，水煎服。

二診：兩脅脹痛減輕，精神佳，納增，大便稍稀。守上方去川楝子，加黨參12g，山楂、神曲各10g。3劑後兩脅痛止，餘症已除。

按本案係肝氣鬱結、氣機不調、脾虛失運、肝脾失和所致。用逍遙散疏肝解鬱、健脾養血，加川楝子行氣止痛，加黨參、山楂、神曲健脾和胃。肝脾調和，脅痛消失。

◎案

謝某，女，48歲。2014年10月20日初診。主訴：兩脅疼痛時輕時重半年。患者半年前與家人生氣後出現兩脅疼痛，後每因情緒不寧疼痛加重，平素煩躁易怒。症見：脅痛，偶覺小腹脹滿，腰腿痠楚，47歲絕經，眠差，納可，大便黏滯不爽，甚則4～5天1次，小便調。患者於2014年7月8日查腹部超音波示：肝、膽、胰、脾、雙腎未見明顯異常。舌紅，苔薄黃，脈弦。中醫診斷為脅痛。辨證為肝鬱脾虛、氣機鬱滯。治以疏肝理氣、健脾補腎。方用逍遙散加減。

處方：柴胡10g，當歸15g，炒白芍15g，炒白朮10g，茯苓10g，薄

荷 4g（後下），炙甘草 6g，牡丹皮 6g，梔子 10g，川芎 10g，枳殼 10g，陳皮 10g，百合 20g，鬱金 10g，丹參 15g，淫羊藿 10g，巴戟天 10g。6 劑，每日 1 劑，水煎兩次，取汁約 250ml，分早、晚兩次溫服。

二診：患者服上藥後脅痛減輕，仍覺眠差，小腹已不脹，排便較前爽快，但便意不明顯，2～3 天 1 次。上方炒白芍的用量增加至 20g，加黨參 15g、瓜蔞 15g。

按患者因與家人生氣，致情志內傷、怒鬱傷肝、肝氣鬱結，而出現兩脅疼痛，小腹脹滿。肝氣不疏鬱則乘脾，且天癸已竭，氣血化之乏源，先天之精缺後天濡養，而腰膝痠軟。治應疏肝理氣、健脾補腎。方中逍遙散疏肝理氣，健脾養血；考慮患者氣機鬱滯，氣不行血，且有瘀血之象，加川芎以理氣行血，丹參以活血化瘀，旨在氣行則血行，通則不痛；枳殼理腸胃之氣，氣行則痞脹消；陳皮健脾和胃，理氣寬中；鬱金為行氣解鬱之要藥；百合除煩安神，患者有鬱熱之象加牡丹皮、梔子清肝經之鬱熱；淫羊藿、巴戟天補肝腎，強筋骨。服 6 劑後，患者脅痛減輕，但仍未消除，故將炒白芍加量以增強其養血柔肝，緩中止痛之功。加瓜蔞以寬胸理氣，且有通便之功，可謂一舉兩得；又加黨參以補氣健脾，防理氣之品太過以耗氣。諸藥合用，行中有補，補中有疏，調其平衡，藥到病除。現代研究發現，逍遙散還具有鎮痛、鎮靜作用。

■（十五）便祕

便祕是指由於大腸傳導功能失常導致的以大便排出困難，排便時間或排便間隔時間延長為臨床特徵的一種大腸病症。便祕既是一種獨立的病症，也是一個在多種急慢性疾病過程中經常出現的症狀，中醫藥對本病症有著豐富的治療經驗和良好的療效。然而，便祕總以虛實為綱，冷祕、熱祕、氣祕屬實，陰陽氣血不足所致的虛祕則屬虛。虛實之間可以轉化，可

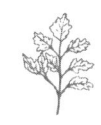

由虛轉實，可因虛致實，而虛實並見。歸納起來，形成便祕的基本病機是邪滯大腸，腑氣閉塞不通或腸失溫潤，推動無力，導致大腸傳導功能失常。氣機鬱滯憂愁思慮，脾傷氣結；或憂鬱惱怒，肝鬱氣滯；或久坐少動，氣機不利，均可導致腑氣鬱滯，通降失常，傳導失職，糟粕內停，不得下行，或欲便不出，或出而不暢，或大便乾結而成氣祕。如《金匱翼‧便祕》曰：「氣祕者，氣內滯而物不行也。」腸胃積熱與氣機鬱滯可以並見，陰寒積滯與陽氣虛衰可以相兼；氣機鬱滯日久化熱，可導致熱結；熱結日久，耗傷陰津，又可轉化成陰虛等。

● 醫案精選

◎案

崔某，男，26歲。2005年12月14日初診。10年前求學期間由於壓力大、飲食失調而致便乾、便難，甚者10～15日1次，曾服滋陰瀉下藥效欠佳。現大便乾，4～7日1次，伴腹部不適，納可，心煩易怒，夜夢多，舌質紅，苔薄黃，脈弦數。中醫診斷為便祕。辨證為肝鬱化火、熱犯胃腸。治以疏肝泄熱、潤腸通便。方用丹梔逍遙散加減。

處方：柴胡、茯苓、牡丹皮、梔子各10g，白芍30g，當歸20g，製香附15g，薄荷3g，槐角30g，決明子30g，炒萊菔子15g，杏仁15g，炙麻黃3g。7劑，每日1劑，水煎服，早、晚分服。囑其調暢情志，多食蔬菜。

二診：訴服上方1劑大便即通，腹部不適、心煩諸症隨之而減。效不更方，繼服上方11劑，諸症皆除。

按肝主疏泄，性喜條達而惡憂鬱，體陰而用陽。肝氣鬱結，疏泄不利，鬱久化熱，傷津耗液，則便祕。脾主輸布，為氣血水穀精微生化之源，氣機升降之樞。肝氣鬱結，疏泄不利，不能推動脾胃運化，致化生無

源，無水行舟則可成便祕。方用逍遙散加味以疏肝理氣、健脾養血。方中重用白芍、當歸養血柔肝；槐角、決明子、炒萊菔子潤腸通便；柴胡、製香附疏肝行氣，以推動津血運行；且肺與大腸相表裡，杏仁質潤、味苦而降肺氣，其與麻黃配伍一宣一降，以助大腸傳導，達潤腸通便之功。

■（十六）肝癌

　　肝癌屬中醫「症瘕」、「肝積」、「肥氣」、「積氣」、「黃疸」等範疇。肝癌的病因多因七情內傷，飲食勞倦，或邪毒內侵，致臟腑氣血虧虛，氣滯、血瘀、溼熱、痰毒等互結於肝臟所致。其病機是肝氣不疏，氣運不暢，氣鬱於局部；或脾氣不足，脾失健運，溼邪內生，痰溼阻滯經絡；或外邪入侵，溼熱內阻，膽道失暢；或正氣不足，肝腎陰虛，肝體陰而用陽，肝體失和。總之，因正虛邪實，肝體失和，肝運失暢，局部氣血痰溼瘀滯而發病。《黃帝內經》云「虛者補之，損者益之」，「結者散之」。正虛時扶正以祛邪，養正則積自消，補中寓攻，邪實時以攻堅為主，邪去正安；並注意顧護胃氣。在癌症病程中，痰、瘀、毒貫穿始終，辨病與辨證相結合。

● 醫案精選

◎案

　　某，男，60歲。2008年6月4日初診。患者B肝「大三陽」、肝硬化20餘年。2008年4月，因肝區疼痛，查上腹部CT示：肝右葉浸潤性肝癌，門脈左支內癌栓形成，肝靜脈受壓，脾臟輕度增大，後腹膜未見腫大淋巴結。腫瘤標記物：未示異常。肝功能示：天門冬胺酸胺基轉移酶（AST）54U/L，白蛋白（ALB）30g/L，餘正常。2008年5月行經肝動脈化療灌注栓塞術。症見：肝區略有脹痛，納食尚可，無黃疸，無腹水，大便黏膩不

爽，夜寐尚可，舌淡紅，苔黃膩，脈弦滑。中醫診斷為症瘕。辨證為肝鬱氣滯、痰濁內蘊。治以疏肝理氣、消痰散結。方用逍遙散加減。

處方：柴胡 9g，鬱金 12g，炒白朮 15g，白芍 15g，茯苓 30g，當歸 15g，製膽南星 15g，製半夏 15g，延胡索 15g，全蠍 6g，蜈蚣 3 條，土茯苓 30g，製大黃 9g，炙甘草 6。14 劑，每日 1 劑，水煎服。

二診：服上方 14 劑後，肝區脹痛緩解，大便正常。前方稍作加減善後，隨訪 2 年未復發。

按肝癌屬中醫「症瘕」等範疇。魏品康教授根據多年臨床經驗，提出「腫瘤痰證理論」，認為肝癌的發生與肝鬱脾虛、惡痰結聚存在密切關係，《丹溪心法》云：「凡人身上中下有塊者，多是痰。」肝癌即是惡痰凝滯於肝內。肝鬱氣滯，則氣不布津，脾失健運，則水溼不化；津液不布，日久成痰，鬱滯不通，停聚於肝，積久成惡痰，發為肝癌。魏品康教授運用逍遙散疏肝健脾化痰；配伍製膽南星、製半夏以祛頑痰、惡痰；全蠍、蜈蚣以剔絡搜痰、抗癌止痛；延胡索以理氣止痛；土茯苓以清熱解毒利溼；製大黃通腑泄濁，導邪外出，使毒有出路。本案辨證明確，用藥精當，標本兼顧，運用中醫藥治療惡性腫瘤獲得了緩解症狀、延長患者生命的良好效果。

四、泌尿系統疾病

(一) 水腫

水腫是指因感受外邪，飲食失調，或勞倦過度等，使肺失宣降通調，脾失健運，腎失開合，膀胱氣化失常，導致體內水液瀦留，氾濫肌膚，以頭面、眼瞼、四肢、腹背，甚至全身浮腫為臨床特徵的一類病症。相當於西醫學中急、慢性腎小球腎炎，腎病症候群，充血性心力衰竭，內分泌失

調以及營養障礙等疾病出現的水腫。

該病在《黃帝內經》中稱為「水」，並根據不同症狀分為「風水」、「石水」、「湧水」。《靈樞‧水脹》對其症狀做了詳細的描述，如「水始起也，目窠上微腫，如新臥起之狀，其頸脈動，時咳，陰股間寒，足脛腫，腹乃大，其水已成矣。以手按其腹，隨手而起，如裹水之狀，此其候也」。至其發病原因，《素問‧水熱穴論》指出：「故其本在腎，其末在肺。」《素問‧至真要大論》又指出：「諸濕腫滿，皆屬於脾。」可見在《黃帝內經》時代，對水腫病已有了較明確的認識。《金匱要略》稱本病為「水氣」，按病因、病症分為「風水」、「皮水」、「正水」、「石水」、「黃汗」五類。又根據五臟症候分為「心水」、「肺水」、「肝水」、「脾水」、「腎水」。特發性水腫以脾腎氣虛、肝氣鬱結、水溼停滯為主要病機。《素問‧上古天真論》曰：「女子七歲，腎氣盛，齒更髮長，二七而天癸至，任脈通，太衝脈盛，月事以時下，故有子……七七任脈虛，太衝脈衰少，天癸竭，道地不通，故形壞而無子也。」經文明確指出，腎與婦女月經，生殖、衰老密切相關。女子更年期腎氣漸虛衝任脈衰、臟腑功能日漸減退、機體陰陽失衡百病由生。腎氣虛水液氣化不利；陽氣衰微不能溫養脾土，脾失健運則水溼停滯。

● 醫案精選

◎案

馬某，女，35歲，教師。1982年3月18日初診。反覆發作眼瞼及下肢水腫3年餘。3年前起病先見面部及下肢，後覺兩乳房及腹部脹滿，常因工作勞累、站立過久或情志不舒時浮腫加重。曾在基層醫療單位就診，按「腎炎」治療，屢用青黴素、Hydrochlorothiazide 及中藥（具體用藥不詳）療效不佳。水腫緩解後期，其他症狀不見減輕，嚴重時不能堅持工

作。症見：面部及下肢浮腫，按之沒指，舌質淡紅，苔薄白，脈滑、左脈兼弦。查血液常規、尿液常規、腎功能、肝功能、胸部 X 光、心電圖均未見異常。西醫診斷為特發性水腫。中醫診斷為水腫。辨證為肝鬱脾虛。治以疏肝解鬱、健脾利水。方用逍遙散加減。

處方：當歸、白芍、枳殼各 10g，柴胡 8g，茯苓、白朮、山藥各 15g，薄荷 3g，佛手、澤瀉各 12g，白茅根 30g，生薑 3 片。5 劑，每日 1 劑，水煎服。

二診：服藥 5 劑，水腫基本消退。繼用 5 劑，水腫及他症全消。隨訪 2 年，未見復發。

◎案

曾某，女，38 歲，農民。1984 年 2 月 1 日初診。面部及雙下肢水腫 2 年餘，時發時消，時輕時重。常因勞累、鬱怒及經期前症狀加重。眼及四肢發脹，脅不舒，腹部脹滿，白帶多。曾在醫院門診及當地醫院多次就診，用過青黴素、Hydrochlorothiazide 及中藥參苓白朮散、五皮飲等。用藥後，水腫雖可消退，然其他症狀未見減輕。症見：面部及下肢水腫，按之沒指，雙側乳房及腹部膨脹。舌質淡紅，苔薄白，脈滑，餘症同前。查血液常規、尿液常規、肝功能、腎功能、胸部 X 光、血漿蛋白定量、心電圖均未見異常。西醫診斷為特發性水腫。中醫診斷為水腫。辨證為肝鬱脾虛。治以疏肝解鬱、健脾止帶、利水消腫。方用逍遙散加味。

處方：當歸、白芍、枳殼各 10g，炒柴胡 8g，薄荷 3g，山藥 20g，茯苓、芡實、白朮各 15g，白茅根 30g，香附、澤瀉各 12g，甘草 6g，生薑 3 片。6 劑，每日 1 劑，水煎服。

二診：服上藥 6 劑後，水腫消退，症狀好轉。守上方去澤瀉再服 6 劑，

症狀基本消失。續服 5 劑，諸症消失。隨訪 1 年，未再復發。

按特發性水腫是西醫病名，屬中醫學「水腫」範疇。由於個體差異，臨床表現也不一致，本病又多見於女性，特別是肥胖之人。臨床特徵以水腫為主要症狀，水腫往往呈週期性演進。在發作期間晨起面部，尤其是眼瞼可有水腫，活動後下肢、軀體逐漸水腫，下午則更加重，水腫的週期性變化可與月經無關，也可以在經前期加重。浮腫的表現可為凹陷性或脹滿感，往往同時有腹脹、目脹、兩脅不舒等症狀。現代醫學認為本病是內分泌紊亂所引起的水鈉代謝紊亂症候群。中醫認為本病的病機應責之於肝脾。因肝主疏泄，疏泄正常，則氣機暢行，水液隨之升降上下，人得安寧；反之則氣機鬱結，水液因之滯留，而致水腫。故曰：氣行則水行，氣滯則水停。脾主運化，職司升清降濁，主肌肉、四肢，輸布水穀精微，如脾虛不能制水，水聚停留必致水腫。該患者屬肝鬱脾虛，故續逍遙散基本方，臨床隨症加減，白茅根、澤瀉等利尿藥必用。如腹脹便溏納差，加砂仁、山藥、麥芽；白帶多，加玉米鬚、芡實；腰痛，加杜仲、枸杞子、補骨脂；肝鬱化火而致眩暈，則加天麻、珍珠母、梔子；氣滯甚者，加佛手、香附子、枳殼。

■（二）泌尿結石

泌尿結石是泌尿系的常見病。結石可見於腎、膀胱、輸尿管和尿道的任何部位。但以腎與輸尿管結石為常見。臨床表現因結石所在部位不同而有異。腎與輸尿管結石的典型表現為腎絞痛與血尿，在結石引起絞痛發作以前，患者沒有任何感覺，由於某種誘因，如劇烈運動、勞動、長途乘車等，突然出現一側腰部劇烈的絞痛，並向下腹及會陰部放射，伴有腹脹、噁心、嘔吐、程度不同的血尿；膀胱結石主要表現是排尿困難和排尿疼痛。

本病屬中醫學「腰痛」、「血尿」、「石淋」、「癃閉」等範疇。《金匱要略．

消渴小便不利病脈證治》明確指出「淋之為病，小便如粟狀，小腹弦急，痛引臍中」，所謂「小便如粟」，即尿中排出結石，如粟粒。《諸病源候論》曰：「諸淋者，由腎虛膀胱熱故也。」《外臺祕要》謂：「石淋者，淋而出石也。腎主水，水結則化為石，故腎客砂石，腎虛為熱所乘，熱則成淋，其病之狀，小便則莖裡痛，溺不能卒出，痛引少腹，膀胱裡急，砂石從小便道出，甚則塞痛，令悶絕。」中醫認為本病多屬腎氣虛弱，腎陽受損，下焦溼熱蘊蒸，氣滯血瘀所致；其中腎虛、溼熱、氣滯、瘀阻是關鍵。溼熱鬱積，煎熬尿液，與尿中沉積物結聚而成砂石，其病機為溼熱內蘊、砂石阻絡、氣機不暢，或瘀血聚結。氣是水液運行的動力泉源，氣機鬱滯，則水液停留聚集，進而生溼化濁，溼濁鬱而化熱，尿液為熱所灼而成是證。溼為陰邪，其性重著黏滯，最易阻礙氣機。溼熱與砂石互結，阻於水道，通降失利，瘀結不散，使氣滯難行。愈結愈甚，不通則痛，故常引發腎絞痛。下焦氣化失利，故小便澀滯。氣滯則血行受阻，血不循經，或熱盛傷絡，血溢脈外而為尿血。砂石為有形之物，形成之後，瘀結於內，嵌頓梗阻，氣機失其通降，水道失其疏通，而併發腎積水，因此腎虛、氣滯瘀結為泌尿連結石伴腎積水的主要病機。

● **醫案精選**

◎案

王某，男，50歲，農民。1991年4月20日初診。主訴：右脅下疼痛6小時，難以忍受，連及同側腰背部，並向小腹及會陰部放射，伴噁心嘔吐頻繁，小便色紅，艱澀不暢。超音波示：右側輸尿管上段結石合併中度積水。症見：煩躁不安，呻吟不止，脈弦，苔薄黃根膩。中醫診斷為腰痛。辨證為血淋。治以疏肝健脾，佐以通淋排石。方用逍遙散加減。

處方：當歸10g，白芍10g，柴胡10g，炒白朮10g，茯苓12g，青皮10g，枳殼15g，金錢草30g，車前子30g，川牛膝15g，甘草6g。1劑，水煎服。

二診：訴疼痛緩解，昨天服藥後半小時排尿，隨著一陣劇痛後排出赤豆大結石一枚，米粒大結石二枚，以及粟米樣大小碎石10餘枚，疼痛即緩解。於是予前方加雞內金15g，改車前子10g，川牛膝10g，再服10劑，諸症皆除，超音波複檢腎積水及結石消失。

按泌尿結石尤其是伴腎積水患者，多具有脅下脹痛，痛連小腹，並向大腿內側和會陰部放射等症，這與肝經「布於脅肋」、「循股陰」、「過陰器」等相合。肝失疏泄，則影響三焦決瀆功能，以致小便艱澀不暢，或瘀閉不通；肝木犯胃則噁心嘔吐。運用逍遙散加減以疏理肝脾、通利小便，實為藥因證用，證藥相符之舉，故療效滿意，對年老體弱不耐攻伐者尤宜。方中金錢草、車前子均為利尿排石要藥；雞內金具有消結石之功，又能健脾消導；青皮、枳殼善行氣，疏通下焦結氣；川牛膝引藥下行，直達病所。據現代藥理研究：上述藥物具有鬆弛平滑肌，擴張輸尿管，解痙止痛，止血，利尿，抑制因結石梗阻引起的輸尿管水腫、炎症，消除積水等作用。在藥物治療基礎上，配合多飲水、跳躍、正確叩腎，當結石位於輸尿管下段時，則以單腿跳躍為佳，以利結石下移。

五、內分泌系統疾病

■(一) 糖尿病

糖尿病屬中醫「消渴」範疇，歷代醫家多認為其病機為陰虛燥熱，同時與氣虛、血瘀有關，故治療多以滋陰清熱、益氣活血為治則。從現代醫學角度，糖尿病主要是糖、脂肪、蛋白質代謝紊亂的一種疾病。而中醫理

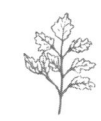

論認為，物質代謝紊亂正是氣化失常之故，是肝失疏泄、氣機失調、氣化失職所致。故治療應以疏肝行氣為主，滋陰清熱為輔。《靈樞・五變》謂：「怒則氣上逆，胸中蓄積，血氣逆留……轉而為熱，熱則消肌膚，故為消癉。」五志過極，鬱熱傷津在消渴的發病上發揮重要作用。肝主疏泄，透過疏泄調暢氣機促進氣血運行調和，進而發揮對情志的調節作用。肝鬱化火，上灼肺金，則耗傷肺陰，津液乾涸，故口乾舌燥，煩渴多飲；肺氣虛燥而失治節，水不化津，直趨而下，故多尿；中則肝火恆伐中土，損傷脾胃之陰而生中消；下則耗傷腎陰，腎失封藏，固攝無權，發為下消。氣機紊亂則該升不升，血糖等精微物質的輸布代謝異常，不能隨氣機升降輸布周身而鬱滯於血中，出現高血糖，或是精微下瀉，出現尿糖，進一步導致脂肪、蛋白質等精微物質的輸布紊亂，引起諸多併發症。清代著名醫家黃元御精闢地論述曰：「消渴者，足厥陰之病也。」因此消渴的病機主要是由於肝失疏泄，鬱而化火，灼傷津液而成。

● **醫案精選**

◎案

朱某，男，47歲。2000年7月31日初診。自述1973年曾患肝炎，以後每逢情緒不佳或稍有波動，則覺右脅下痛，繼而納呆，失眠多夢。5個月前又患糖尿病，曾服中西藥治療數月，療效不佳，遂邀余診治。症見：唇乾口渴，消瘦乏力，心悸失眠，肝區脹滿，胃脘不舒，食少便乾，頭暈目昏。空腹血糖14.7mmol/L，尿糖（＋）。舌質暗紅，苔黃，脈弦數。中醫診斷為消渴。辨證為肝鬱脾虛。方用疏肝解鬱、健脾和營。方用逍遙散加減。

處方：柴胡15g，當歸15g，白芍15g，玉竹15g，瓜蔞15g，薄荷

第三章　臨床實踐與疾病分析

10g，甘草 10g，雞內金 15g，牡丹皮 30g，天花粉 15g，延胡索 10g。10劑，每日 1 劑，水煎服。

二診：唇乾、口渴頭痛已除，肝胃舒適，食慾漸增，已能入睡，醒後神清，自覺精力充沛。空腹血糖 6.5mmol/L，尿糖（＋），舌質稍暗，脈稍弦，苔白，仍守前方加山藥 30g。前後加減共服中藥 32 劑，諸症悉除。空腹血糖 5.3mmol/L，尿糖（－），經多次隨訪，迄今未復發。

按糖尿病除與肺、胃、腎三臟功能失調有關外，與肝也有密切的關係。肝與肺經脈相連，肝的經脈上行，貫膈而注肺，若肝氣鬱結，易從火化，火性炎上，上灼於肺，肺陰被耗，津液乾涸，則多飲而渴不止（上消）；肝與胃關係密切，胃氣以降為順，而胃氣下降必賴肝氣之疏泄。若肝氣鬱結，木不能達，即可導致胃失和降，脾失健運，升降失常，氣機不利，鬱而化火，肆虐中宮，胃陰被灼，食入即化，消穀善飢（中消），正如唐容川在《血證論》中所說「肝為起病之源，胃為傳病之所」；肝腎同源，休戚與共，若內傷情志，憂鬱不舒，則肝氣鬱結，肝內藏相火，故肝鬱易從火化。肝火盛必損其腎陰，腎陰被耗，下焦虛衰，腎氣攝納不固，約束無權，故尿多而甘（下消）。肝鬱則氣機不暢，氣是維持人體生命的基本物質，唯肝氣之疏泄，涉及體內各組織的生理功能，調節控制整個機體新陳代謝的動態變化。故採取順其條達之性，開其鬱遏之氣的治法，用逍遙散加減。疏肝解鬱，健脾和營，益氣補腎，調理氣機，促其運化，助其氣化，藥證相合，而獲良效。

■（二）高脂血症

高脂血症是人體脂代謝異常導致的血清脂質和脂蛋白水平升高。包括血清總膽固醇或三酸甘油酯水平過高和（或）高密度脂蛋白膽固醇水平過低。高血脂是代謝性疾病中一種常見而多發的重要病症，與心腦血管疾

中篇　臨床應用新論

病、糖尿病等關係密切，對民眾健康帶來嚴重影響。

本病屬中醫學「血瘀」、「痰溼」、「脂濁」、「肥人」、「眩暈」、「胸痺」、「心痛」、「健忘」、「脾虛」、「腎虛」等病因、病症的範圍。《黃帝內經》中即有關於「膏脂」等的論述，如《靈樞‧五癃津液別》云：「五穀之津液，和合而為膏者，內滲入於骨空，補益腦髓，而下流於陰股。」清代張志聰《靈樞集注》指出：「中焦之氣，蒸津液化，其精微……溢於外則皮肉膏肥，餘於內則膏肓豐滿。」可見，膏脂是由水穀所化生，由脾胃運化敷布，津液之濁者化為膏，凝而為脂，其正常生理有賴於五臟調和，氣血生化有源，津液輸布通暢。故近年來諸多醫家將高脂血症的病因病機歸之於臟腑功能失調，氣血津液運行不暢。臟腑辨證主要涉及脾、腎、肝；氣血津液辨證則側重痰濁、血瘀、氣滯，或強調痰瘀互結，或三者均有。血脂異常的中醫病機以脾腎兩虛為本，痰濁瘀血為標，治以補腎健脾為主尤以補腎為先，化痰活血為輔。血脂異常的病因為嗜食肥甘厚味，暴飲暴食，飲酒過度，本虛為脾虛，累及肝、腎，其標為內溼、痰濁、瘀血流注血脈，痰瘀互結，以致脈道不暢。肝在高脂血症的發病中具有核心和樞紐作用，強調從肝論治，調肝降脂，兼顧脾腎、痰瘀。還有人提出高脂血症屬於氣血津液病變範疇，病位在血，病機關鍵為脾失健運，痰瘀互結，治療以化痰降濁、活血化瘀治其標，健脾益氣，強本清源治其本。

● 醫案精選

◎案

魏某，女，52歲。2010年3月29日初診。主訴：胃部痞滿隱痛1個月，加重1週。患者近1個月來胃脘痞滿隱痛，口苦咽乾，倦怠身重，納差，胸悶嘆氣，形體肥胖，尿黃便祕。在某醫院就診，經胃鏡檢查診

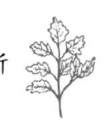

斷為淺表性胃炎，超音波檢查診斷為脂肪肝。檢查顯示：AST 46U/L，ALT 43U/L。GGT 103U/L，CHOL 18mmol/L。TRIG 3.8mmol/L，HDL 0.8mmol/L。舌邊尖紅赤，苔薄黃膩，脈弦滑。中醫診斷為心下痞、胃脘痛。辨證為肝膽鬱熱、溼滯氣阻、脾胃氣虛。治以疏肝解鬱、健脾和胃、化溼清熱。方用逍遙散加減。

處方：逍遙散加炒梔子 10g，牡丹皮 10g，茵陳 10g，鬱金 10g，虎杖 10g。3 劑，每日 1 劑，水煎分 3 次服。

服 10 劑後，胃痛消失，納食增加，口苦消失，大便通暢，每日 1 行，舌苔薄黃，脈細弦。連續服藥 3 個月後，諸症消失，查血液常規檢查各項指標均正常。隨訪 1 年無復發。

按高脂血症多發於中老年，因人至中老年臟腑功能日漸衰退，精氣漸減，水穀精微不歸正化，生痰生溼，痰阻氣滯，瘀阻脈道，發為本病。治以標本兼治、攻補兼施。方中柴胡疏肝解鬱，暢達氣機，升舉陽氣，四布精微；當歸養血活血，化瘀降脂，白芍柔肝養血以制肝之橫逆，緩中止痛，解痙保肝；白朮健脾益氣，燥溼利水，保肝利膽；茯苓健脾補中，利水滲溼，養心安神；甘草補中保肝，降脂祛痰。諸藥合用，共奏解肝鬱而健脾胃，祛痰瘀而降血脂的功效。

■（三）甲狀腺功能亢進性心臟病

甲狀腺功能亢進性心臟病是指在甲狀腺功能亢進時，甲狀腺素對心臟的直接或間接作用所致的心臟擴大、心房纖顫、心肌梗塞、心力衰竭、病態病竇症候群和心肌病等一系列心血管症狀和體徵的一種內分泌代謝紊亂性心臟病。對患者生命和健康的影響僅次於甲亢危象，是甲亢患者死亡的重要原因之一。甲狀腺激素作用於全身，全身絕大多數組織都有甲狀腺激

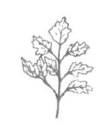

素受體,而心肌細胞表面 T3 受體格外多,所以心臟對甲狀腺激素特別敏感,過多的甲狀腺激素直接刺激心肌細胞,引起心臟做功增多;其次甲狀腺激素可以增強兒茶酚胺的作用,透過增加心肌細胞膜表面腎上腺能受體數目、親和力、cAMP 活性和細胞內 cAMP 的代謝,並透過增加心血管腎上腺能受體的數目和興奮性,增加對兒茶酚胺的敏感性,間接刺激心臟做功增多。甲亢性心臟病治療的關鍵在於對甲亢本身的控制。目前,西醫治療甲亢性心臟病不能獲得確切的療效,並且遠期療效不甚理想。

　　本病屬中醫學「心悸」、「癭病」等範疇。臨床常表現為失眠、心慌,易激動,盜汗,口乾,消瘦,苔少,脈細數。《肘後方》首先用昆布、海藻治療癭病。《諸病源候論‧癭候》指出癭病的病因主要是情志內傷及水土因素,謂:「癭者由憂恚氣結所生,亦曰飲沙水,沙隨氣入於脈,搏頸下而成之。」又曰:「諸山水黑土中出泉流者,不可久居,常食令人作癭病,動氣增患。」《外科正宗‧癭瘤論》提出癭瘤的主要病理是氣、痰、瘀壅結的觀點,「夫人生癭瘤之症,非陰陽正氣結腫,乃五臟瘀血、濁氣、痰滯所成」,採用的主要治法是「行散氣血」、「行痰順氣」、「活血消堅」。該書所載的海藻玉壺湯等方,至今仍為臨床所習用。《雜病源流犀燭‧癭瘤》說:「癭瘤者,氣血凝滯,年數深遠,漸長漸大之症。何謂癭,其皮寬,有似櫻桃,故名癭,亦名癭氣,又名影袋。」指出癭多因氣血凝滯,日久漸結而成。

　　本病病位在心,但因癭病而起。其病因多由情志憂鬱或憂鬱暴怒而起,肝氣內鬱,失於疏泄,鬱滯氣機,津凝成痰,痰氣交阻於頸,而成癭腫,明代李梴《醫學入門‧癭瘤》言「原因憂恚所生,故又曰癭氣⋯⋯憂恚耗傷心肺,故癭多著頸項及肩」。因此,中醫治療當以疏肝健脾、養陰清熱為主。逍遙散方中柴胡疏肝解鬱;白芍、當歸養血柔肝;茯苓、白朮健

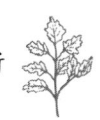

脾益氣；甘草調和諸藥。現代藥理研究顯示，柴胡具有解熱、抗炎和鎮靜作用；白朮具有擴張血管、促進造血、調節下視丘－腦下垂體－腎上腺素作用；當歸具有增強機體免疫功能、抗心肌缺血、抗心律失常功效；白芍具有擴張血管、抗血小板凝集、鎮靜作用；茯苓具有增強機體免疫功能、鎮靜作用。

● **醫案精選**

◎案

盧某，女，34歲。患甲亢病已1年餘。曾用抗甲狀腺藥治療，症狀未見改善。2001年5月來醫院就診。主訴：心煩易怒，口乾咽燥，全身烘熱，失眠，自汗，胸悶，頸部有緊束感，嘈雜而不思多食，大便溏泄，舌質紅，苔黃膩，脈弦數。體格檢查：T 37.5℃，P 24次／分，HR 97次／分，BP 147/90mmHg，眼球輕度外突，甲狀腺Ⅱ°腫大，血管雜音（＋），雙手指顫抖明顯，手心熱。一週前到大型醫院做檢驗：甲狀腺吸131I試驗增高，T3、T4皆高於正常值，西醫診斷為甲狀腺功能亢進症。中醫診斷為癭氣病。辨證為肝氣不疏、陰虛火旺陽亢、火鬱痰結。方用丹梔逍遙散加減。

處方：柴胡13g，牡丹皮12g，梔子15g，當歸12g，白芍18g，白朮12g，茯苓12g，玄參30g，薄荷12g（後下），鉤藤18g（後下），石決明20g（先煎），海浮石20g，甘草6g。水煎，日3服。

二診：服上方20劑後，心煩、咽乾、潮熱、自汗、便溏之症均減，夜寐轉佳，胃納手顫亦好轉，唯感胸悶不暢，頸部窒塞不舒。予上方減去石決明，加香附12g、浙貝母15g，服20劑。

三診：服上方調治1個月，自覺症狀及體徵消失。T 36.8℃，P 18次／分，HR 82次／分，BP 130/85mmHg，T3、T4均恢復正常，眼突症狀消失，

頸大亦恢復如常。為鞏固療效，囑再服上方半月後即停藥觀察。迄今已7年，未再復發。

　　按古代醫家對甲亢病的病因病機及臨床症狀早有詳細記載。如宋代《太平聖惠方‧癭氣咽喉腫塞》談到癭病壓迫氣管、食道的病變，「夫癭氣咽喉腫塞者，由人憂恚之氣，在於胸膈，不能消散，搏於肺脾故也。咽門者，胃氣之道路；喉嚨者，肺氣之往來。今二經俱為邪之所乘，則經絡痞塞，氣不宣通，故令結聚成癭，致咽喉腫塞也」。明代李梴《醫學入門‧癭氣》在病因方面亦強調了情志因素：「原因憂恚所致，故又曰癭氣。」由上述可知，歷代醫家對本病的病因病機的了解，主要是情志內傷，憂思鬱慮，惱怒太過，氣機鬱滯，不能輸布津液，凝聚成痰，痰氣鬱結，壅於頸前即形成癭氣。在臨床上可見到大部分病例，由於痰氣鬱結化火，火熱耗傷陰精，而導致陰虛火旺的病理變化。其中尤以心、肝、胃三個臟腑陰虛火旺的病變較為突出，而且好發於中年婦女。用丹梔逍遙散治療本病，方中用柴胡、薄荷疏肝解鬱，行氣散結；當歸、白芍滋陰養血調肝；白朮、茯苓、甘草健脾益氣，斷其生痰之源；牡丹皮、梔子清解鬱火。全方使肝氣調暢，脾得健運，陰液回復，鬱火得清瀉，則諸症可解。若心悸失眠較甚者加酸棗仁、麥冬養心安神。痰氣鬱結癭腫明顯者加香附、海浮石、浙貝母行氣化痰消腫。陰虛火旺症著者加玄參滋陰降火。手指顫抖者加生決明、鈎藤、白蒺藜平肝息風。根據症狀症型，加減用藥，故臨床療效顯著。

■ (四) 汗證

　　汗證不僅僅是指不正常的出汗諸如自汗、盜汗、多汗等，也包括了該出汗而不出汗或汗出不暢、汗出不足。汗症的出現既是機體相關臟腑功能紊亂、氣血陰陽失調的結果，也是導致或加重機體功能失調和某些疾病的重要原因。其見於西醫學的自主神經功能紊亂、甲亢、風溼熱、結核病、

更年期症候群等病過程中。運用逍遙散加減治療諸汗證，療效尚佳，現介紹如下。

● 頭汗

頭汗證名，出自漢代張仲景《傷寒論・辨太陽病脈證并治》，指頭面局部多汗。肝脈上行於頭面而會於督脈，如肝鬱氣滯，鬱久化火，火氣上騰，腠理開泄，則頭面局部多汗。治以疏肝降火。方用逍遙散加梔子、牡丹皮等。若大便祕結者，加大黃導熱下行。

◎案

王某，男，35歲，工人。3天前因工作不順心起病，額部出汗，怒時汗增多，伴頭痛、口苦咽乾、胸脅滿痛，便祕結，舌紅苔黃，脈弦數。中醫診斷為頭汗。辨證為肝氣不疏，鬱而化火，火氣上騰。治以疏肝降火。方用逍遙散加牡丹皮10g、梔子10g、大黃6g，水煎服，4劑病癒。

● 腋汗

腋汗證名，見於明代方隅《醫林繩墨》，指兩腋下局部多汗。腋下為肺經與「肺系」橫出之部位，肝經之支脈向上流注於肺，與肺經相接。若肝鬱氣結，鬱而化火，火刑肺金，使腠理開泄而腋下局部多汗。治以疏肝解鬱、清肺降火。方用逍遙散去生薑，加黃連、黃芩、金銀花、蒲公英、瓜蔞皮、浙貝母等。

◎案

李某，女，27歲，農民。5天前因與其夫爭吵起病，兩腋下多汗，無腥臭味，伴胸悶咳嗽，咳吐黃色稠痰，口苦咽乾，舌紅苔黃，脈弦數。中醫診斷為腋汗。辨證為肝氣鬱結，鬱而化火，上蒸於肺。治以疏肝解鬱、

清肺降火。方用逍遙散去生薑，加黃連 10g、黃芩 10g、瓜蔞皮 15g、浙貝母 15g。每日 1 劑，水煎服，3 劑汗少，5 劑汗止。

● 心汗

心汗證名，見《丹溪心法》，指心胸局部多汗。《素問・玉機真藏論》曰：「肝受氣於心。」反之，肝失疏泄，病可累及於心。若肝氣鬱結，陰血暗耗，則母病及子，致心陰血虧虛，神氣浮越，心液不藏，而心窩局部多汗。治以疏肝解鬱、養心斂汗。方用逍遙散合歸脾湯。

◎案

李某，男，48 歲，教師。性格孤僻，某日為教學之事與人怒爭，致兩日後心窩局部多汗，夜汗為甚，伴心悸，失眠，舌淡，脈細弱。胸部 X 光檢查無異常。曾服中藥 3 劑（藥不詳）無效。中醫診斷為心汗。辨證為情志內傷，陰血暗耗，血不養心，神氣浮越，心液不藏。治以疏肝健脾、養心斂汗。方用逍遙散合歸脾湯加五味子 10g、浮小麥 20g，水煎服，7 劑病癒。

● 手足汗

手足汗證名，見金代成無己《傷寒明理論》，指手足常潮溼多汗。多屬脾胃溼蒸，旁達四肢所致。肝主疏泄，喜條達，若肝鬱氣結，乘犯脾土，致脾失健運，水溼內停。脾主四肢，脾溼蒸騰，旁達四肢，則手足部多汗。治以疏肝解鬱、健脾化溼。方用逍遙散去芍藥、當歸，加黨參、黃耆、薏仁、陳皮、法半夏等。

◎案

王某，女，37 歲，農民。因家庭瑣事不順心起病，初胸悶腹脹、納呆，未予重視。3 日後手足部潮溼多汗，並隨情緒波動而增減。某醫給服

桂枝湯、當歸六黃湯均不效。症見：舌淡苔白膩，脈弦滑。中醫診斷為手足汗。辨證為肝氣鬱結，橫逆犯脾，脾失健運，水溼內生，旁達四肢。治以疏肝解鬱、健脾化溼。方用逍遙散去芍藥、當歸，加薏仁 30g、陳皮 10g、法半夏 10g，水煎服，7 劑而癒。

● 陰汗

　　陰汗證名，見於金代李杲《蘭室祕藏》，指外生殖器及其附近局部多汗。肝脈循股陰，入陰毛中，繞過陰部。肝主疏泄，喜條達，若肝氣鬱結，橫逆犯脾，致脾失健運，溼濁內生，溼鬱化熱，蘊結肝經，則陰部出汗。治以疏泄清利。方用逍遙散去芍藥、當歸加龍膽草、澤瀉、黃柏、知母等。

◎ 案

　　師某，男，24 歲，工人。患者近來因失戀憂鬱寡歡，於 5 日前開始陰囊部出汗，汗腺臭，情緒緊張時汗增多，納呆，舌苔黃膩，脈弦數。中醫診斷為陰汗。辨證為肝鬱氣結，溼熱內生。治以疏肝解鬱、清泄溼熱。方用逍遙散去芍藥、當歸，加龍膽草 8g、澤瀉 10g、黃柏 10g、知母 15g，水煎服，6 劑汗止。

● 半身汗出

　　半身汗出，指出汗時，只左半身或右半身有汗，而另側無汗（上或下半身出汗），臨床上少見。多因氣血偏虛、痰溼阻滯經絡所致，常為偏枯預兆。肝為剛臟，性動而主疏泄。若肝氣鬱結，橫逆犯脾，則脾失健運，痰濁內生，痰阻經絡，故半身汗出。治以疏肝解鬱、健脾養血、通經祛痰。方用逍遙散加陳皮、法半夏、竹茹、膽南星等。

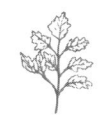

◎案

楊某，男，55歲，農民。有高血壓病史4年。因其孫逃學大怒後，次日始左半身出汗，伴頭昏、左肢輕度麻木，自服鎮靜、降血壓藥後，頭昏、麻木緩解，但汗出仍不止。症見：舌苔厚膩，脈弦滑。中醫診斷為半身汗出。辨證為肝鬱脾虛、痰濁內生、阻滯經絡。治以疏肝解鬱、健脾養血、通經祛痰。方用逍遙散加陳皮10g、法半夏10g、竹茹12g，水煎服，5劑汗止。

六、風溼性疾病

類風溼性關節炎（RA），是一種原因不明的關節及關節周圍組織的非感染性炎症為主的慢性全身性疾病。其特徵是持續反覆、進行性的關節滑膜炎、滲液、細胞增殖及血管翳形成，通常以對稱性的手、腕、足等小關節病變為多見。可導致關節軟骨及骨破壞，繼而引起關節強直、畸形而功能喪失。

該病屬中醫學「痹症」、「歷節」、「頑痹」、「白虎歷節」等範疇。痹症的發生多因正氣不足，腠理不密，衛外不固，外感風、寒、溼、熱之邪，致使肌肉、筋骨、關節、經絡痹阻，氣血運行不暢，不通則痛。自從《素問・痹論》提出「風、寒、溼三氣雜至，合而為痹也。其風氣勝者為行痹，寒氣勝者為痛痹，溼氣勝者為著痹也」以來，歷代醫家論治痹症多從風、寒、溼三氣入手。行痹治以散風為主，祛寒利溼為輔，方如防風湯；痛痹治以散寒為主，疏風燥溼為輔，方如烏頭湯、蠲痹湯；著痹治以利溼為主，祛風散寒為輔，方如薏仁湯等。風、寒、溼三氣成痹者固屬常見，但溼熱為患以致成痹者亦不少見。溼熱痹之所以異於風、寒、溼三痹者，是在於內熱盛之故，所以又稱之為「熱痹」。正如《金匱翼》所指出：「熱

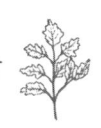

痹者，閉熱於內也……腑臟經絡，先有蓄熱，而復遇風寒溼氣客之，熱為寒鬱，氣不得通，久之寒亦化熱。」從臨床實際來看，隨著生活水準的提高，人多嗜食膏粱厚味，又喜服性熱溫補之品，而使素體陽盛熱多，卒然感受風、寒、溼三氣，則從陽化而為溼熱；或素體陽氣有餘，感受外邪後易從熱化；或因風、寒、溼三邪日久不去，留於關節經絡之間，鬱而化熱；或外感熱邪，與素體之內溼相併，皆可導致溼熱合邪為患。溼熱相因，客於關節經絡之間，溼聚熱蒸，蘊鬱不散，久而久之，經脈氣血運行受阻，鬱滯而成痹。

● **醫案精選**

◎案

李某，女，56歲。2006年7月30日初診。周身關節遊走性疼痛2年，每遇天氣變化加重，早晨僵硬，約1小時後緩解，中指關節局部壓痛，舌質淡紅，苔白，脈細弦。患者年過半百，陰氣自半，肝陰不足，肝主筋，肝血虛則筋骨失於濡養，樞機不利，關節疼痛。中醫診斷為痹症。辨證為肝陰不足、筋骨失養。方用逍遙散加減。

處方：當歸15g，赤芍12g，白芍12g，柴胡10g，茯苓10g，白朮10g，生薑3g，薄荷6g，川芎10g，香附10g，秦艽10g，獨活10g，威靈仙10g，甘草6g。7劑，每日1劑，水煎服，分2次口服。

二診：症狀減輕，效不更方，上方繼服14劑，疼痛消失，隨訪半年無復發。

按本案之類風溼性關節炎患者，從圍停經期年齡著手，以肝主筋骨為依據，從補肝血祛風溼的角度處方用藥，效果滿意。

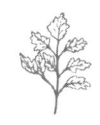

◎案

崔某，男，80歲。2009年2月1日初診。四肢多關節腫痛4個月，加重1個月。患者4個月前無明顯誘因出現雙手漫腫，雙肘關節不能伸直，晨僵1～2小時，以後關節腫痛反覆發作，逐漸出現雙手握拳困難，掌指關節（MCP）1～5腫痛，雙腕腫痛，雙肘關節不能伸直，蹲起困難，查紅血球沉降率（ESR）17mm/h；超敏C-反應蛋白（H-CRP）45.97mg/L，類風溼因子（RF）22.6U/ml，甲胎蛋白（AFP）弱陽性，CCP 2978，AKA（＋）。西醫診斷為類風溼性關節炎。患者3個月前住院始用Loxoprofen、醋酸潑尼松、白芍總苷、來氟米特後症狀緩解。出院後用藥方案未變但未隨診。1個月前受涼後全身關節肌肉疼痛加重，症見：雙肩疼痛，雙膝、雙踝腫痛，右側為甚，骨盆疼痛且夜間疼痛加重，晨僵30分，雙下肢行走困難，不能蹲起，汗多，眠差。既往史：高血壓20餘年，藥物維持治療；冠心病6年，6年前行經皮冠狀動脈血管成形術，腦梗塞病史20年，發現慢性腎功能衰竭4個月，未予特殊治療。舌質紅，苔白膩，脈弦滑。西醫診斷為類風溼性關節炎、骨性關節炎、骨質疏鬆。中醫診斷為痺症。辨證為溼熱痺阻、瘀血阻絡。先後予中藥清熱利溼、活血通絡及補腎壯骨，通絡止痛治療，經近20天治療，患者疼痛改善不明顯，肢體疼痛不能站立、行走，夜間需用吲哚美辛止痛。根據臨床經驗認為，周身疼痛可從氣血論治，氣行則血行，氣滯則血瘀，不通則痛。治以疏肝理氣、活血止痛。方用丹梔逍遙散加減。

處方：柴胡10g，牡丹皮10g，梔子10g，茯苓15g，當歸15g，白朮10g，香附10g，赤芍、白芍各15g，薄荷6g，甘草10g，大棗15g，懷牛膝15g，延胡索10g，枳殼10g。3劑，每日1劑，水煎服。

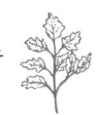

二診：服上藥 3 天後，患者訴肢體疼痛好轉，可扶床行走，納可，眠差，夜尿多，大便調，舌質紅，苔白膩，脈弦滑。上方加首烏藤 30g，繼服 7 劑。

三診：藥後患者已能行走，關節疼痛明顯改善，夜間已能入睡，予以出院，帶上方 14 劑出院繼服。

按該患者患有多種疾病，上次出院後未定期隨診，本次關節疼痛症狀加重，行走不利，與其心理壓力過重有關。現代研究證實，類風溼性關節炎易合併焦慮、憂鬱等情志障礙。患者情志憂鬱，表情淡漠，寡於言語，為肝鬱所致，辨證屬肝氣鬱結，氣血不暢，不通則痛，可用加味丹梔逍遙散治療，辨證精準，故獲良效。

七、精神系統疾病

(一) 憂鬱症

憂鬱症又稱憂鬱障礙，以顯著而持久的心境低落為主要臨床特徵，是心境障礙的主要類型。臨床可見心境低落與其處境不相稱，情緒的消沉可以從悶悶不樂到悲痛欲絕，自卑憂鬱，甚至悲觀厭世，可有自殺企圖或行為；甚至發生木僵；部分病例有明顯的焦慮和運動性激越；嚴重者可出現幻覺、妄想等精神病性症狀。每次發作持續至少 2 週以上，長者甚或數年，多數病例有反覆發作的傾向，每次發作大多數可以緩解，部分可有殘留症狀或轉為慢性。

中醫學認為憂鬱的病因病機主要有肝失疏泄，氣機鬱滯；肝鬱氣滯，痰濁內蘊；脾失健運，氣血不足；腎精不足，元神失養；腎陰虧損，心腎不交。常見的症型有肝氣鬱結、心脾兩虛、肝鬱脾虛、肝腎陰虛、氣滯血

瘀、肝鬱化火、陰虛火旺等。在眾多治療憂鬱症的中藥中，逍遙散的使用最為常見。臨床應用逍遙散及其加減方治療本病，不良反應小，療效與西藥相當，甚至超過西藥。

● 醫案精選

◎案

孫某，女，35 歲。2014 年 8 月 12 日初診。失眠 2 年，欲哭欲笑，常一人呆坐默默無語，心悸，口乾不苦，不欲食，二便正常，月經來時小腹脹痛，面色黯淡，眼神呆滯，舌質暗紅，苔白膩，脈沉弦。西醫診斷為憂鬱症。中醫診斷為鬱證。辨證為肝鬱痰阻。治以疏肝解鬱，兼以祛痰。方用逍遙散合溫膽湯加減。

處方：當歸、白芍、茯苓、茯神、神曲、麥芽、焦山楂各 15g，生龍骨、生牡蠣各 30g，白朮、女貞子、墨旱蓮、竹茹、黨參、膽南星各 12g，炙甘草、柴胡、黃芩、浙貝母、薑半夏、陳皮、枳殼、牡丹皮、梔子各 9g，薄荷 6g，生薑 3 片，大棗 3 枚。7 劑，每日 1 劑，水煎服。

二診：患者來診面色紅潤，目光有神，告知上藥服後欲哭欲笑的情緒消失，飲食改善，舌苔變薄，心悸，失眠尚無好轉。

處方：當歸、茯苓、茯神、鬱金各 15g，丹參 30g，石菖蒲、白朮、遠志各 12g，浙貝母粉 10g，生龍骨、生牡蠣、珍珠母各 30g，白芍、柴胡、甘草各 9g，薄荷 6g，生薑 5 片，大棗 5 枚。7 劑，每日 1 劑，水煎服。

三診：服上藥 7 劑後，諸症好轉，繼服 14 劑，諸症消失，改服逍遙丸鞏固療效 2 個月，隨訪未發。

按患者長期所欲不遂，肝鬱不解，情志不暢，肝失疏泄，引起五臟氣

血失調。肝主調暢氣機，心主血脈、神志，以維繫思維精神，氣血失調，陰陽失衡，表現出情緒不寧，鬱悶，善太息，悲傷欲哭。選方逍遙散致肝氣得疏，氣機調和，心神得安，陰陽平衡而病自癒。

■（二）焦慮症

焦慮症又稱焦慮性精神官能症，是指以廣泛和持續性焦慮或反覆發作的驚恐不安為主要特徵的精神官能症。包括廣泛性焦慮症（GAD，又稱慢性焦慮）和驚恐障礙（PD，又稱急性焦慮）。常伴有頭暈、心悸、胸悶、呼吸急促、口乾、尿頻、出汗、震顫，以及肌肉緊張及運動性不安等自主精神官能症狀和運動性緊張。

中醫學無「焦慮症」之名。早在《黃帝內經》時代就有關於驚、恐的論述，《素問・至真要大論》云「驚則氣亂」，《素問・舉痛論》也說：「驚則心無所倚，神無所歸，慮無所定，故氣亂也。」說明焦慮症（驚恐證）具有氣機失調的重要特徵，也提示，驚、恐是機體七情反應的功能狀態，是緊張恐懼的一種臨床表現，是神亂、魂飛魄散的「臟」的形之於諸外的「象」貌。肝主疏泄，調暢氣機，調暢情志，喜條達而惡憂鬱，參與情緒調節；驚恐證之驚則氣亂表示機體氣機失調必然與肝有關，乃過度不良刺激往往造成肝鬱氣滯。同時驚易導致氣機紊亂，使木之條暢異常，具有突然性而類風象，故屬木而歸於肝。《素問・陰陽應象大論》又云腎「在志為恐」，《證治準繩》在釋解時云：「臟腑恐有四，一曰腎……二曰肝膽。《經》云：『肝藏血，血不足則恐。』戴人曰：『膽者，敢也，驚怕則膽傷矣。』蓋肝膽實則怒而勇敢，肝膽虛則善恐而不敢也……四曰心。《經》云：『心怵惕思慮則傷神，神傷則恐懼自失是也。』」故本病與腎有關。初期為肝鬱氣滯為主，多責之於肝，漸久氣鬱化火，生痰，或耗傷心氣、營血，或耗損擾

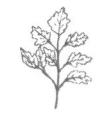

及腎水而致心腎不交，而變生諸症病情纏綿，「恐則氣下」，驚恐傷腎，腎虛易致驚恐，因此，焦慮症主要與心、肝、腎三臟關係密切，尤以肝為主。而肝鬱氣滯是本病的病理關鍵。

● 醫案精選

◎案

張某，男，45歲，公車司機。主訴：失眠伴心情煩躁1年餘，加重1個月。現病史：患者1年前由於工作壓力大出現失眠，且情緒易激動，煩躁易怒，自覺焦躁不安，感渾身不適，胸部脹悶感嚴重，肋骨處脹痛明顯。手腳汗出嚴重。曾多處就診，實驗室檢查結果均正常。BP 130/80mmHg。舌紅苔黃，脈弦。西醫診斷為焦慮症。中醫診斷為鬱證。辨證為氣鬱化火。治以疏肝解鬱、兼以瀉火。方用加味逍遙散加減。

處方：牡丹皮，梔子，當歸，白芍，柴胡，茯苓，白朮，乾薑，薄荷，木香，砂仁，香附，鬱金，延胡索，黃連，雞內金，炒麥芽，遠志。5劑，2日1劑，水煎服。

患者服藥10天後，焦慮症狀明顯緩解，繼而再服6劑藥後焦慮症狀基本消失。

按由於患者症狀較多，且實驗室客觀檢查指標無明顯異常，又以睡眠障礙為首要表現，伴隨情緒煩躁易怒，診斷為焦慮症。患者以工作壓力大為誘發因素，繼而出現睡眠障礙。以患者舌脈分析患者屬於氣鬱化火。患者焦慮等症狀都由於氣鬱化火所引起。故選用加味逍遙散加減對症治療。方中以丹梔逍遙散為基礎方，牡丹皮、梔子清熱力強，配以黃連以加強瀉火之功效。柴胡疏肝理氣，且有解鬱抗焦慮之功效，茯苓、白芍、乾薑、白朮以顧護脾胃，木香、砂仁行氣，當歸活血補血，使氣血運行通暢。香

附、鬱金、延胡索等行肝氣且解鬱，遠志寧心安神以照顧睡眠，雞內金、炒麥芽以消食護胃。由於患者焦慮，故出現了軀體轉化障礙及自主神經功能障礙，表現在症狀多，胸部脹悶感嚴重且實驗室客觀檢查指標正常的情況。自主神經障礙主要表現在汗出方面，隨著患者焦慮症狀逐漸好轉，軀體轉化障礙及自主神經功能異常都會得到相應的好轉。

■ (三) 失眠

　　失眠又稱「不寐」、「不得眠」，是指經常不能獲得正常睡眠或入睡困難，或睡眠時間不足，睡眠不深，嚴重時則徹夜不眠為特徵的一種睡眠障礙症候群，多伴有不同程度的憂鬱焦慮症狀。西醫認為多由於長期過度的緊張腦力勞動、強烈的想法情緒波動或久病後體質虛弱等，導致大腦皮質興奮與抑制相互失衡而使大腦皮質功能活動紊亂所致。

　　《黃帝內經》提出了「陽不入陰」的基本病機，究其病因，多為久病體虛、情志所傷、勞逸失度、飲食不節等導致的陰陽失調，其病位在心，與肝、脾、肺、腎等均有密切關係，而與肝臟關係最為密切。肝藏血、藏魂，心主血、藏神，魂和神都以血為其主要物質基礎，故肝血虛則魂夢顛倒，肝血充足則魂安而不驚。情志易傷肝，致肝氣鬱滯，肝失條達，疏泄失職，又易鬱而化火，進而上灼心陰，下傷腎水，致心腎不交；木橫侮土，脾胃受損，化源不足，而成心脾兩虛；水溼不化，聚而成痰；因此調肝可調五臟。

● 醫案精選

◎案

　　李某，女，41歲，已婚。2005年12月5日初診。主訴：失眠半年，加重1個月。患者每於凌晨2～3點即醒，醒後煩躁不安，不能再入睡，

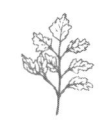

每晚平均能入睡 4～5 小時，且多夢。察患者體形中等，面色偏黃，精神憂鬱。自覺易疲倦，汗少，四肢不溫，食慾不振，經常齒衄，經前乳脹，腰痠，下肢輕度浮腫。舌質淡紅，苔薄白，脈細軟。中醫診斷為不寐。辨證為肝鬱脾虛、肝火偏旺、上擾心神。治以疏肝健脾、清心除煩、寧心安神。方用丹梔逍遙散合酸棗仁湯。

處方：梔子 10g，牡丹皮 10g，柴胡 10g，當歸 10g，白芍 10g，白朮 10g，茯苓 15g，薄荷 6g（後下），川芎 10g，炒酸棗仁 15g，生甘草 5g。5 劑，每日 1 劑，水煎服。

二診：2005 年 12 月 13 日。訴藥後於早晨 5～6 點方醒，每晚已可入睡 7 小時左右，食慾轉佳，手足轉溫，齒衄未發。因平時視物模糊，易流淚，原方加菊花 15g。再服 7 劑後，流淚改善，睡眠依舊保持 7 小時左右。

◎案

林某，女，60 歲，已婚。2005 年 11 月 22 日初診。患者夜寐不深 10 多年，寐中稍有響動就會驚醒。察患者體形瘦小，皮膚色白而細膩。平素神疲乏力，不能承擔家務勞動，稍勞即感雙腿無力。情緒低落，對許多事情不感興趣，鬱鬱寡歡。常有頭痛、目痛、潮熱等症，手足冷，納少，多食則胃脹，大便乾結如粒。舌質暗紅，苔薄白，脈細。中醫診斷為不寐。辨證為肝鬱脾虛、氣血兩虛、心失所養。治以疏肝益脾，補氣養血安神。方用逍遙散合酸棗仁湯、八珍湯加味。

處方：柴胡 10g，當歸 10g，茯苓 10g，白朮 10g，白芍 12g，生甘草 3g，生地黃 10g，炒黨參 10g，炒酸棗仁 20g，川芎 10g，知母 10g，丹參 10g。5 劑，每日 1 劑，水煎服。

二診：2005 年 11 月 29 日。患者笑顏逐開，述藥後夜寐很快轉深，體

力顯著增加，已能承擔家務，頭痛目痛未作，潮熱消失，大便暢行。以原方2日1劑，堅持服藥40日，諸症均除。

按失眠是指患者對睡眠時間和／或品質不滿足，並影響白天生活品質的一種疾病。在工作、生活節奏加快及競爭加劇的今天，失眠已經成為一種常見疾病。失眠，中醫稱為「不寐」，其病因病機複雜，有虛有實，有寒有熱。其中因肝氣鬱結，氣鬱化火，上擾心神所致者是臨床常見的一種類型。一般女性居多，以夜寐早醒、心煩、情志不樂為主要特點。治療上採用逍遙散配養陰清肝安神的酸棗仁湯同用，挾痰挾虛者，再巧妙地配用其他成方，用藥雖不多，卻常可獲得良好臨床療效。失眠類型雖雜，古今治法方劑雖多，但只要認真分析病情，熟練掌握各種類型的基本方，臨證再根據不同情況隨症合方運用，多能獲得良好療效。這種診治失眠的方法思路清晰，也便於臨床運用。

■（四）不安腿症候群

不安腿症候群（RLS）又稱不寧腿症候群或腿部神經過敏症候群。主要表現為下肢尤其是小腿部有一種難以表達的異常不適，迫使患者下肢不停地活動，安靜時發作，夜晚或長時間休息後症狀嚴重，病程可遷延10～20年。

中醫學雖然沒有此病名的記載，但早在《黃帝內經》中就有與本症候群相類似的描述，如《靈樞‧百病始生》云「厥氣生足悗，悗生脛寒，脛寒則血脈凝澀……」的論述。悗（瞞），即為惑亂之義。足悗即指足部酸困、疼痛、行動不便等表現不一，難以形容的一組不適症狀，進一步發展至小腿，則表現為小腿發涼。又如《素問‧痿論》中的記載「肝氣熱，則膽泄口苦筋膜乾，筋膜乾則筋急而攣，發為筋痿。脾氣熱，則胃乾而渴，肌肉不

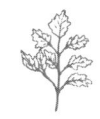

仁，發為肉痿」，論述了不安腿症候群小腿痠軟、脹痛及抽動感的症狀，而《素問·五臟生成》云「人臥血歸於肝……足受血而能步……臥出而風吹之，凝於膚者為痹，凝於脈者為泣，凝於足者為厥……血行而不得反其空，故為痹厥也」，將這種不適感歸於肝與血。

● **醫案精選**

◎ **案**

孫某，女，41 歲，農民。1994 年 2 月 24 日初診。患者 2 個月前無明顯原因出現雙下肢麻木、爬蟲樣感覺，需經常揉按來緩解。近半個月症狀加重，需不斷擺動左腿以期緩解，伴頭暈，頭頸部搖動。發病時心煩，惡聞人聲，不欲言語，用鎮靜劑亦不能緩解。平素食慾不振，二便尚調。體格檢查：頸軟無抵抗，肺、心、腹未發現陽性體徵，雙下肢麻木，左下肢感覺不靈敏，雙膝健反射亢進。入院診斷：低鈣血症。入院後給予能量合劑、鎮靜劑、維生素 B1 及每日靜脈注射 10% 葡萄糖酸鈣 20ml，治療 12 天後諸症改善不明顯，遂加補鈣劑量，每日靜脈注射 10% 葡萄糖酸鈣 40ml，並加用 10% 硫酸鎂 10ml，治療 1 週後效仍欠佳。詳細詢問患者家屬，該患者性格內向，最後的一次發作是與家人生氣後誘發症狀加重。於是停用所有西藥，改用中藥治療。症見：神情煩躁，語言流利但不能完整敘述病史，頭部、左下肢不斷擺動，步態不穩，舌質淡，邊有瘀斑，脈沉細。中醫診斷為鬱證。辨證為肝風內動。治以疏肝解鬱、活血通絡、息風止痙。方用逍遙散加減。

處方：逍遙散加全蠍、穿山甲、川牛膝、地龍、牡蠣。並加以心理開導。

服藥 3 劑後患者飲食增，右下肢麻木感稍減輕，餘症同前。效不更

第三章　臨床實踐與疾病分析

方，繼進上方 12 劑後，患者雙下肢不適感明顯減輕，左下肢及頭部偶有擺動，轉移其注意力可使擺動止。上方去全蠍，加木瓜繼服 7 劑後諸症大減，僅遺留左足心麻木感，於同年 3 月 28 日好轉出院。出院診斷為不安腿症候群。出院後繼以丸藥調理脾胃 1 個月，如常人，隨訪半年未發。

按本病類似於中醫學的「瘛證」、「震顫」。認為從臟腑辨證來看，病位重在肝，涉及脾。《素問·至真要大論》云：「諸風掉眩，皆屬於肝。」《素問·六節藏象論》說：「肝者，罷極之本，魂之居也，其華在爪，其充在筋，以生血氣。」若肝氣鬱結，化火傷陰，則肝血不足；脾主肌肉，若肝鬱及脾導致脾失健運，更致氣血化源不足，血虛不能濡養經脈，故見肢體麻木、爬蟲樣等感覺，甚則動搖不定。捶揉、活動可使氣行血運，故患者不斷活動以期減輕症狀。方中逍遙散疏肝解鬱以治其本，另用全蠍、穿山甲、川牛膝、地龍舒筋活絡，息風止瘛以治其標，用牡蠣安神鎮靜，亦即《素問》「陽氣者，精則養神，柔則養筋」之意。

■（五）癔症

癔症又稱分離性障礙，曾稱癔病或歇斯底里症，是一類由精神因素作用於易感個體引起的精神障礙。一部分患者表現為分離性症狀，另一部分患者表現為各種形式的軀體症狀，其症狀和體徵不符合神經系統生理解剖特點，缺乏相應的器質性損害的病理基礎。中醫認為多因情志所傷。然七情傷於氣，百病傷於氣。氣傷則氣化不利，氣機鬱閉，諸症因之而生。故丹溪說，氣機「一有怫鬱，百病生焉」肝在機體的氣化過程中，承腎陰之涵養，心陽之溫煦，方有升發之力，藉肺氣之肅降，脾陽之運化，而行疏泄之用。若肝臟的氣化失常，也會波及其他臟腑，表裡內外，四肢九竅而發生病變。癔症之病機，不外氣血逆亂，火鬱痰結，食積溼聚，血瘀氣滯，以致竅閉不通，神明無主，經絡凝澀，筋脈失用。病變雖然複雜，究

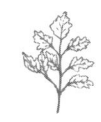

其根底,只一「鬱」字而已。六鬱相因,實以氣鬱為始,然諸鬱蔓生。氣鬱之變,當責之於肝,肝有所傷,則升降不調,疏泄失常,庶病諸症無不由之而生。故求其治法,重疏肝理氣,調其情志。方用逍遙散,以順其條達之性,開其鬱結之氣、健脾胃而養營血。逍遙散中,柴胡疏肝解鬱,當歸、白芍養血柔肝,白朮、茯苓、甘草、生薑,健脾和胃。氣血雙調,肝脾同治,則諸症自癒。

● **醫案精選**

◎案

詹某,女,37歲。1996年11月5日初診。症見:胸悶、太息,飲食不佳,心煩,心悸,失眠,情緒急躁,精神憂鬱,月經3個月未至,近來神志恍惚,舌體瘦小質紅,邊略暗,舌苔中部黃厚膩,脈弦細帶滑。西醫診斷為神經官能症(癔症)。中醫診斷為鬱證。辨證為肝鬱化火、心肝陰虛,挾痰熱迷濛神明。治以疏肝解鬱、養陰清熱豁痰。方用逍遙散加減。

處方:白芍18g,柴胡12g,茯苓20g,半夏12g,枳實10g,牡丹皮10g,炒梔子10g,石菖蒲12g,鬱金15g,麥冬15g,炒酸棗仁20g,珍珠母20g,竹茹6g,薄荷5g,炙甘草5g,生薑10g。3劑,每日1劑,水煎服。

二診:患者心胸舒暢,胸悶、心煩、失眠均消失。守上方繼進5劑。

三診:患者飲食增加,能正常工作,舌質偏紅,苔薄白微黃,脈細稍弦,月經仍未至。繼以上方出入,3劑後月經已來,諸症消除。改服逍遙丸合六味地黃丸佐二陳丸連服1月餘,未再復發。

按本病屬於中醫「鬱證」、「癲證」、「臟躁」、「健忘」、「痰證」等範疇。肝失疏泄,脾失健運,肝鬱化熱,熱與痰濁互結,上蔽心竅,以及肝鬱不

達，心脾兩傷，心神失養為主要病機。運用逍遙散治療本病時，只要病機相當，臨症加減，收效甚捷。患者體胖，多痰多溼，加之情志憂鬱，肝失疏泄，脾失健運，聚溼生痰，鬱火與痰溼互結形成痰熱，上蔽心神，故出現上述症狀。以逍遙散去辛溫而燥的當歸、白朮，加鬱金、牡丹皮、炒梔子疏肝清熱，麥冬、炒酸棗仁、珍珠母養心安神，半夏、枳實、石菖蒲理氣化痰開竅，諸症得除。

◎案

薛某，女，20歲。1996年3月8日初診。症見：患者表情痛苦，情志憂鬱，噯氣頻繁，不欲飲食，時吐痰涎，睡眠欠佳，口臭，大便祕結，舌體稍胖大，質淡，舌苔黃厚膩，脈弦細帶滑。中醫診斷為肝鬱。辨證為脾虛不運、鬱火與痰溼蘊結、阻蔽心竅。治以滌痰開竅，佐行氣清瀉瘀熱。方用導痰湯加減。

處方：茯苓20g，枳實10g，陳皮12g，半夏15g，膽南星10g，石菖蒲15g，鬱金18g，白荳蔻12g，炒酸棗仁20g，遠志10g，沉香7g（後下），大黃8g（後下）。2劑，每日1劑，水煎服。

二診：服上藥2劑後，諸症悉減。予上方去大黃合逍遙散4劑，又以逍遙散合二陳湯加白荳蔻3劑。藥後諸症消除，改為逍遙丸合二陳丸，連服1個月，追訪1年半未復發。

按患者長期精神憂鬱，肝失條達，脾失健運，聚溼生痰，氣鬱痰結，鬱久化熱，痰濁上逆，阻蔽神明，故見上述症狀。先以導痰湯滌痰開竅，再以逍遙丸合二陳丸肝脾同治，氣機條達而病癒。

中篇　臨床應用新論

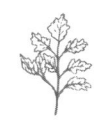

第二節　婦科疾病

　　婦科疾病（包括月經病、妊娠病、產後病、婦科雜病等）雖變化多端，但從臟辨證，往往多責之於肝脾。究其發病機制，則多與血氣失調有關，肝與脾乃木與土之關係，在生理上，二者相輔相成。肝主疏泄，脾主升清。肝氣條達，則木能疏土而使脾胃升降有序，運化有權。脾為氣血生化之源，肝為藏血之臟，脾之化源充足，則肝有所藏。在病理上，肝鬱每易犯脾，而致肝鬱脾虛。脾虛，則氣血主化不足，又無以養肝，從而導致肝脾不和，氣血失調。氣血失調，是婦科疾病的主要發病機制。因婦女的月經、胎孕、產育、哺乳等都是以血為用，故機體相對處於血分不足而氣偏有餘的狀態。正如《靈樞》所言，婦人之生，有餘於氣，不足於血，而血之與氣，如影隨形，其病理上亦相互影響。肝藏血，主疏泄，喜條達，惡憂鬱，全身血液的貯藏與調節，無不依賴於肝，如婦女情志鬱悶不舒，則肝失條達，疏泄失常，易於橫逆犯脾，而致脾不健運，以致氣血失調。衝為血海，任主胞胎，二脈亦與肝脾密切相關，肝脾不和，氣血失調，損及衝任，則發為婦科病變。

　　逍遙散以柴胡、薄荷疏肝解鬱，以使「木鬱達之」，當歸、白芍養血柔肝。白朮、茯苓、炙甘草健脾益氣，以資生化之源，又用炮薑以鼓舞胃氣。方中諸藥，共奏疏肝健脾，調和氣血之功，對婦科諸多因肝脾不和、氣血失調而引起的病變有獨擅調理之長，故其成為婦科常用方劑，乃必然之理。婦科病變雖多，病名雖異，但凡屬肝脾不和、氣血失調之證，均可用逍遙散治療而獲效。

　　逍遙散在婦科臨床應用機制：婦女一生在生理、病理方面，有三個不

同階段。少女期主要在腎，任脈通，太衝脈盛，天癸至，月事以時下，若腎氣不足則月經初潮推遲，或雖來潮而不正；中年期重在肝，此時期，人事環境複雜，情緒易於激動，肝氣易於鬱結，以致產生婦女諸種病變；婦女暮年時期，主要在脾，暮年腎氣喪弱，天癸竭，道地不通，氣血虛弱，血液來源衰少。脾統血，為生化之源，脾氣運化正常，則氣盛來源充足，反之則更致氣血虛弱，加重病變。《素問病機氣宜保命集》：「婦人童幼天癸未行之間皆屬少陰；天癸既行，皆從厥陰論之；天癸已絕，乃屬太陰經也。」逍遙散乃疏肝解鬱、養血健脾之劑，具有和調全身氣機作用，氣機和調，則機體功能正常。《素問・至真要大論》說：「疏其氣血，令其條達，而致和平。」朱丹溪亦說「血氣沖和，萬病不生」，逍遙散因其調和氣機，保證全身氣血沖和，所以在婦產科臨床廣泛應用，特別是對於青春期、中年期婦女應用更多。其次，是由於逍遙散能明顯地改善人體精神狀態，可使情志舒暢，心情愉快，而情志因素對婦產科疾病的產生和治療有重要關係，情志精神狀態改善，能促進婦產科疾病的康復。這也是逍遙散能在婦產科臨床廣泛應用的機制之一。再者，由於逍遙散貴在和解，和而不峻，潤而不燥，故本方能在婦產科臨床廣泛應用。臨床應用應掌握三個條件。有以下條件之一者可選用：①在病因方面，婦女疾病的發生與情志不舒的因素有關者。②在症狀方面，有明顯肝氣鬱結的症狀者，如精神憂鬱、胸脅悶脹、乳部作痛、身倦脈弦等。③在治療方面，長期應用補、瀉、溫、下、消等法不效或效果不佳者。

■（一）更年期症候群

更年期是婦女自生育旺盛的性成熟期逐漸過渡到老年期的一段時期，在這個過渡時期中大部分婦女被一系列或輕或重的症狀所困惑，重者使本

人很痛苦，家庭和社會都感到患者在情緒上和行為上的變化，影響人際關係和正常生活。這些症狀統稱為更年期症候群。婦女在複雜的生理病理變化及不同家庭因素和社會環境影響下，所表現的症候群症狀可以不同，症狀可輕可重。主要包括三方面的症狀：①卵巢功能減退及雌激素不足引起的症狀。②由於家庭和社會環境的變化誘發的一系列症狀。③婦女個性特點與精神因素引起的症狀。

本病中醫稱之為「絕經前後諸症」，因其大多在絕經前後發生。婦女在絕經前後，機體由陰陽均衡向衰退的老年過渡，隨著腎氣日衰，天癸將竭，衝任二脈逐漸虧虛，精血日趨不足，腎陰陽易於失和，進而導致臟腑功能失調，而出現一系列臟腑功能紊亂。其致病機制主要為腎虛。辨證分型可分為以下幾類：①陰虛肝鬱脾型：胸脅脹悶，煩躁易怒，潮熱汗出，口乾舌燥，舌邊紅，苔薄黃，脈細。②心腎不交型：心悸易驚，失眠多夢，五心煩熱，眩暈，耳鳴，腰膝痠軟，舌紅苔燥，脈細數。③心肺鬱結型：驚悸恍惚，悲傷欲哭，孤獨厭生，善疑寐艱，咽似痰梗，舌紅，苔薄膩，脈細結代。④脾腎陽虛型：面浮足腫，胸腹脹悶，腰膝痠軟，表情淡漠，尿頻，白帶稀，苔薄白，舌體淡胖，脈沉細無力。

其發病機制與肝、腎、心、脾、臟功能失調有關，本病雖然以腎虛、陰陽失調為本，但肝氣鬱結作為繼發病機可上升為矛盾的主要方面。重在肝、心、脾三臟，所以採用從肝入手治療本病，選用逍遙散為主方，疏肝解鬱，健脾養血，根據不同症狀，靈活加減。

● **醫案精選**

◎案

某，女，49歲。2015年10月12日初診。自述近2年情緒急躁易怒，

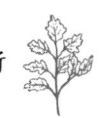

半夜易醒，醒後難眠，醒時伴有汗出，近日加重，並見易疲乏力，尤以下肢無力為甚，胸悶不舒，口淡無味，食慾不振，口渴而不欲飲水，頭脹而不暈，耳鳴，視物久則目脹痛不舒。腹部不適而喜按，伴腹鳴持續一週，時常噯氣，大便每天曾多達 10 餘次，近 2 日轉每天 3～4 次，完穀不化而尚能成形，矢氣尤多而不臭，小便常，舌質紅，苔薄白，脈弦滑。西醫診斷為更年期症候群。中醫診斷為絕經前後諸症。辨證為肝氣鬱結、肝血不足、脾虛生溼、溼鬱化熱。治以疏肝健脾、益氣養血、清利溼熱。方用逍遙散加減。

處方：柴胡 15g，當歸 15g，黨參 30g，白朮 15g，砂仁 10g（後下），茯苓 30g，薏仁 30g，麥芽 30g，木瓜 20g，黃芩 15g，枳實 15g，白芍 15g，酸棗仁 20g，浮小麥 30g，首烏藤 30g，萆薢 15g，太子參 15g。3 劑，每劑中藥煎 2 次，早、晚各服 1 次。

二診：初診後第 7 天，述服藥後睡眠品質極佳，諸症皆較前大為好轉。考慮睡眠品質轉佳，乃減去首烏藤，酸棗仁改為 10g，浮小麥改為 15g，囑患者繼續服藥 7 劑。

後電話隨訪得知服藥諸症皆除，再囑患者調養情緒，適量運動，繼續隨訪半年，病情不再復發。

按此女性患者年齡 49 歲，屬於更年期症候群的高發人群。患者病程長達 2 年，長期情志不暢導致肝氣不疏而急躁易怒，胸悶不舒，肝氣鬱結最易發生「木乘脾土」而致脾病。脾胃為水穀之海，脾的受納功能受損則口淡無味，食慾不振。脾乃後天之本，氣血生化之源，脾病則氣血生化匱乏，而四肢和肌肉皆為脾所主，脾病則四肢乏力，易困疲乏。脾為津液代謝的重要臟腑，脾主津液功能受損則內生溼邪，溼邪常易阻滯氣機的運行，表現為頭部脹悶，氣機受阻一方面加重肝氣鬱結，另一方面影響正常

津液的輸布，出現口渴，但溼為陰邪，故雖渴而不欲飲水。脾虛則運化功能欠佳，故見腹部不適而喜按，腹鳴噯氣，完穀不化。脾病又會引起心的主血功能失調，心血受損則會導致心的藏神功能失調，而導致失眠多夢，心煩易怒。肝開竅於目，而腎開竅於耳，更年期症候群以腎虛為本，肝鬱為標，加之患者年紀已較高，肝血逐漸不足，腎氣逐漸衰退，故出現視物久而不舒和耳鳴之症。舌脈皆可提示肝氣鬱結、脾虛、溼熱蘊阻。針對以上的病症，分清主次而選方用藥。此患者屬更年期症候群，即中醫的絕經前後諸症，證型屬肝氣鬱結，肝血不足，脾虛生溼，溼鬱化熱。故治以疏肝健脾、益氣養血、清利溼熱為主。方用逍遙散加減：以柴胡為君藥，疏肝解鬱，使肝氣得以條達；當歸甘辛苦溫，養血和血；白芍酸苦微寒，養血斂陰，柔肝緩急，當歸、白芍與柴胡同用，補肝體而助肝用，使血和則肝和，血充則肝柔，因熱象並不重且由溼邪鬱滯而發，溼去則熱之源得以斷，故用少量黃芩清熱利溼，共為臣藥。肝鬱不達致脾虛不運，故用黨參、白朮、茯苓、太子參健脾益氣，既能實土以禦木侮，使營血生化有源，共為佐藥，因溼邪較重，再佐以薏仁加強祛溼之功；砂仁燥溼健脾；川木瓜、麥芽健脾消食除脹滿；酸棗仁既可補養肝血又能養心神而安眠；首烏藤、浮小麥主入心腎二經而交通心腎，達到水火既濟，浮小麥同時還能收斂陰液，從標和本上治療夜晚盜汗之症。本方疏與補共用，再佐以枳實加強理氣之功，即可佐助柴胡的疏肝解鬱又使補益之藥不致阻礙疏泄。諸藥合用，使肝鬱得疏，血虛得養，脾弱得復，氣血兼顧。

■ (二) 痛經

凡在經期或經行前後，出現週期性小腹疼痛，或痛引腰骶，甚至劇痛暈厥者，稱為「痛經」，亦稱「經行腹痛」。可發生於子宮發育不良、子宮過於前屈和後傾、子宮頸管狹窄、盆腔炎、子宮內膜異位症等疾病。西醫

第三章 臨床實踐與疾病分析

學把痛經分為原發性痛經和繼發性痛經，前者又稱功能性痛經，係指生殖器官無明顯器質性病變者，後者多繼發於生殖器官某些器質性病變，如盆腔子宮內膜異位症、子宮腺肌症、慢性盆腔炎等。這裡討論的痛經，包括西醫學的原發性痛經和繼發性痛經。功能性痛經容易痊癒，器質性病變導致的痛經病程較長，纏綿難癒。痛經的發生主要是氣血運行不暢，即所謂「不通則痛」，或胞宮失於濡養，「不榮則痛」。在臨床上一般分為氣滯血瘀、寒溼凝滯、氣血虛弱、肝腎虧損等證型，以氣滯血瘀最為多見，痛經雖有氣滯血瘀、寒凝血瘀、氣血兩虛不同證型，但均為衝任經脈不利，氣血運行不暢，不通則痛。逍遙散其性平和，不偏寒熱，疏中有斂，瀉中有補，有疏肝健脾、和血調經之功，氣行則血行，血行則經自調，經調而痛自止，正合痛經的基本病理，臨床可根據痛經的偏寒、偏熱、偏虛、偏實之不同隨症化裁。

● **醫案精選**

◎案

陳某，女，22歲，未婚。2014年3月4日初診。主訴：痛經8年。初潮半年後便見週期性腹痛，每次排出手指肚大小塊狀物疼痛而緩解。行經時伴有畏冷、噁心、腹瀉等症狀。現行經後22天，尚無預感，舌淡邊尖有瘀斑，苔薄白，脈弦。超音波提示：子宮附件未見異常。西醫診斷為功能性痛經（原發性痛經）。中醫診斷為痛經。辨證為肝鬱血瘀、衝任失調。治以疏肝解鬱、活血調經。方用逍遙散加味。

處方：柴胡10g，當歸10g，炒白朮10g，白芍30g，茯苓10g，生薑10g，延胡索10g，川楝子10g，蒲黃10g（包煎），五靈脂10g，小茴香10g，炙甘草6g，桃仁10g，紅花10g。7劑，每日1劑，水煎服。

二診：時正值月經第 1 天，小腹疼痛稍減，仍有血塊，畏冷、噁心、腹瀉，上方加陳皮 10g、半夏 10g，5 劑。囑患者月經前 1 週開始服藥，直到行經第 5 天，連服 3 個月，忌食生冷，隨訪 1 年諸症消失。

按原發性痛經病因很多，如情志內傷、氣滯血瘀、外感寒溼、氣血不足、房事不節等，主要機制為氣血運行不暢、不通則痛。西醫認為痛經多與神經因素有關，如緊張憂鬱、恐懼造成卵巢內分泌失調，引起子宮痙攣性收縮而疼痛。朱丹溪《格致餘論》指出，經來「往往見有成塊者氣之凝也，將行而痛者，氣之滯也……」逍遙散可使肝氣條達、血脈流暢。方中柴胡、川楝子疏肝解鬱、理氣止痛；當歸補血調經、活血止痛；白芍專入肝經血分，能平抑肝陽、柔肝止痛；白朮、茯苓扶脾厚土、寧心安神；生薑溫中止嘔；小茴香溫中散寒；蒲黃、五靈脂、桃仁、紅花活血化瘀止痛。諸藥合用，共奏疏肝解鬱、活血調經之功。

◎案

李某，女，22 歲。2003 年 9 月初診。近年來每月經前下腹及腰骶部劇烈疼痛，至月經來潮次日即緩。特別是近半年來因情感問題，痛經加重，並伴有手足冰冷，或嘔吐，甚為痛苦。每潮如此，曾服用益母草膏、當歸養血膏、止痛藥等少效。2003 年 9 月 25 日，隨母親來醫院求診，症見：呈痛苦面容，手足不溫，下腹疼痛拒按。詢問其經血紫暗，挾有血塊，泛惡欲吐，舌質正常，脈稍弦緊。中醫診斷為痛經。辨證為肝氣鬱結、氣滯血瘀。治以疏肝理氣、行瘀止痛。方用逍遙散加減。

處方：柴胡 10g，赤芍 12g，甘草 6g，薄荷 6g（後下），香附 15g，延胡索 12g，烏藥 12g，益母草 20g，川牛膝 12g，澤蘭 12g，白朮 12g。3 劑悉安。

第三章　臨床實踐與疾病分析

囑每月經前 5 ～ 7 天提前服藥，上藥連調半年而癒。

按痛經之病其因有別，必審寒（寒溼凝滯）、熱（肝經鬱熱）、虛（氣血肝腎虧虛）、實（氣滯血瘀）等。本案患者屬肝氣鬱結，而致氣滯血瘀之痛經實證。當以疏肝理氣、活血祛瘀為法。除了主方逍遙散疏肝理氣外，選用澤蘭、益母草、川牛膝、鬱金、烏藥等，不論哪一類型痛經必用，使之「通則不痛」。但對氣血不足者，少 1 ～ 2 味或酌情減量為妙。

■（三）月經不調

月經不調是婦科疾病中的常見病。凡月經的週期、經期和經量發生異常，以及伴隨月經週期出現明顯不適症狀的疾病，稱為月經病，是婦科臨床的多發病。常見的月經病有月經先期、月經後期、月經先後無定期、月經過多、月經過少、經期延長、經間期出血、崩漏、閉經、痛經、經行發熱、經行頭痛、經行吐衄、經行泄瀉、經行乳房脹痛、經行情志異常、絕經前後諸症、經斷復來等。月經的產生是天癸、臟腑、氣血、經絡協調作用於子宮的生理現象。血賴氣生化、運行、調節、統攝，氣行則血行，氣滯則血滯。氣血的正常調節有賴肝的疏泄和條達。肝藏血，主疏泄，司血海。肝氣條達，疏泄正常，血海按時滿溢，則月經如期而至。若情志憂鬱或憤怒傷肝，以致疏泄失司，氣血失調，血海蓄溢失常，疏泄過度，則月經先期而至，疏泄不及則後期而來，疏泄失權遂成先後不定期。肝氣不達，氣機鬱結不暢，血為氣滯，血運不暢則月經過少；滯久成瘀，瘀血內阻，絡傷血溢則經量增多瘀阻胞絡，新血不安，則經血持久不淨，遂致經期過長。家庭生活中的瑣事，或工作不如意以及社會關係的不和諧等，均可導致女性精神上的不暢，從而引起機體陰陽失調，血氣不和，而致月經不調。名醫朱南山說「治經肝為先，疏肝經自調」，說明月經病和肝密切

129

相關，肝喜條達，而婦人易受精神刺激影響氣機的運行，氣滯則血滯，引起月經不調，逍遙散方疏肝養肝柔肝又理脾，肝脾同治，氣血並調，以疏肝行氣為主。女子以血為本，氣有餘而血不足，故疏肝理脾之逍遙散加減乃治療肝鬱氣滯引起的月經不調良方。

凡婦女月經不調諸疾可用逍遙散加減治療，經行先期兼血熱，本方加黃芩、黃連；經行後期兼經寒腹痛者，本方加乾薑、烏藥；月經不調兼血瘀之證，本方加桃仁、紅花、蘇木；月經不調氣滯甚者，加香附、大腹皮；月經不調兼骨蒸潮熱，加地骨皮、牡丹皮；月經不調兼氣虛者，加黨參、黃耆。

● **醫案精選**

◎案

白某，女，34歲。1998年6月3日初診。月經不調5月餘。5個月前因生氣，月經停止。此後每次經期錯後7～10天，脘腹脹滿，兩脅脹痛，胸悶，月經量少，色暗，乳房脹痛，煩躁，口苦咽乾，急躁易怒，面色萎黃，身體困倦，舌質淡紅，苔薄白，脈沉弦。中醫診斷為月經不調。辨證為肝鬱脾虛、血不養肝。治以疏肝解鬱調經、健脾補虛養血。方用逍遙散加味。

處方：柴胡、茯苓各18g，白芍、當歸、白朮、黃精、熟地黃各15g，鬱金、香附各10g，炙甘草8g，生薑3片。6劑，每日1劑，水煎服。

二診：服上藥6劑後，感覺身輕氣爽，精神狀況良好。繼服10劑，患者自覺症狀消失。1個月後月經恢復正常。

按患者為肝鬱脾虛、血不養肝之月經不調。方中以逍遙散疏肝解鬱，

健脾養血，配伍黃精、熟地黃補血養血，生血旺血；配伍香附、鬱金疏肝解鬱，理氣調經。諸藥相配，共成疏肝解鬱調經、健脾補虛養血之劑。使患者肝血充，鬱結散，脾氣健，月經調而痊癒。

◎案

王某，女，34歲。月經20日一行，量多已數年，近因家庭不和，情抑憤怒，致經量增多如注，伴少氣懶言，神疲肢軟，不思飲食，夜不能寐，舌淡尖紅，脈弦微數。中醫診斷為月經不調。辨證為肝鬱氣滯化火。治以疏肝清熱調經。方用逍遙散加減。

處方：牡丹皮9g，梔子9g，白芍20g，柴胡10g，茯苓12g，白朮12g，炙甘草6g，薄荷9g，升麻炭9g，墨旱蓮15g，海螵蛸12g，川楝子9g，側柏葉炭12g。日1劑，水煎服。

3劑後經量明顯減輕，6劑後血止。繼以逍遙散調服1個月，月經正常。隨訪半年，未再復發。

按月經不調以月經的經期、週期、經量發生明顯改變為主證，每多伴見情志憂鬱，胸脅不舒，或心煩口渴，乳脹疲乏等症，皆因情志內傷、肝氣鬱結、氣機不利所致，以逍遙散主之。該方以疏肝解鬱，理氣調經為法，或兼以清熱、活血、健脾、使陰陽平衡，肝氣條達。升降有度，氣通血暢則月經正常。

■ (四) 帶下病

帶下，是指婦女陰道內流出的一種黏稠液體。如量明顯增多，色、質、氣味發生異常，或伴全身、局部症狀者，稱為「帶下病」，又稱「下白物」、「流穢物」。相當於西醫學的陰道炎、子宮頸炎、盆腔炎、婦科腫瘤等疾病引起的帶下增多。

「帶下」之名，首見於《黃帝內經》，如《素問‧骨空論》說：「任脈為病……女子帶下瘕聚。」帶下一詞，有廣義、狹義之分，廣義帶下泛指婦產科疾病而言，由於這些疾病都發生在帶脈之下，故稱為「帶下」。如《金匱要略心典》說：「帶下者，帶脈之下，古人列經脈為病，凡三十六種，皆謂之帶下病，非今人所謂赤白帶下。」狹義帶下又有生理、病理之別。正常女子自青春期開始，腎氣充盛，脾氣健運，任脈通調，帶脈健固，陰道內即有少量白色或無色透明無臭的黏性液體，特別是在經期前後、月經中期及妊娠期量增多，以潤澤陰戶，防禦外邪，此為生理性帶下。如《沈氏女科輯要》引王孟英說：「帶下，女子生而即有，津津常潤，本非病也。」若帶下量明顯增多，或色、質、氣味異常，即為帶下病。在《諸病源候論》中還有五色帶下的記載，有青、赤、黃、白、黑五色名候，指出五臟俱虛損者，為五色帶俱下。臨床上以白帶、黃帶、赤白帶為常見。但也有帶下過少者，帶下與月經都有週期性，帶下過少常與月經量少、閉經的某些病症相一致，故這裡不予贅述。帶下病以帶下增多為主要症狀，臨床必須辨證與辨病相結合進行診治。西醫婦科疾病如陰道炎、子宮頸炎、盆腔炎及腫瘤等均可見帶下量多，應明確診斷後按帶下病辨證施治，必要時應進行婦科檢查及癌症篩檢，避免貽誤病情。帶下病以溼邪為患，故其病纏綿，反覆發作，不易速癒，而且常併發月經不調、閉經、不孕、症瘕等疾病，是婦科領域中僅次於月經病的常見病，應予重視。

帶下主要是由於脾虛肝鬱，溼熱下注而成，《傅青主女科‧青帶》說：「蓋溼熱留於肝經，因肝氣之鬱也，鬱則必逆，逍遙散最能解肝之鬱與逆，鬱逆之氣既解，則溼熱難留……倘僅以利溼清熱治青帶，而置肝氣於不問，安有止帶之日哉？」治療上宗傅青主之法，以本方加茵陳、梔子，若脾虛明顯者加山藥、薏仁。

醫案精選

◎案

于某，女，35歲，農民。2002年8月15日初診。患者白帶增多3月餘，質黏，近3天加重，胸悶，善太息，頭暈飲食欠佳，腰痛，小便發黃，易怒，舌淡苔黃膩，脈弦數。中醫診斷為帶下病。辨證為肝鬱化火、溼熱下注。治以清火疏肝、清利溼熱。方用逍遙散加減。

處方：當歸12g，白芍12g，柴胡10g，茯苓20g，白朮10g，薄荷6g，蒼朮12g，薏仁30g，車前子15g（包），貫眾20g，黃柏10g，金銀花30g。3劑，每日1劑，水煎服。

二診：訴服藥後諸症減輕，帶下明顯減少，效不更方，繼服上方3劑。

三診：訴服藥後，基本痊癒，再服上方3劑。為鞏固療效，又取逍遙丸2盒服之。隨訪1年未復發。

按帶下病雖由溼邪所致，但與肝臟功能失調有密切關係。正如「治婦女病，重在調肝，可收事半功倍之效」。而逍遙散正符合這一論點，所以取效顯著。

◎案

某，女，35歲，家庭婦女。2001年4月25日初診。去年10月以來，白帶連綿下注，時多時少，左側少腹疼痛，陰部搔癢，精神不振，常覺胸悶，食少，噯氣不舒，胸脅時痛，痛時牽連背部，頭痛，腰痠，而且每逢行經之前，腰腹之痛尤增，經行不暢，色紫量少，苔白，脈濡弦。中醫診斷為帶下病。辨證為肝經鬱熱、肝虛溼熱。治以疏肝解鬱、燥溼清熱。方用逍遙散加減。

處方：逍遙散加萆薢 12g。3 劑，每日 1 劑，水煎服。另用蛇床子、苦參、炒花椒、白礬各 6g，煎湯洗外陰。

二診：白帶已減少，陰癢亦瘥，小腹疼痛及噯氣等均好轉，再將原方出入，繼服 6 劑而癒。

按本案患者素性急躁，精神憂鬱，致肝氣鬱結，失於條達。肝木為病，易侮脾土，脾虛失運，因而任脈不固，帶脈不約則溼熱下注，致成白帶。如《傅青主女科》說：「脾氣之虛，肝氣之鬱，溼氣之侵，熱氣之逼，安得不成帶下之病哉。」故用逍遙散疏肝解鬱為主，輔以健脾燥溼與清熱滲溼合用，使肝鬱疏舒，脾氣又健，則溼熱之氣自解，並配以除溼殺蟲藥洗外陰，內外兼顧，疏補同治，獲效更著。

■（五）妊娠脅痛

妊娠期間，偶有情志不舒，則氣機失於調和，肝鬱氣滯，發為妊娠脅痛。脅痛是以脅肋部疼痛為主要表現的一種肝膽病症。脅，指側胸部，為腋以下至第十二肋骨部位的統稱。如《醫宗金鑑·卷八十九》明確指出：「其兩側自腋而下，至肋骨之盡處，統名曰脅。」《醫方考·脅痛門》又謂：「脅者，肝膽之區也。」且肝膽經脈布於兩脅，故「脅」現代又指兩側下胸肋及肋緣部，肝膽胰所居之處。逍遙散疏肝解鬱，健脾養血，調理氣血，而無傷胎之弊，故用以治療妊娠脅痛效果甚佳。若兼見心悸者加遠志、炒酸棗仁，若兼見胎動者加黃芩、續斷。

● 醫案精選

◎案

覃某，女，28 歲，公務員。2006 年 4 月 1 日初診。妊娠 4 個月，因與人吵架出現右上腹陣發性脹痛 1 個月。症見：右上腹鈍痛，陣發性加

劇，痛在右季肋部，並牽涉右肩胛，右肋下有壓痛，疲乏，不欲飲食，舌質淡，邊有齒印，苔根白膩微黃，脈虛弦。中醫診斷為妊娠脅痛。辨證為肝鬱脾虛、氣滯血瘀。治以柔肝解鬱、理氣行瘀、健脾利溼。方用逍遙散加減。

處方：柴胡10g，黨參15g，炒白朮15g，茯苓15g，當歸尾10g，黃芩15g，鬱金15g，白芍15g，甘草6g，生薑6g，薄荷6g（後下）。3劑，每日1劑，水煎服。

患者前後續服14餘劑，諸症消失。

按《靈樞‧經脈》：「膽足少陽也……是動則病口苦，善太息，心脅痛，不能轉側。」膽附於肝，與肝同具疏泄的功能。若肝膽氣鬱，以致疏泄失常，影響膽液的正常運行和排泄，而右脅下痛。脅痛牽引肩背，多由氣滯所致當疏肝理氣，然病久氣血暗耗，更當健脾柔肝。本案脅痛日久，乏力，納差，乃肝氣怫鬱，脾虛溼蘊，故當以柴胡、鬱金疏肝解鬱，茯苓、白朮健脾祛溼，黨參補氣以助行氣。

■（六）陰癢

婦女外陰及陰道搔癢，甚則癢痛難忍，坐臥不寧，或伴帶下增多者，稱為「陰癢」，亦稱「陰門搔癢」。本病相當於西醫學外陰搔癢症、外陰炎、陰道炎及外陰營養不良。其主要機制有虛、實兩個方面。因肝腎陰虛，精血虧損，外陰失養而致陰癢，屬虛證；因肝經溼熱下注，帶下浸漬陰部，或溼熱生蟲，蟲蝕陰中以致陰癢，為實證。《醫宗金鑑‧婦人心法要訣》說：「婦人陰癢，多因溼熱生蟲，甚則肢體倦怠，小便淋漓，宜服逍遙散、龍膽瀉肝湯。」《濟陰綱目‧前陰諸疾門》亦說：「加味逍遙散，治婦人肝脾血虛，溼熱流注下部，陰內潰爛癢痛，發熱晡熱寒熱等證。」

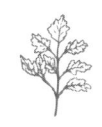

臨床上常加梔子、牡丹皮、龍膽草，外用蛇床子散加白芷、鶴蝨等煎湯外洗。

● **醫案精選**

◎ **案**

張某，女，56歲。1997年3月26日初診。近1年來外陰乾燥，奇癢難忍，夜寐不安，且伴有胸悶、心煩、善太息，目乾澀，納差，大便偏乾。婦科檢查外陰皮皺，輕度萎縮，有抓傷痕，無白帶。西醫診為外陰營養不良，用西藥無效。視舌尖紅，苔薄白，脈細弦。中醫診斷為陰癢。辨證為肝陰虧虛、溼熱下注。治以滋陰養血、潤燥祛風止癢。方用逍遙散加減。

處方：當歸18g，白芍30g，柴胡12g，茯苓12g，白朮8g，甘草6g，薄荷6g，生地黃15g，白蒺藜15g，製何首烏10g，知母10g，白鮮皮10g，地膚子10g。5劑，每日1劑，水煎服。

二診：服上藥5劑後，外陰乾燥奇癢減輕，微見黏稠白帶。上方繼服12劑而癒，半年後隨訪未復發。

按陰癢為肝鬱血虛，血燥生風而致。血虛失養，鬱而化火，而產生內熱，故見口燥咽乾、五心煩熱；肝藏血，肝鬱則職司無權，脾虛氣血生化不足又無以養肝，肝脾不和，氣滯血虛，以致月經不調；肝鬱不疏，鬱生風熱，風熱下行，故陰癢。治當清肝利溼，活血養血，祛風止癢，疏肝解鬱，健脾養血息風。逍遙散原方中當歸、白芍養血柔肝；柴胡疏肝解鬱；白朮、茯苓、甘草培中土，使脾土不受木制；薄荷、煨薑各少許協助疏肝和中之力。上案中加生地黃、白蒺藜涼血斂陰、清肝利溼、疏肝解鬱，防風祛風止癢，白鮮皮清熱燥溼，清熱解毒。逍遙散治在消散氣鬱、疏動血

鬱而不傷本，以遂肝木的曲直之性，達到疏肝理脾、養血和營之效，使氣血調、肝脾和、精神爽而搔癢止。

◎案

張某，女，50歲。2002年12月10日初診。2年來，外陰乾燥奇癢刺痛，有燒灼感，夜間尤甚，並伴太息，目澀，某醫院診為外陰營養不良，經西藥治療無效。查見外陰皮皺，輕度萎縮，有抓傷痕，無白帶。舌尖紅，苔薄微黃，脈細弦。中醫診斷為陰癢。辨證為肝陰虧虛。治以養血補肝、祛風止癢。方用逍遙散加味。

處方：當歸20g，白芍30g，柴胡10g，白朮6g，薄荷6g，生地黃20g，白蒺藜20g，茯苓9g。3劑，每日1劑，水煎服。

二診：服上藥3劑後，陰部燒灼感消失，疼痛減輕，白帶黏稠而少，繼服6劑而癒。

按陰癢，雖發於體表，但與肝經功能失調有密切關係。肝經環陰器，肝鬱日久而化熱，邪熱客於陰竅，而傷血化燥，血燥生風而致癢，肌膚失養而外陰萎縮。原方重用當歸、白芍，配以生地黃養血使斂陰，補肝體疏肝用；白蒺藜助柴胡疏肝解鬱，祛風止癢。故取效滿意。

■(七) 乳腺增生

乳腺增生症屬中醫「乳癖」、「乳癖」等範疇。《瘍科心得集》說：「有乳中結核，形如丸卵，不疼痛，不發寒熱，皮色不變，其核隨喜怒為消長，此名乳癖，良由肝氣不舒鬱積而成，若以為痰氣鬱結，非也。」《外科真詮》指出有癌變的可能，謂：「宜節飲食，息惱怒，庶免乳癌之變。」乳腺增生的主要症狀為一側或兩側乳腺內可觸及多個大小不等的結節（腫

塊），黃豆大乃至鴿蛋大不等，多散在或融合成不規則的團塊，質韌，稍硬，有壓痛，與皮膚及深部組織之間無黏連，可被推動，可數年無變化，也不潰破，患側常感墜脹不適、疼痛。多因肝鬱氣滯、氣血運行不暢，脈氣血阻滯，肝氣鬱結，肝經氣血不暢，氣滯血瘀，瘀血阻塞經脈，不通則痛，而為核。中醫學多認為，乳腺增生症的發生多與情志不舒、肝氣鬱結、肝腎不足、衝任失調、痰瘀互結等因素有關。情志與肝最為密切，肝主疏泄為一身氣機之樞紐，若情志不暢、肝氣鬱結、肝失條達，氣滯肝經蘊結於乳房，使乳絡阻塞不通，而氣血周流失度，循經留注乳房，凝滯結塊而發病。肝體陰主藏血，用陽主疏泄，肝病之特點即體用失調、氣血失和、肝氣鬱滯、易剋脾土，以致脾失健運，肝鬱脾虛則氣血鬱滯，水溼留聚，瘀血水溼互阻乳絡發為本病。腎陽（氣）不足，推動無力則肝失疏泄、脾失健運，致使氣滯血瘀，痰凝結聚於乳房，最終致乳房經絡阻塞、瘀滯，凝結成塊。天癸之氣血上行為乳、下行為經，腎氣－天癸－衝任構成獨特的女子性軸，而腎氣則是性軸的核心。女子經、孕、產、乳易傷精血，或因後天失養、房事不節，或因憂思惱怒，乙癸同源，日久傷腎，腎氣不足，則天癸不充，衝任不盛，氣血周流失度，氣機鬱結，痰濁阻滯，瘀血內停，循經上逆客於乳房也可發為乳癖。

● 醫案精選

◎案

夏某，女，39 歲。2013 年 5 月 18 日初診。主訴：雙乳脹痛 3 年。每遇生氣後或經前加重，痛時可放射至腋窩。檢查：雙乳內沙粒樣結節分布於雙乳房的 4 個象限，質不硬，觸痛明顯，與皮膚無黏連，腋下和頸淋巴結未見異常。末次月經 2013 年 4 月 30 日。現雙乳脹痛甚，痛不觸衣，心

第三章　臨床實踐與疾病分析

煩易怒，納可，眠可，小便可，舌質淡紅，苔薄白，脈弦細。結合超音波檢查確診為乳腺增生。中醫診斷為乳癖。辨證為肝鬱氣滯、氣血瘀阻乳絡。治以疏肝理氣、活血化瘀、軟堅散結。方用逍遙散加味。

處方：柴胡10g，當歸10g，白芍30g，白朮10g，薄荷10g（後下），炙甘草6g，瓜蔞10g，青皮、陳皮各10g，延胡索10g，川楝子10g，夏枯草10g，浙貝母10g，路路通10g，鱉甲珠5g（沖服）。7劑，每日1劑，水煎服，並囑患者，應保持心情舒暢，忌辛辣及酸性食物。

二診：經前雙乳脹痛較以前明顯減輕。檢查：雙乳內結節明顯減小，乳較以前變軟。效不更方，3個月經週期後，雙乳無明顯不適，超音波複檢雙乳未見異常。隨訪2年無復發。

按乳腺增生屬中醫學「乳癖」範疇。本病病因與精神因素有關，傷於七情者，多鬱怒傷肝、憂思傷脾，使志不得發、思不得遂，致肝氣鬱結，氣滯痰凝瘀滯而成塊，阻塞乳絡而成本病。此病治療離不開一個「氣」字，只有透過理氣，才能達到解鬱散結之目的。方中柴胡、薄荷、青皮、陳皮疏肝理氣；白芍緩急止痛；延胡索、川楝子、路路通化瘀行氣止痛；夏枯草、鱉甲珠軟堅散結；瓜蔞、浙貝母化痰散結；炙甘草調和諸藥。逍遙散正中病機，能達到「疏其氣血，令其條達，而致和平」的目的。

◎案

劉某，女，34歲。2014年10月8日初診，自訴乳房脹痛，乳房紅外線示雙側乳腺增生。乳房兩側及上方觸之有核，如綠豆大小。舌質暗紅，邊有瘀塊，脈細弦。中醫診斷為乳癖。辨證為肝氣鬱結、氣血不和。治以養血疏肝、調和氣血。方用逍遙散加減。

處方：柴胡10g，當歸10g，炒白芍10g，茯苓10g，炒白朮12g，薄

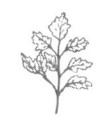

荷 6g，製香附 10g，鬱金 10g，路路通 10g，絲瓜絡 10g，炙甘草 10g。7 劑，每日 1 劑，薑棗為引，水煎服。

二診：自訴服藥後乳房脹痛好轉，觸之仍有核，效不更方。繼服 10 劑後諸症明顯好轉，乳房脹痛消失。

按《素問・舉痛論》曰「百病生於氣」。女子以肝為先天，乳房乃足厥陰肝經所經之處，《瘍科心得集》認為「乳癖，良由肝氣不舒鬱積而成」，故臨床治療本病皆從肝論治。本案患者長期情志不遂，鬱怒傷肝，肝鬱氣滯，氣血凝結乳絡而致乳房脹痛。思慮傷脾，痰溼內生，氣滯痰凝結聚形成乳核。逍遙散加味養血疏肝健脾，加香附、鬱金以增強疏肝理氣之效，加絲瓜絡、路路通祛風通絡、化痰散結，諸藥合用使肝氣條達，脾氣健運。氣血調和則乳癖自消。

■（八）經前期症候群

經前期症候群（PMS）是指婦女在月經週期的後期（黃體期第 14～28 天）表現出的有規律、反覆發作的一組症狀集合，主要包括軀體和心理症狀，並在卵泡期緩解，在月經來潮後自行恢復至無任何症狀。主要表現為：頭痛頭暈、煩躁失眠、胸脅作脹、乳房脹痛、浮腫泄瀉、發熱身痛等。嚴重者可影響婦女的身心健康及日常生活和工作。

本病屬中醫學「經前便血」、「經前發熱」、「經前泄水」、「經前煩躁」等範疇，稱為「經行諸症」，現代中醫婦科學將其歸屬於「月經前後諸症」範疇。古典醫籍中對本病的論述較多，古人多認為本病的發生與臟腑、氣血失調相關，後世醫家亦認為本病的發生與情志因素及臟腑功能失調有關，其中尤與肝的功能失調有關。分析經前期症候群所致的頭痛頭暈、煩躁失眠、胸脅作脹等幾大主症，結合西醫學認為本病以精神因素造成，認

第三章　臨床實踐與疾病分析

為經前期症候群的病因病機為肝鬱。至於肝鬱的成因，則與婦女特殊生理有密切關係：①血少氣多的生理特點。女性體內經常處於一種血少氣多的狀態，血來源於肝，肝為藏血之臟，血少必然要影響到肝，氣多亦將動乎肝氣。肝體陰用陽，體陰不足、用陽不足均可成肝鬱，但及時糾正後不至於形成病理，反之則必將形成病理。②心理欠穩定，心情欠安寧。肝藏魂，受氣於心，心為五臟六腑之大主，心理欠穩定，心神不安寧，必導致肝氣不疏，亦是致鬱的主要原因。③腎虛。腎有陰陽之分，藏精而主生殖，腎之陰精有著滋養肝血的作用，腎陰不足，不能養肝，肝體不足，肝氣疏泄不及，形成肝鬱。腎陽有推動氣血運行，促進氣化的作用。④脾胃不足。脾胃者，後天之本，生化之源，肝臟之氣血除依賴先天之腎外，主要來源於後天脾胃之本。脾胃不足，氣血虛弱，不僅肝血有虧，體陰不足，而且肝用不及，肝氣不得疏泄，也形成肝鬱。治療時應謹遵《黃帝內經》「謹守病機」以及「盛者瀉之，虛者補之」的原則。採用疏肝解鬱、養血健脾的治療方法。

● **醫案精選**

◎案

李某，女，34歲。2008年7月18日初診。以「經前乳脹痛2年餘」為主訴，患者近2年來經前1週起即感乳房脹痛，時而延及經後，心煩易怒，夜寐欠安。平素患者月經規律，13歲初潮，週期27天，經期3天，量偏少，色暗紅，挾有血塊，無痛經。婦科超音波示：子宮雙附件均未見異常。雙乳超音波示：雙乳腺結節增生。24歲結婚，生育史：G2P1，現使用工具避孕。就診時值經後23天，患者頭暈頭痛、煩躁失眠、胸脅作脹、乳房脹痛、舌淡苔薄白，脈弦。中醫診斷為經前諸症。辨證為肝鬱氣

141

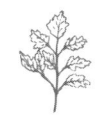

滯。治以疏肝解鬱。方用逍遙散加減。

處方：當歸 10g，赤芍 10g，白朮 12g，白芍 9g，丹蔘 10g，柴胡 15g，青皮 12g，製香附 12g，枳殼 12g，鬱金 12g，白蒺藜 12g，鉤藤 12g（後下），合歡皮 12g，甘草 6g。6 劑，每日 1 劑，水煎服。

二診：服上藥 6 劑後，患者月經至，諸症較前明顯緩解。據經期、經後、經前不同隨症加減共服用 3 個月經週期，患者經期諸症消失。

按逍遙散由柴胡、當歸、茯苓、芍藥、白朮、甘草、生薑、薄荷等八味藥物組成，具有疏肝解鬱、養血健脾等功能。該方組方配伍之巧，藥物功專之精，既補肝體，又助肝用，氣血兼顧，肝脾同治，立法全面，用藥周到，故為調和肝脾之名方。但值得一提的是在治療經前期症候群單用該方力量略顯不足，往往在該方的基礎上：一加懷山藥、菟絲子、續斷補益肝腎；二加青皮、陳皮、路路通、鬱金、製香附增柴胡疏肝解鬱之力，目的是提高療效。此外，應注意的是治療這類疾病療程長，一般少則 2 個月，多則 4～6 個月。

◎案

李某，女，24 歲。2014 年 10 月 19 日初診。主訴：經前 1 週及經行時頭痛、失眠半年，伴有神疲乏力、腹瀉，易感冒，舌淡紅，苔薄白，脈弦細。末次月經 2014 年 9 月 8 日。頭部 CT 未見異常，超音波提示：子宮附件未見異常。中醫診斷為經前諸症。辨證為肝鬱脾虛、氣血不足。治以疏肝健脾、養血調經。方用逍遙散加減。

處方：柴胡 10g，當歸 10g，白朮 10g，茯苓 10g，白芍 10g，炙甘草 6g，薄荷 10g（後下），黨參 10g，黃耆 10g，炒山藥 30g，薏仁 30g，蓮子 10g，首烏藤 30g，炒酸棗仁 10g。5 劑，每日 1 劑，水煎服。

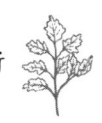

二診：正值經前，頭痛、失眠較前減輕，效不更方，上方加延胡索 10g、川芎 10g，7 劑。囑患者經前 1 週開始服藥直到經淨，治療 3 個月經週期，隨訪 2 年未見復發。

按中醫學認為：肝屬木，脾屬土，肝主疏泄，性喜條達，該患者長期精神緊張，影響肝的疏泄，木不疏土，木鬱土壅，脾之運化失職，氣血生化之源不足，不能濡養清竅及四肢，易出現經前乳脹、頭痛失眠、腹瀉、疲乏等。方中柴胡、薄荷疏肝解鬱；當歸、白芍養血活血；白朮、茯苓健脾祛溼；黨參、黃耆健脾益氣；炒山藥、薏仁、蓮子健脾祛溼止瀉；首烏藤、炒酸棗仁養血安神；炙甘草調和諸藥。諸藥合用，鬱解壅除，肝脾調和，藥證合拍，故獲良效。

(九) 黃體化未破裂卵泡症候群

黃體化未破裂卵泡症候群（LUFS），是指卵泡生長至一定時期內部發生黃體化而不破裂，無排卵發生引起的一系列現象，是無排卵月經的一種特殊類型，也是女性不孕的原因之一，屬於排卵障礙性不孕。傳統的促排卵藥，如氯米芬（CC）、人絨毛膜促性腺激素（hCG）等也是誘發 LUFS 的原因之一，其發病機制尚不清楚。

本病屬於中醫學「不孕」、「癥瘕」等範疇。目前大多數學者認為本病發生與腎、氣血及衝任失調密切相關，治療多採用益腎活血入手。本病的病機以肝鬱為主，肝藏血，主疏泄，對人之情志暢達，氣血平和具有重要的調節作用。女子以血為本，肝氣平和則氣機條達，情志舒暢，血海定期蓄溢。腎藏精，精血互化，肝腎同源；女子按時排卵，也是肝氣疏泄和腎氣閉藏功能相互協調的結果。清代葉天士《臨證指南醫案》即指出「女子以肝為先天」。如果婚久不孕，思慮過多，情志不暢，肝之疏泄功能失

職，不得條達，肝鬱氣滯氣血運行不暢，而產生一系列婦科病變。若影響胞脈胞絡輸注腎精營血功能的正常發揮，即表現為卵泡雖能發育，但不能適時破裂，卵子無法釋放，亦不能攝精成孕。因此，本病病機以肝鬱為主，故在卵泡期應用益腎活血中藥助卵泡生長的基礎上，排卵期加用疏肝理氣行滯中藥促卵泡釋放。逍遙散有「消其氣鬱，搖其血鬱，而無傷乎正氣之妙」，對於肝鬱諸症頗有效驗。現代藥理研究顯示逍遙散有抑制中樞神經，保肝以及類雌性激素樣作用；動物實驗說明，逍遙散可使動物子宮品質明顯增加，使雄鼠精囊減輕；小鼠摘除卵巢後，該方對其陰道角化細胞無明顯影響，推測該方的雌激素樣作用是透過卵巢而實現的。

● **醫案精選**

◎ 案

王某，女，34 歲。2007 年 3 月 1 日初診。婚後 4 年未避孕未孕。夫婦同居，性生活正常。月經規則，週期 28～31 天，經期 5 天，經量偏少，有小血塊，經來腹痛，能忍受，經前 1 週乳房脹痛，時感腰痠，平素性情憂鬱，胸脅不舒，喜太息，時感煩躁易怒，舌紅，邊有瘀點，脈細弦。婦科檢查無異常，輸卵管造影示輸卵管通暢，基礎體溫呈雙相，男方精液常規檢查各項指標屬正常範圍。患者於月經週期第 12 天始進行超音波監測卵泡發育：右側未見，左側卵巢有一直徑 15mm 的卵泡發育，第 14 天顯示該卵泡直徑增至 22mm，第 15、16、17 天觀察 3 次，顯示卵泡直徑無明顯變化，但囊壁明顯增厚，囊內可見大量光點，至第 18 天最後一次觀察時，卵泡內光點消失，囊壁模糊。西醫診斷為黃體化未破裂卵泡症候群（卵泡滯留型）。中醫診斷為不孕。辨證為肝氣不疏、氣滯血瘀。治以疏肝解鬱、養血活血、益腎助孕。方用逍遙散加減。

第三章　臨床實踐與疾病分析

處方：逍遙散加桃仁9g，紅花9g，三稜10g，莪朮10g，穿山甲9g（先煎），丹參10g。

水煎溫服，每日1劑，於下個月經週期的第8天始服，連服10劑，用3個月經週期，並行超音波監測卵泡發育情況。服藥第一個週期，患者訴經間期小腹脹痛明顯，能忍受，超音波監測4次未見排卵；第二個月經週期上方加入香附9g、鬱金12g，經間期腹痛消失，超音波監測卵泡，第16天時見發育成熟的卵泡已排出，在後陷凹處有一直徑6mm的積液像，但未孕；第3個週期，用上方不變，第16天超音波監測到排卵，週期末月經未潮，測尿妊娠試驗（＋），停經50天超音波檢查子宮內有一25mm×18mm妊娠囊，並見5mm×4mm一胎芽，可見原始心管搏動，後足月順娩一健康女嬰。

按LUFS屬於中醫學「不孕症」範疇，生理上，卵泡期值月經過後，陰長陽消階段，全賴先天腎精與後天脾胃化生的氣血滋養衝任，在精充血足基礎上，才能重陰轉陽，進入氤氳的候時即排卵期。此期，肝氣疏泄條達，使陽氣升發無阻，衝任氣血通暢運行，下注胞宮，女卵男精方能相合成孕胎於胞宮中。葉天士指出：「女子以肝為先天。」女性月經潮止，氤氳的候時陰陽轉化，皆受肝影響。肝為血臟，是女性生殖調節的樞紐，血海蓄溢受肝所司。肝主疏泄，女子氣多而血少，肝氣條達，藏血充足，則的候時衝任氣血暢通，重陰轉陽，卵子適時排出。所以，肝的疏泄、調暢氣機功能，直接影響著成熟卵泡的破裂及排出。患者因長期不孕，盼子心切，精神心理壓力頗大，長期處於緊張和不斷應激狀態。王安道在《醫經溯洄集‧五鬱論》中指出：「凡病之起也，多由乎鬱。鬱者，滯而不通之義。」女子性多鬱，情志不暢，肝鬱氣滯，氣機失調，血運失常，樞機不利，「氣血不和，百病乃變化而生」，亦致瘀血產生，瘀而不暢，肝氣肝血

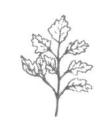

受阻，肝藏血，主疏泄功能進而失常，陰陽消長轉化失度，的候之時不能疏泄卵子排出，發為 LUFS。正如《景岳全書・婦人規・子嗣》中指出「產育由於氣血，氣血由於情懷，情懷不暢則衝任不充，衝任不充則胎孕不受」。所以，本案患者以中醫基礎理論為指導，對 LUFS 病因病機的認識，從肝鬱論治，以疏肝解鬱為基本治則，以逍遙散為基礎方加減，逍遙散旨在「木鬱達之」，遂其曲直之性，疏肝解鬱、益氣健脾、養血柔肝，既補肝體，又和肝用，使肝脾得和，氣血兼顧，諸症向癒。結合近代對活血化瘀藥的研究證實，桃仁、紅花等合用可明顯增加大鼠卵巢－子宮靜脈血中前列腺素含量，從而誘發成熟卵泡排卵；補腎中藥有提高體內雌激素水平，促進卵泡發育和健黃體作用。方中柴胡疏肝解鬱；當歸、白芍養血柔肝；茯苓、白朮補氣健脾；香附、鬱金調氣解鬱；桃仁、紅花、三稜、莪朮、穿山甲（先煎），增強活血化瘀之功。

■（十）經前期緊張症候群

經前期緊張症候群（PMS）是指婦女反覆在黃體期（第 14～28 天）週期性出現的一系列生理和情感方面的不適症狀，其與精神和內科疾病無關，並在卵泡期緩解，月經來潮後 1～2 天症狀自然消失。主要表現有煩躁易怒、失眠、緊張、壓抑以及頭痛、乳房脹痛、顏面水腫等，嚴重者可影響正常生理。

中醫學將其歸為「經前諸症」，按其臨床表現分別稱為「經行乳房脹痛」、「經行泄瀉」、「經行情志異常」及「經行浮腫」等。古人認為本病的發生多與臟腑、氣血、陰陽失調有關。後世醫家大多認為臟腑功能失調是該病發生的主要病機，尤其與肝的關係密切。其發生與肝血的關係尤為密切，以肝鬱化火、氣滯血瘀為主要病機。在月經週期中，胞宮的氣血變化表現為空虛→旺盛→滿盈→溢瀉的循環往復過程，從空虛到滿盈是逐漸形

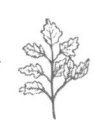

成的，而從溢瀉到空虛的變化較快，即在月經來臨前後胞宮、衝任、氣血較平時變化急驟，加之體質狀況或致病因素的影響，易導致疾病的發生。經前陰血下注血海，肝失血養，肝氣易鬱，則可見經行頭痛、眩暈、乳房脹痛等；肝鬱化火，導致經行發熱、經行痤瘡、經行口糜；火傷脈絡，則可見經行吐衄；肝鬱克脾（胃），則可見經行嘔吐、泄瀉。若平素情志不舒，鬱怒傷肝，以致肝氣鬱結化火；或素體脾胃虛弱，先天不足，房勞多產，損傷衝任；或飲食不節，脾虛痰（溼）盛等因素影響了機體的氣血運行，造成體內潛伏著上述種種病理因素，殆至月經將行之前，原有的潛伏病機一觸即發，從而出現經前期緊張症候群。只有當月經行後（氣血流暢），衝任脈氣平復，症狀自然消失。所以「經前期緊張症候群」，症位始肝，病理初病在氣，久則化火，或血瘀或津虧。

● **醫案精選**

◎案

　　錢某，女，25歲。2008年10月19日初診。主訴：每次月經前10天左右情緒開始不愉快，心煩易怒，不悲自泣，少寐多夢，少腹脹痛，食少，二便正常，至月經來潮時常伴腰背痠痛，眼瞼、四肢微腫，性情更加暴躁，甚至吵鬧不休，不能自控，已2年餘。月經週期正常，經量適中，現正值月經前期。症見：表情憂鬱，面部及眼瞼微腫，脈弦細數，舌體胖質微紅，苔薄黃膩。中醫診斷為月經前後諸症。辨證為肝鬱脾虛、虛火上擾清竅。治以疏肝健脾、清熱滌痰安神。方用逍遙散加減。

　　處方：柴胡10g，當歸10g，白芍15g，生地黃15g，白朮10g，茯苓15g，鬱金15g，薄荷10g，香附10g，梔子10g，石菖蒲15g，竹茹10g，合歡皮15g，甘草3g。10劑，每日1劑，水煎服。

二診：月經已來潮，藥後煩躁等症均較前明顯減輕，面目無浮腫，腰有酸脹感，舌胖微紅，苔薄膩，脈弦細。

處方：上方去梔子加菟絲子15g、桑寄生15g，4劑。

此後，於經前10天開始服藥，持續3～4個月經週期後病症基本消失。

按本病屬中醫「月經前後諸症」範疇，致病與體質稟賦和婦女月經期氣血盈虧有關，以性格急躁及內向憂鬱的婦女多發。肝為藏血之臟，體陰而用陽，婦女於行經前，由於血注衝任血海，致使肝血不足，逐使肝失疏泄，不能條暢情志。故見急躁易怒等精神異常，氣機不暢則胸悶腹脹，肝屬木脾屬土，肝失疏泄橫乘脾土，脾不運化則面目浮腫，肝鬱化火，鬱火痰結則狂躁不安，不能自控。治療當疏肝解鬱、養血健脾、清熱化痰、寧心安神。方選逍遙散，在原方中加入桑寄生、菟絲子補腎壯腰，從而達到腎精滋養肝血的作用。

◎案

張某，女，42歲。患者每至經前10天始，出現煩悶，時時欲哭、失眠、乳脹痛，伴乏力、納差、腰背痠困，經後諸症緩解，歷時2年餘。曾服穀維素、維生素B1及激素等藥治療，無明顯好轉，來求治中醫，症見：舌質淡、苔薄，脈弦細。中醫診斷為經前後諸症。辨證為肝鬱脾虛、腎陰虧虛。治以疏肝理氣、健脾補腎。方用逍遙散加減。

處方：柴胡6g，香附、川楝子、當歸、何首烏、白朮、茯苓、炒酸棗仁、合歡花、麥芽各10g，白芍12g，續斷15g。3劑，每日1劑，水煎服。

二診：服上藥3劑後，症狀明顯減輕，8劑後諸症緩解。囑經後服逍遙丸和六味地黃丸半月，隨訪3個月未見復發。

第三章　臨床實踐與疾病分析

按此病中醫屬「臟躁」、「經前乳脹」、「行經水腫」和「經前頭痛」等範疇。其發生主要為肝腎和肝脾不調，影響衝任二脈所致。因乳房胸脅乃肝經循行之處，衝任隸屬於肝腎，肝經氣機鬱滯則諸症叢生；腎陰不足，不能涵木，肝陽上亢，上擾清陽，則經前頭痛、身痛、情志異常及乳房脹痛；肝木乘脾，脾虛不運，水津不布，即見經行水腫；脾腎不足，則見精神疲乏，腰痠無力。所以調肝、健脾、補腎為本病治療之大法。方中柴胡、香附，疏肝解鬱；當歸、白芍、何首烏養肝腎；茯苓、白朮健脾補中。綜觀全方，氣血雙調，肝脾腎同治，使機體氣血調和，陰陽平衡，功能得到恢復。

■（十一）崩漏

崩漏是指婦女不在行經期間陰道突然大量出血，或淋漓下血不斷者，稱為「崩漏」，前者稱為「崩中」，後者稱為「漏下」。若經期延長達 2 週以上者，應屬崩漏範疇，稱為「經崩」或「經漏」。一般突然出血，來勢急，血量多的叫崩；淋漓下血，來勢緩，血量少的叫漏。崩與漏的出血情況雖不相同，但其發病機制是一致的，而且在疾病發展過程中常相互轉化，如血崩日久，氣血耗傷，可變成漏，久漏不止，病勢日進，也能成崩，所以臨床上常常崩漏並稱。正如《濟生方》說：「崩漏之病，本乎一證，輕者謂之漏下，甚者謂之崩中。」本病屬常見病，常因崩與漏交替，因果相干，致使病變纏綿難癒，成為婦科的疑難重症。本病相當於西醫學無排卵型功能失調性子宮出血病。生殖器炎症和某些生殖器腫瘤引起的不規則陰道出血亦可參照本病辨證治療。主要病機是衝任二脈損傷，不能制約經血。引起衝任不固的常見原因有腎虛、脾虛、血熱和血瘀。《黃帝內經》曰：「衝脈者，五臟六腑之海也，五臟六腑皆稟焉。」又曰：為十二經之血海。以其受納諸經之灌注，精血於此而蓄藏也。又曰：衝脈任脈，皆起於胞中，

149

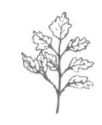

衝脈並足少陰之經，挾臍上行，至胸中而散。任脈上循腹裡，上至咽喉面目。又曰：任脈通，太衝脈盛，月事以時下。故二脈陰陽平和。外循經絡，內榮臟腑，何崩漏之有。若勞傷不能約束經血，則忽然暴下，如山崩然，故曰崩中。崩久則成漏下不止，其症有虛有熱，有虛熱相兼，有房勞致傷。虛則滲下，熱則流通，傷則失職。急則治其標，宜先止其血。若因怒動肝火，而血沸為崩漏者，加味逍遙散加減。

● 醫案精選

◎案

徐某，女，52歲。1980年11月初診。自述已絕經3年。偶因精神刺激，引起突然大量出血，近來時多時少，淋漓不斷，色紫有塊，已半月不淨，少腹脹痛，頭昏心悸氣短，口乾苦不欲飲食，胃滿噯氣作酸，面及四肢浮腫，精神困倦。面色黃白，舌質淡，苔白膩，肺弦細而弱。中醫診斷為崩漏。辨證為怒氣傷肝，肝氣鬱結，而氣機不宣，病久耗傷氣血，血不歸經。治以疏肝解鬱、養血益氣。方用逍遙散加減。

處方：逍遙散去薄荷、生薑，加糖參、阿膠、炒酸棗仁、遠志、龍眼肉、木香各10g，焦荊芥穗5g。連續服用5劑後痊癒。

按婦科疾病與肝腎、衝任、血海氣血有著不可分割的關係。因此情志變化是影響婦科疾病的主要因素。七情之中，憂思、鬱怒為甚，因憂思傷脾，鬱怒傷肝，若肝氣鬱結，使五臟氣機不宣，結聚而不得發越，當升者不得升，當降者不得降，當變化者不得變化，而傳化失常，使有形之血不生，無形之氣不化，則氣血失調，因此婦科疾病由此而生。根據上述病理，治療婦女病崩漏證，應根據其發病緩急不同，出血新久各異，「急則治其標，緩則治其本」。初用止血，以塞其流；中用清熱涼血，以澄其

源；末用補血，以復其舊。且應養血為主，調節為先，調氣勿忘治肝，若肝氣一平，諸症悉和。治肝之法，古人有疏肝、泄肝、平肝、柔肝、養肝等法，而以疏肝氣，養肝陰尤為重要。而逍遙散方中柴胡疏肝解鬱並配以當歸、白芍養血柔肝，補其體以制橫逆之氣，疏肝、養肝並用，使肝氣得疏，肝血得補。但「見肝之病，知肝傳病，當先實脾」，以健運除溼，一則可資氣血生化之源；二則脾健以防肝侮。方中加炒酸棗仁以養陰生津，焦荊芥穗可清血熱而收止血之效。茯苓得當歸、阿膠則補血；得木香則疏滯和中；與當歸、白芍、柴胡等配伍可疏肝行滯，調和氣血。若量多者，急則治其標，加地榆、白茅根、仙鶴草、小薊等涼血泄熱，收斂止血藥物以塞其流，以澄其源；若病久不癒，氣不攝血則加黃耆配以黨參、龍眼肉，補中益氣，和脾胃，生津養血，以復其舊。因此，逍遙散一方為此而設在臨床中辨證論治靈活應用，療效良好。

◎案

張某，女，45歲。2000年8月12日初診。從4月開始每月行經愆期10餘天，2個月前行經後出血不止，淋漓不斷，時而量多，時而量少。婦產科檢查診斷為功能性子宮出血，服西藥效果不佳。症見：陰道出血量多、色紅、少量血塊，少腹隱痛，頭暈目眩，時欲太息，納差，面色無華，四肢無力，舌淡紅，脈細弦。中醫診斷為崩漏。辨證為肝鬱脾虛、氣不攝血。治以疏肝健脾、益氣攝血。方用逍遙散加減。

處方：當歸、白芍、白朮、阿膠各12g，益母草、茜根炭各15g，黃耆20g，炙甘草、柴胡各6g。日1劑，水煎分2次服。

連服3劑後血量減少，再服2劑血止，續服歸脾丸善後，半年後隨訪未復發。

按功能性子宮出血、女性生殖器炎症、腫瘤等所致陰道出血均屬中醫「崩漏」範疇。中年婦女多由於胎產等致陰血耗傷、肝血不足、肝失所養、疏泄功能失調而致崩漏。治當養血疏肝。逍遙散加減方中當歸、白芍補血調血、柔肝緩急，柴胡疏肝解鬱，白朮、炙甘草健脾補氣以生血統血，阿膠、茜根炭養血止血，益母草活血祛瘀以止血而不留瘀。諸藥合用，共奏養血疏肝、補氣止血之功，故療效較好。

(十二) 閉經

閉經指女子年逾 18 週歲，月經尚未來潮，或月經來潮後又中斷 6 個月以上者，稱為「閉經」，前者稱原發性閉經，後者稱繼發性閉經，古稱「女子不月」、「月事不來」、「經水不通」、「經閉」等。妊娠期、哺乳期或更年期的月經停閉屬生理現象，不作閉經論，有的少女初潮 2 年內偶爾出現月經停閉現象，可不予治療。

中醫認為月經是血海滿而溢，其產生是胞宮在天癸、氣血、臟腑、衝任共同協調的結果。早在《黃帝內經》中已有記載，稱「女子不月」及「月事不來」等，《金匱要略》、《諸病源候論》、《婦人大全良方》又稱「經水斷絕」、「月水不通」、「經閉」等。對於閉經的認識由來已久，歷代醫家都在不斷研究，《素問·陰陽別論》提出本病與心、肝、脾三臟有密切關係，也就是跟人體的脾胃功能與情志因素有關。《仁齋直指方·婦人論》指出：「經脈不行，其候有三：一則血氣盛實，經絡遏閉。」本病無外乎虛、實兩端，虛證多因脾虛或者血虛所致，實證以氣滯血瘀、肝勞血傷或風冷、火熱、痰滯等因素引起，宜根據不同的病因予以辨證施治，久病多虛，容易虛實夾雜，與肝脾腎有著密切關係。

● 醫案精選

◎案

某，女，23歲，未婚。2002年3月初診。患者初潮以來，月經基本正常，3個月前因心情不悅，月經3個月未至，精神憂鬱、煩躁，乳房及兩脅脹痛，時而累及腰及少腹，夜夢紛擾易驚，食少乏味，四肢無力伴見頭暈，舌淡紅，苔薄白潤，脈弦細而澀。中醫診斷為閉經。辨證為鬱證。治以疏肝解鬱。方用逍遙散加味。

處方：柴胡15g，當歸15g，赤芍15g，白朮18g，茯苓18g，澤蘭12g，香附15g，鬱金15g，益母草20g，炙甘草15g。3劑，每日1劑，水煎服。

二診：服上藥3劑後，月經來潮，血色紅，量中等，煩躁等症消失。第2個月，經期又推遲半月未至，煩躁等症又發，但較前為輕，囑其保持健康情緒，繼服上方3劑，月經來潮，諸症悉平，此後漸趨正常，未再服藥，追訪半年，月經依時而下。

按婦女以血為本，血是月經的物質基礎，氣血協調，血脈通暢，血海按時滿盈，月經才能如期來潮。肝藏血主疏泄，宜條達。全身血液的貯藏與調節，筋脈關節的濡養，無不依賴於肝。衝為血海，衝脈附於肝，如情志不舒、肝失條達、疏泄失常、衝任不調，則易致閉經。肝病必及於脾，肝鬱不能疏泄脾土，以致脾失健運，見神疲、乏力、食少等症，均為肝鬱所致。故治法上要順肝條達之性，開其鬱遏之氣，並宜養營血而健脾土，以達疏肝養肝、健脾補脾目的。逍遙散是調和肝脾的名方。所治諸症，既有肝氣鬱結，脾失健運，還有血不養肝。方中柴胡疏肝解鬱，當歸、赤芍、澤蘭、鬱金、益母草活血補血、和營養肝；茯苓、白朮、炙甘草健脾

補中；香附有增強柴胡疏肝解鬱的作用。全方共奏疏肝理脾、和營養血之效。

■（十三）卵巢囊腫

卵巢囊腫（多見良性漿液性和黏液性等贅生性卵巢腫瘤）是婦科常見的良性腫瘤。中醫無卵巢囊腫這一病名，依據其臨床表現及體徵，多屬於中醫「症瘕」、「積聚」、「腸蕈」等病症範疇。卵巢囊腫一病好發的年齡階段，正處與女性經、孕、產、乳等生理活動最旺盛的時期，最易致肝血不足。且現代女性還要承擔來自社會、工作和家庭等各方面的壓力，久則導致肝鬱不疏，氣血失調。劉完素《素問病機氣宜保命集‧婦人胎產論》有云：「婦人童幼天癸未行之間，皆屬少陰；天癸既行，皆從厥陰論之；天癸已絕，皆屬太陰經也。」提出肝經氣血在中青年和婦女發病及治療中的決定性作用。血與氣是相互依存，相互資生的關係，氣為血之帥，血為氣之母，血病可以及氣，氣病可以傷血。且氣能生津，津血同源，氣病或血病均可以影響到津液，使其運化、疏布不利為病，三者往往相互罹患，故氣血水的失調是卵巢囊腫發病的主要病機。婦女由於其生理特點，「數傷於血」，故青壯年婦女常處於相對「有餘於氣，不足於血」的狀態。肝臟體陰而用陽，時時得血以柔養。若肝血不足，失之柔養，則肝鬱不疏，氣滯血瘀；肝鬱乘脾，脾氣虛弱，水濕不運，濕聚成痰，痰濕屬陰，重著黏滯，影響血之暢行，又可加重血瘀；瘀血阻滯，氣血失調，水濕不運，又使痰濕加重，終致痰濕互結，阻於衝任，日久而成腸蕈、症瘕。另外，肝之經脈繞前陰而抵少腹，與少腹關係密切。肝氣的疏泄與肝血的暢旺，直接調節著少腹氣血的勻和。卵巢位於少腹，少腹為肝經所主，衝脈所過，而衝脈隸屬於肝，有形可徵的囊腫影響衝任氣血的運行、阻滯肝經氣血調

暢；肝之疏泄無權又加重了血脈之流通不暢，影響了津液的正常疏布，從而使臟腑失養而致肝血更加不足，即本更虛而標益實，導致病情加重。故卵巢囊腫一病雖其標屬實，但其本為虛。肝血不足、肝鬱脾虛為本，氣滯血瘀、痰瘀互結為標。

● **醫案精選**

◎案

白某，女，28歲。2006年3月2日初診。患者數月來月經期後延約10天，經色暗紅有血塊，小腹脹痛，本次月經淋漓不淨達半個月，經超音波檢查提示：右側卵巢囊腫6.5cm×5cm，經打點滴治療（藥名不詳）數天後超音波檢查，囊腫增大至7cm×4.9cm，婦科醫生建議手術切除，患者不願手術治療，經人介紹前來求診。症見：月經已乾淨，小腹仍有腹痛且右側明顯。舌邊有瘀點，舌苔薄白，脈緩。中醫診斷為症瘕。辨證為肝鬱氣滯血瘀。治以疏肝解鬱、活血化瘀。方用逍遙散加減。

處方：當歸25g，赤芍18g，茯苓25g，桂枝15g，白朮18g，桃仁18g，牡丹皮18g，薏仁30g，澤蘭18g，柴胡15g，香附25g，荔枝核25g，莪朮15g。8劑，每日1劑，水煎服。

二診：患者服完8劑後月經於3月10日來潮，經期暫停服藥。本次月經6天後乾淨，於當月23日按上處方繼續服20劑停藥。患者於下次月經乾淨後5天來醫院複檢，超音波檢查提示：右側囊腫消失。前後服藥20劑而獲痊癒。

按卵巢囊腫可歸屬於中醫的「症瘕」、「症積」、「腸蕈」等範疇。如《靈樞・水脹》所論：「腸蕈何如？岐伯曰：寒氣客於腸外，與衛氣相搏，氣不得榮，因其所繫，癖而內著，惡氣乃起，瘜肉乃生。其始生也，大如雞

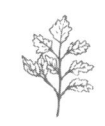

卵，稍以益大，至其如懷子之狀，久者離歲，按之則堅，推之則移，月事以時下，此其候也。」其論中不僅較詳細地闡述了本病形成的經過，並且提出了其病因與寒凝、氣滯、瘀血有關。臨床觀察中發現該類患者多有情志不暢，善太息，或性急，易生氣等精神憂鬱情況，以致肝鬱氣滯、衝任不調、月信不準、行經腹痛等症；部分患者，則起於藥物流產或人工流產術後，每因起居不慎，感寒冒溼，或患者素有脾失健運，痰溼內停；或素體溼熱內蘊，其痰溼或痰熱之邪乘虛下注胞宮，衝任阻滯，瘀血聚積膠結而成。故治療以疏肝解鬱、溫經活血、行水化痰，軟堅散結。方取逍遙散與桂枝茯苓丸化裁，方中柴胡、香附疏肝解鬱；桂枝、當歸溫經活血；赤芍、牡丹皮、澤蘭活血化瘀又兼行水；白朮、茯苓、薏仁運脾化痰利溼；而桂枝與茯苓相伍功擅溫化痰溼；莪朮、荔枝核行氣化瘀，軟堅散結，諸藥相合，相得益彰，標本兼顧，緊扣病機，故收捷效。

◎案

張某，女，34歲，公務員。1997年3月15日初診。主訴：月經淋漓不斷2月餘，量不多，色淡，無腹痛，超音波檢查提示：子宮右側可見一約6cm×5.9cm大小的無回聲團塊，壁光滑，超音波診斷：右側卵巢囊腫。追問病史，患者因不適合上避孕環，在1996年1年內曾做兩次人工流產手術，去年下半年開始經期持續時間延長，每次行經10天至半個月左右，近2個月來，已不分週期。患者面色蒼白，消瘦，納差，舌淡紅，苔薄白，脈沉細。中醫診斷為癥瘕。辨證為氣滯血瘀。治以益氣健脾、活血止血。方用逍遙散加減。

處方：黃耆20g，黨參15g，茯苓15g，炒白朮15g，當歸10g，川芎15g，丹參15g，煅瓦楞子30g，木香12g，皂角刺10g，炒薏仁30g，柴胡10g，天花粉10g，鬱金9g，炙甘草3g。3劑，每日1劑，水煎服。

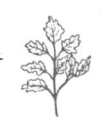

二診：服上藥3劑後，子宮出血停止。繼續按此方每月月經前後各服5劑，服10劑後，月經恢復正常，3個月後複檢超音波：子宮內未見異常改變。

按卵巢囊腫是婦科的一個常見病，其形成主要是臟腑功能失調所致，主要涉及肝脾二臟。氣鬱則傷肝，肝失條達，疏泄失司，臟腑失和，氣血瘀滯，留滯日久，漸以成聚。《丹溪心法·六鬱》中提出：「氣血沖和，萬病不生，一有怫鬱，諸病生焉，故人身諸病，多生於鬱。」肝鬱日久傷脾，脾氣運化失司，聚溼為痰，痰瘀交阻，而成囊腫。此病氣血失調為基礎，肝腎不足為本，肝鬱痰阻為標，彼此互為影響，層層相應。所以在治療上，以疏肝、健脾、化瘀、消痰、散結為法，以逍遙散為主方，調整氣血平衡。

■(十四) 子宮肌瘤

子宮肌瘤，又稱子宮平滑肌瘤。由子宮平滑肌增生而成，是婦科臨床常見病和多發病之一，為女性生殖器中最常見的良性腫瘤，多無明顯症狀，主要臨床表現可見月經改變，不規則陰道出血，月經量過多，經期延長或週期縮短，少數患者腹部捫及腫塊，子宮肌瘤過大時，出現疼痛或壓迫症狀。另外，還可見白帶增多、不孕以及繼發性貧血等症狀。本病發生率在婦科良性腫瘤中約占90%，多見於30～50歲婦女。

本病屬於中醫學「症瘕」、「積聚」、「腸蕈」、「石瘕」等範疇。文獻最早記載見於《素問·骨空論》曰：「任脈為病，男子內結七疝，女子帶下瘕聚。」認為本病是由任脈氣血不調所致。《靈樞·水脹》曰：「石瘕生於胞中，寒氣客於子門，子門閉塞，氣不得通，惡血當瀉不瀉，衃以留止，日以益大，狀如懷子，月事不以時下，皆生於女子，可導而下。」以後歷代

醫家均有發揮。東漢張仲景著《金匱要略》最早記載「症」病，並把「症」與「瘕」合稱為「症瘕」，其中「婦人妊娠病脈證并治」云：「婦人宿有症病，經斷未及三月，而得漏下不止，胎動在臍上者，為症痼害。」《重訂嚴氏濟生方》云：「多因產後勞動太早，喜怒不調，臟虛受寒，或月水往來，取涼過度，惡血不散，遇寒搏之，寒搏則凝，皆能成也。」《證治準繩・女科》中指出：「古方有五積、六聚、七症、八瘕之名……若夫七症、八瘕，則婦人居多。」明代張介賓對前人之說進行總結，指出本病「總由血動之時，餘血未淨，而一有所逆，則留滯日積，而漸以成症矣。」至清代李用粹《證治彙補》則認為，本病是因虛痰瘀而生：「壯實人無積，虛人則有之……痰挾血液凝結而成。」總之，子宮肌瘤的形成多因臟腑不和、氣機阻滯、瘀血內停而致。本病病位在胞宮，一般而言疾病初起以實證居多，病程日久，損傷正氣，則可轉化為虛實夾雜的症候。

● **醫案精選**

◎案

劉某，女，30歲，汽車銷售員。1996年因公司體檢時超音波檢查提示子宮肌瘤，大小約 5.0cm×4.4cm×4.7cm，遂求診中醫。患者訴近兩年來，每次月經前2～3天開始疼痛，經血中有血塊，小腹脹痛不適，時噯氣。症見：舌質淡紅，苔薄白，脈弦。中醫診斷為症瘕。辨證為肝氣鬱結、氣血運行不暢、氣滯血瘀、血阻於胞宮。治以活血化瘀、疏肝理氣。方用逍遙散加減。

處方：柴胡、白芍、茯苓、白朮、當歸、薄荷、三七、香附、鱉甲珠、五靈脂、蒲黃、紅花、木香、路路通各30g，甘草、生薑各20g。共研末做成丸劑，1次6g，日3次。

第三章 臨床實踐與疾病分析

半年後痛經明顯減輕，超音波提示子宮肌瘤大小為 4.3cm×4.0cm×4.2cm。繼續服用 1 年，臨床症狀大致消失，超音波提示子宮肌瘤大小為 2.8cm×2.5cm×2.3cm。停藥觀察，患者每日鍛鍊身體，1 年後隨訪一切正常。

按子宮肌瘤的發生，現代醫學認為確切原因不明，可能與女性激素有關。中醫稱為症瘕，多因女性性格憂鬱或急躁，氣滯血瘀，痰溼內阻，胞宮氣血運行不暢，日積月累，聚而形成。根據《黃帝內經》「木鬱達之」的原則，故行氣活血、化瘀散結是治療本病的根本。所以用逍遙散治療，根據不同證型加味，療效顯著。其中柴胡疏肝理氣；白芍、當歸養血活血；茯苓、白朮、甘草健脾除溼；薄荷能增加柴胡疏肝解鬱作用；三七、紅花、鱉甲珠、路路通、五靈脂、蒲黃活血通絡軟堅，共奏疏肝解鬱、祛痰利溼、化瘀散結、通絡軟堅之功。

◎案

王某，女，41 歲。1994 年 8 月 19 日初診。患者長期腰腹疼痛，經期延長，時而月經過多，經中西醫多次醫治，症狀時好時壞。患者四肢痠痛，唇舌淡白，血紅素偏低，超音波檢查為子宮肌瘤，直徑 3cm。中醫診斷為症瘕。辨證為氣滯血瘀。治以活血化瘀、疏肝理氣。方用逍遙散加減。

處方：當歸、白芍、白朮各 15g，柴胡 12g，生薑、薄荷各 10g，甘草 6g，茯苓 12g，黃耆 60g，黨參 30g。共研末做成丸劑，1 次 6g，日 3 次。

半年後複診，經量減少，經期正常，腰腹及四肢痠痛減輕。繼續服原方 10 劑，加三稜、莪朮各 12g，牡丹皮 10g。

後複檢，患者恢復情況好，超音波提示子宮肌瘤直徑縮小至 1.5cm。原方繼服 2 個療程後，患者子宮肌瘤完全消失。隨訪至今，未見復發。

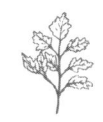

按子宮肌瘤屬中醫「症瘕」，其成因與肝、脾、腎三臟失調，從而導致氣滯、血瘀、痰溼停聚而成。《金匱要略》中有「見肝之病，知肝傳脾，當先實脾」的論述。故在治療上當以培土，脾主運化，運化失職便痰溼不能排出，停留體內。肝氣鬱滯，使氣血凝滯，阻塞血道，肝用太過，侮其所勝，脾土失健，運化失常，肝脾失調，累及於腎。本病屬於本虛標實，故治療上當標本同治。方中白朮、黨參、黃耆健脾益氣補其所虛；當歸、薄荷、白芍理血疏肝；茯苓、甘草、生薑化痰散溼；柴胡理氣止痛；牡丹皮、三稜、莪朮軟堅散結、活血化瘀，使脈絡通暢，從而達到標本同治的目的。

■（十五）產後缺乳

產後缺乳是指產後哺乳期內，產婦乳汁甚少或無乳可下，不夠餵養嬰兒，乳房檢查鬆軟，不脹不痛，擠壓乳汁點滴而出、質稀，又稱「產後乳汁不行」、「無乳」、「乳難」等。產後缺乳自古便有諸多醫家記載，較多見如《傅青主女科》：「夫乳，乃血之所化而成也，無血固不能生乳汁，無氣亦不能生乳汁……乳汁之化源屬陽明，然陽明屬土……必得肝木之氣以相通，始能化成乳汁……羞憤成鬱，土木相結，又安能化乳而汁也。」現代大多醫家都認為氣血充盈是乳汁產生的物質基礎，並依賴於脾胃之健運和肝之疏泄的正常協調而產生。

● 醫案精選

◎案

何某，女，24歲。2010年11月10日順產一女嬰，產後5天開始，乳汁分泌逐漸減少，兼見乳脹而不下乳，觀其舌尖紅，苔薄黃，脈弦細。患者平素語言少，心情憂鬱，本次因生一女孩不遂心願，心情鬱悶。中醫

診斷為產後缺乳。辨證為血虛肝鬱。治以疏肝解鬱、行氣下乳。方用逍遙散加減。

處方：柴胡10g，茯苓12g，白朮12g，當歸15g，白芍15g，甘草6g，生薑6g，薄荷3g，天花粉12g，合歡花12g，路路通10g，絲瓜絡12g，王不留行15g。

上藥每日1劑，每劑均2次煎熬，共濃縮約300ml，分2次內服。服2劑乳汁自下，續服5劑乳汁自通，逐日增多。

按乳汁分泌量，與母體臟腑氣血功能密切關聯。《傅青主女科》指出：「夫乳，乃血之所化而成也，無血固不能生乳汁，無氣亦不能生乳汁。」女子乳頭屬肝，乳房屬胃。產後情志憂鬱、鬱怒傷肝、肝失條達、氣機不暢，以致經脈澀滯，阻礙乳汁運行，因而乳汁不行。《儒門事親》云：「或因啼哭悲怒鬱結，氣溢閉塞，以致乳脈不行。」產後氣血未復，哺乳期情志鬱結，往往導致氣機不暢，乳絡壅滯，影響了乳汁的分泌而致缺乳。醫治應從疏肝解鬱、養血通絡入手。逍遙散源於《太平惠民和劑局方》，功能疏肝解鬱、健脾養血。方中當歸、白芍養血柔肝；柴胡疏肝解鬱，加薄荷少許以增強疏散條達之功；茯苓、白朮、甘草培補脾土；生薑與歸芍相配以調和氣血，加合歡花、路路通、絲瓜絡、王不留行解鬱通經下乳，天花粉生津滋液，諸藥並用，使氣鬱得解、生化有源，氣血調和，乳汁自溢。

■（十六）不孕

女子不孕症病因諸多且複雜，除生殖器的器質性病變引起的絕對不孕症外，中醫認為多屬於臟腑功能失調，月經長期不調而不孕。葉天士在《臨證指南醫案》中提出「女子以肝為先天」，肝藏血，司血海，與衝脈相近，故女子「十個不孕，九個病經」，所以種子先調經，在婦科不孕症

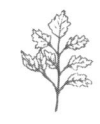

中顯得尤為重要。然而，調經又當以調肝為先，若肝氣失於疏泄條達，則氣血不和，衝任不能相資，每致不孕。臨床上所遇不孕，以肝鬱不孕者居多，此類患者臨床上常表現為多年不孕，經期先後不定，經來腹痛，行而不暢，量少色暗，有小血塊，經前乳房、胸脅脹痛，精神憂鬱，煩躁易怒，舌質正常或暗紅，苔薄，脈多弦。本症多因肝氣鬱滯、情志不遂則精神憂鬱，肝失疏泄、經氣鬱滯則胸脅脹痛，氣鬱化火、肝失柔順則急躁易怒。衝任隸屬於肝，肝鬱氣滯，血行不暢，氣血失和，衝任失調，故見乳房作脹或脹痛，痛經，月經不調。

● **醫案精選**

◎ **案**

某，女，30 歲。1993 年 3 月 16 日初診。結婚 4 年，一直未懷孕。月經初潮 16 歲，週期 30～35 天，經期 7～9 天，有痛經史。婚後因遷居，夫妻不和，致情緒不穩定，而後月經無定期，經少色暗，經前雙乳脹痛，煩躁易怒，胃納欠佳，二便正常，舌淡紅、苔薄白，脈弦緊。婦科檢查：外陰陰道正常，子宮頸光滑，子宮體大小活動度正常，雙側附件無異常。伴侶身體健康，精液常規正常。中醫診斷為不孕。辨證為鬱證。治以疏肝解鬱、清肝瀉火。方用逍遙散加減。

處方：柴胡 12g，當歸 15g，白芍 12g，白朮 9g，茯苓 15g，熟地黃 20g，牡丹皮 12g，鬱金 12g，香附 20g，炒酸棗仁 15g，柏子仁 12g，橘核 12g，甘草 6g。文火煎 2 次，混合藥液，早、晚分服。每日 1 劑，於經後第 3 天或第 4 天服用。

服藥期間忌食辛辣之物，忌過勞，節房事。服上方 16 劑，諸症大減。服 35 劑，懷孕後足月順產一女嬰。

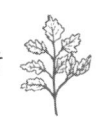

按陳士鐸《辨證錄》中曰：「婦人有懷抱素惡，不能生子，乃肝氣之鬱結也。」治療本病應疏肝解鬱，養血調脾，通調經水，方用逍遙散加減。方中柴胡、香附疏肝解鬱，配鬱金助其疏泄條達之力以遂其性；當歸、白芍養血柔肝，與柴胡相伍，使肝氣得疏，肝血得補，是遵肝「體陰用陽」之旨；熟地黃補血滋陰，既可滋補肝體，又可扼抑「柴胡劫肝陰」之弊，且療腹痛；白朮、茯苓、甘草益氣健脾，一則資氣血生化之源，二則防肝侮；炒酸棗仁、柏子仁養血益陰；橘核行氣散結以消乳脹。諸藥合用，解肝鬱以順肝性，養肝血以柔肝體，實脾土以防肝剋。肝性暢，脾胃健，氣血充足，衝任通達，經水暢調，房事有節，焉能不孕乎！

■（十七）高催乳素血症

高催乳素血症是因下視丘、腦下垂體等疾患導致腦下垂體分泌過多的催乳素，直接作用於乳腺細胞的催乳素受體，刺激乳汁生成及分泌，同時過多的催乳素抑制腦下垂體促性腺激素的分泌引起不排卵及閉經。

本病屬於中醫學「閉經」、「不孕」、「溢乳」、「月經不調」等範疇，因此多從月經病和溢乳方面探討病因病機。此類患者多有溢乳，經前乳房脹痛，平素急躁易怒，肝經循少腹布胸脅，《胎產心法》云：「若肝經怒火上衝，乳脹而溢者，宜加減一陰煎。」肝主疏泄調節生殖功能有助於女子調經，主藏血，具有調節血量的功能，肝經鬱熱則影響其正常生理功能，而出現月經週期經量及情志失調。該病主要與肝、脾、腎三臟功能失調有關。肝氣鬱結，或肝經溼熱或怒氣上衝，則氣血運行逆亂，不循常經反隨肝氣上入乳房化為乳汁；肝腎同源，腎虛肝旺，不能條達疏泄；脾虛失運，水溼停聚、阻滯胞脈均致氣血失和，血不能下注胞宮（腎精），反而上逆為乳汁，可見肝失條達、腎虧脾虛、氣血瘀滯，以致氣血紊亂是 HPRL 之主要病因病機。

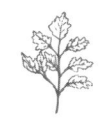

● 醫案精選

◎案

陳某，女，22 歲，已婚。2014 年 5 月 21 日初診。1 年多來乳頭溢液，月經週期延後，約 40 天一行，經量減少，色鮮紅，無血塊，無痛經，偶有腰痠，2014 年 5 月 13 日於醫院行催乳素（PRL）：610.83μIU/mL。現正值月經週期第 10 天，口苦、咽乾，納可寐欠安，二便自調，舌尖邊紅有瘀斑，苔黃根膩，脈弦。末次月經（LMP）為 2014 年 5 月 11 日至 5 月 16 日。中醫診斷為溢乳，月經後期。辨證為肝經鬱熱夾瘀。治以疏肝清熱、化瘀調經。方用丹梔逍遙散加減。

處方：牡丹皮 12g，梔子 9g，當歸 12g，白芍 9g，柴胡 9g，茯苓 15g，川芎 9g，桃仁 9g，法半夏 9g，黃芩 9g，生地黃 9g，神曲 12g，淡豆豉 9g，菟絲子 15g，麥芽 50g。7 劑，每日 1 劑，水煎服。

二診：口苦、咽乾症狀減輕，夜寐欠安，餘症訴同前，無訴不適。納可，二便自調。舌尖微紅、邊有瘀斑齒痕，苔薄，脈弦。

處方：上方減茯苓、桃仁、黃芩、神曲、淡豆豉，改麥芽 20g，加茯神 15g、合歡皮 9g、菟絲子 15g、女貞子 15g、地骨皮 9g。7 劑，每日 1 劑，水煎服。

三診：服上藥 7 劑後，溢乳消失，月經來潮。3 個月後隨訪無復發。

按張景岳在《景岳全書·婦人規》中指出：「婦人乳汁乃衝任氣血所化，故下則為經，上則為乳。」故後世有「經、乳同源」之說。中醫認為乳房屬足陽明胃經，乳頭屬足厥陰肝經，經血、乳汁同源於脾胃，其排泄溢出均有賴於肝氣調達，疏泄有度；腎為月經之本，然而月經的調節又取決於肝，肝藏血主疏泄。《女科撮要·經閉不行》云「夫經水，陰血也，屬

衝任二脈主，上為乳汁，下為血水」，脾為氣血生化之源，肝主疏泄，故高泌乳素血症與肝、脾、腎三臟有密切的關係。肝經鬱滯是高泌乳素血症的核心病機，自始至終貫穿於整個病程變化之中，葉天士云：「女子以肝為先天。」臨床上本病以肝氣鬱結，氣鬱化火較多見，治療以疏肝解鬱化瘀、清泄肝火為主。子宮與乳房一上一下，一裡一外，藉衝脈、胃、肝、腎等臟經脈相連，形成了表裡關係。子宮與乳房生理上開合泄閉，相互協調，病理上互相影響，治療上亦可互相影響。如女子每月有月經的來潮，則無乳汁的分泌；分娩後子宮閉合復舊，而乳房則表現開泄而出現泌乳。子宮與乳房之間的這種開合泄閉，保持著動態的平衡。若子宮與乳房之間開合泄閉功能失調，臨床上則常見有閉經－溢乳症候群等患者經、乳同病，結合舌脈證屬肝經鬱熱夾瘀。以調肝為先機，以丹梔逍遙散加減對症治療。方中牡丹皮以清血中之伏火，炒梔子善清肝熱，並導熱下行，柴胡疏肝解鬱，當歸、白芍養血柔肝，茯苓健脾，方中重用麥芽，其雖為脾胃藥而又具疏肝氣之特徵，可增強柴胡疏肝解鬱之功用。夜寐欠安，常加合歡皮、首烏藤、茯神，心煩不安加黃芩、淡豆豉，痰濁內結加法半夏，胸悶者常加鬱金，腰痠加女貞子補益肝腎；口渴加地骨皮滋陰清熱。

第三節 男科疾病

■（一）陽痿

陽痿是臨床上最常見的男性性功能障礙，是指性交時陰莖不能勃起，或雖勃起但勃起不堅，或勃起不能維持，以致不能完成性交全過程的一種病症。陽痿的發病率約占成年人的10%。其中心因性、器質性、混合性約

各占三分之一。而隨著社會發展，就業環境競爭越來越激烈、生活壓力越來越重，導致心因性陽痿患者逐漸增加。

本病多由肝氣鬱結、溼熱下注所致。正如《素問·痿論》曰「思想無窮，所願不得意淫於外，入房太甚，宗筋弛縱，發為筋痿」；《類證治裁》曰「陽密則固，精旺則強，傷與內則不起」；明代王綸在《明醫雜著》中指出「鬱火致痿論」。肝與男子性功能障礙的關係：肝主疏泄、主宗筋、主藏血功能，是陰莖與肝的生理連繫基礎。陰莖的正常活動，依賴肝之氣血經絡通暢；若肝失條達、氣機不暢，則致宗筋不用。思慮、怒鬱、驚恐、怨憂等情志因素是陽痿的主要發病原因，也與環境條件、夫妻情緒等有關。在病理上，主要是肝氣鬱結，經絡阻滯致氣機不暢，經絡失養，宗筋弛縱不用所致。逍遙散方中柴胡疏肝解鬱；當歸、白芍養血柔肝；白朮、甘草、茯苓健脾養心；薄荷助柴胡以散肝鬱；煨薑溫胃和中；諸藥合用，共奏疏肝解鬱、健脾和營之功，是治療肝鬱不舒的代表方，故以此方作為治療男子性功能障礙證屬肝鬱不舒患者的基本方。另外，腎為先天之本，主藏精、生長發育、生殖。腎陰腎陽為一身陰陽之根本。五臟及其所主之活動均以腎為本，男性勃起功能也不例外。腎所藏之精氣，是構成人體的基本物質，也是人體生長發育及各種功能活動的物質基礎。

● 醫案精選

◎案

余某，男，35 歲。2012 年 5 月 22 日初診。2 年來出現陽痿，伴有胸脅不舒，神疲乏力，腰膝痠軟，夜寐不安，舌苔薄白，脈弦細。經過性激素系列檢查指標均正常，肝功能、腎功能及血糖、甲狀腺功能測定均正常，根據國際勃起功能評分問卷進行評分，結果得 10 分，為中度陽痿。

西醫診斷為心理性勃起功能障礙。中醫診斷為陽痿。辨證為肝鬱腎虛。治以疏肝解鬱、補腎振痿。方用逍遙散加減。

處方：柴胡、白芍、白朮、當歸、巴戟天、白蒺藜各 10g，鬱金、淫羊藿各 15g，石菖蒲 8g，煅磁石 25g，蜈蚣 2 條。7 劑，每日 1 劑，水煎服。

二診：服用上藥 7 劑後，陽痿稍有好轉，胸脅不舒，夜寐不安改善，藥已對證，續服 7 劑。

三診：陽痿改善，已能同房，胸脅不舒、夜寐不安已消失。

處方：上方去鬱金、煅磁石、遠志，加菟絲子 20g，肉蓯蓉、牛膝各 10g。繼服 7 劑。

四診：同房大致正常，夫妻雙方滿意。繼服 7 劑。隨後改用複方玄駒膠囊服用月餘鞏固療效。

按陰莖勃起功能障礙屬於中醫學「陽痿」範疇，而心理性勃起功能障礙其病機大多為所欲不遂，憂思氣結，致肝氣鬱結、疏泄失常、肝失條達、氣血不暢、宗筋失充、致陽痿不舉。正如《素問·痿論》曰：「思想無窮，所願不得，意淫於外，入房太甚，宗筋弛縱，發為筋痿……筋痿者，生於肝，使內也。」《諸病源候論·虛勞陰痿候》曰：「腎開竅於陰，若勞傷於腎，腎虛不能榮於陰器，故痿弱也。」抓住肝鬱腎虛，宗筋失養之特點，選用逍遙散加減治之。方中柴胡、白芍、白朮、當歸、白蒺藜、鬱金取逍遙散之意疏肝解鬱；用煅磁石、遠志安神定志，鎮驚起痿；用淫羊藿、巴戟天、蜈蚣補腎壯陽、通絡振痿；取石菖蒲化溼通陰竅之功。全方共奏疏肝解鬱、補腎通竅、通絡振痿之功效。

◎案

某，男，35 歲。患者 3 個月前因夫妻同房時兩人發生口角，自此陽痿

不舉，伴胸悶，神疲乏力，食慾不振，頭暈目眩，舌質淡，苔薄白，脈弦細無力。中醫診斷為陽痿。辨證為肝鬱血虛。治以疏肝解鬱、健脾益腎。方用逍遙散加減。

處方：柴胡 12g，當歸 10g，白芍 10g，茯苓 12g，白朮 12g，山藥 10g，牛膝 10g，菟絲子 15g，山茱萸 15g，大棗 4 枚，炙甘草 6g。3 劑，每日 1 劑，水煎服。

二診：服上方 3 劑後，伴隨症狀緩解，原方加熟地黃 12g、淫羊藿 15g，繼服 5 劑，半月後同房正常。

按肝可生化氣血，宣通臟腑氣機，調理三焦水道。少陽之氣上連於肺，下聯於腎，少陽膽氣通泰則腎氣可升，肺氣可降，少有鬱滯。或亢或衰，則腎氣不升，肺氣不降，肝腎為母子，肝氣通則腎氣通，肝氣鬱則腎氣結，腎氣結則陽痿不舉，肝鬱則脾虛，故出現胸悶、頭暈、食慾不振、神疲乏力，用逍遙散加減治之，可達到疏肝解鬱、健脾益腎的功效。

■ (二) 早洩

早洩是指性交時間極短，甚則在陰莖尚未插入陰道前即已射精，且不能自我控制，以致不能繼續進行性交的病症。是臨床上常見的一種男性性功能障礙。

● 醫案精選

◎案

趙某，男，35 歲。2012 年 6 月 7 日初診。患者近 3 年以來同房早洩，心煩不舒，夜寐不安，腰膝痠軟，二便正常，舌苔薄白，脈弦細。性激素系列檢查指標均正常，肝功能、腎功能及血糖、甲狀腺功能測定均正常，

第三章　臨床實踐與疾病分析

前列腺液常規未見異常。西醫診斷為射精障礙。中醫診斷為早洩。辨證為肝鬱腎虛型。治以疏肝解鬱、補腎固精。方用逍遙散加減。

處方：薄荷8g，柴胡、白芍、白朮、沙苑子、益智仁、桑螵蛸、蓮子、五味子各10g，芡實15g，磁石、煅龍骨、煅牡蠣各20g。7劑，每日1劑，水煎服。

二診：早洩稍有好轉，餘症減輕，方藥對證，繼服7劑。

三診：早洩明顯好轉，餘症改善，原方去薄荷，加山茱萸10g。繼服7劑。隨後原方加減續服1個月。夫妻性生活滿意。

按早洩是射精功能障礙的一種類型，發生的確切病因尚不十分明確。目前認為與精神因素及某些神經器官的病變有一定的關係。中醫學認為，早洩的發生與心、脾、肝、腎等臟腑的功能失調有密切的關係，多因肝失疏泄，制約無能，心脾兩虛，心腎不交，陰虛火旺，腎失封藏，固攝無權所致。而心因性早洩主要是肝氣鬱結，所欲不適，疏泄無權，或情緒緊張，心存恐懼，腎氣虧虛，開合失司，則臨房早洩，或稟賦不足，久病體虛，腎氣虧虛，封藏失職，則臨房即泄。本病用逍遙散加減治療，主要藥物有柴胡、白芍、白朮、薄荷，取逍遙散之意，疏肝解鬱；取芡實、沙苑子、益智仁、桑螵蛸、蓮子益腎固精；用五味子、磁石安神定志。縱觀全方，具有疏肝補腎、固精止遺的作用，據現代藥理分析，可延長性興奮平台期，推遲性高潮到來，從而達到治療效果。

■（三）慢性前列腺炎

慢性前列腺炎是指前列腺在病原體或某些非感染因素作用下，患者出現以骨盆區域疼痛或不適、排尿異常等症狀為特徵的一組疾病。目前，治療該病方法很多，但沒有一種方法特別有效。

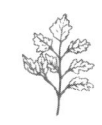

本病屬於中醫學「淋證」「精濁」「白淫」「白濁」。如《諸病源候論》所雲：「諸淋者，由腎虛膀胱熱故也……腎虛則小便數，膀胱熱則水下澀，數而且澀，則淋瀝不宣。」又如《景岳全書》所雲：「便濁證有赤白之分，有精溺之辨，凡赤者多由於火，白者寒熱俱有之，由精而為濁者，其動在心腎，由溺而為濁者，其病在膀胱、肝、脾。」又曰：「濁證……有熱者，當辨心腎而清之，無熱者，當求脾腎而固之、舉之，治濁之法，無出此矣。」本病早期以溼熱下注多見，中期多為溼熱瘀阻，後期多伴脾腎虧虛，溼、熱、瘀、滯和虛貫穿在慢性前列腺炎不同階段。

● **醫案精選**

◎案

劉某，男，32歲。2003年7月13日初診。患者反覆出現小便淋瀝，尿急3年。近7個月來又出現情緒低落，失眠多夢，不思飲食，妄想和性功能障礙，同時伴少腹、會陰及腰骶部不適等症狀。超音波示前列腺增大合併炎症。舌質淡，苔薄黃而膩，脈弦數。西醫診斷為慢性前列腺炎。中醫診斷為淋證。方用逍遙散加減，每日1劑，水煎服，連用2週。美瑞尼400mg，每日2次口服，連續服用2週。

二診：前列腺炎症得到抑制，精神症狀明顯好轉，食慾增加，寐安。舌質淡，苔薄白，脈弦數。中西藥繼服2週，再診時患者已大致痊癒。

按中醫學認為，本病主要病因是由於前列腺炎久治不癒，情志所傷。其病機為情志不暢，致肝鬱氣滯，橫逆傷及脾胃，故出現食少納呆，腹脹不適，體倦無力；心失所養，則心神不寧，精神恍惚，失眠多夢；肝腎不足，則尿頻、尿急、便祕、性功能障礙及腰膝痠軟。逍遙散加減方中柴胡、白朮、白芍、甘草、川芎、香附疏肝解鬱、健脾和胃；當歸、白芍藥

補氣和血；生地黃、知母、牡丹皮滋陰清熱；龍骨、牡蠣、珍珠母鎮靜安神；丹參活血祛瘀、消腫止痛、除煩安神；芍藥甘草湯理氣止痛。諸藥合用，共奏疏肝解鬱、健脾和胃、滋陰清熱、鎮靜安神及活血祛瘀止痛之功效。在整個治療過程中，除對患者使用中藥治療外，對前列腺感染症狀比較明顯的給予抗生素口服十分必要。為了配合治療，應及時做好患者的說服，使患者對疾病有正確的認識，情緒穩定，心理平衡，並把不良嗜好戒除，特別是菸酒、辛辣之品。同時要注意休息，避免過度疲勞，以提高自己的身體狀態，做到醫患合作方能獲得良效。

◎案

鄭某，男，27歲。2000年3月5日初診。患者因尿道及會陰部疼痛不適半年，加重3天，曾在某醫院前列腺液鏡檢白血球為40個／HP，卵磷脂小體（＋＋），因工作繁忙曾時斷時續口服環丙沙星片，用藥時尿道及會陰部疼痛有所好轉。3天前，因生意過忙身體疲勞後，導致尿道及會陰部疼痛加重，且伴有早洩及性慾低下。來診時患者情志不暢，納食欠佳，前列腺指診表面不平有輕壓痛，舌淡暗，苔薄黃，脈弦。中醫診斷為淋證。辨證為肝鬱腎虛。治以疏肝補腎為主。方用加味逍遙散加減。

處方：逍遙散加菟絲子、沙苑子、益智仁、王不留行、神曲各15g，車前子12g。每日1劑，水煎溫服，早晚2次飯後服。

1個療程後，尿道及會陰部疼痛、納食、早洩均明顯改善，複檢前列腺液鏡檢白血球為10個／HP，卵磷脂小體（＋＋＋）。再以前方去益智仁、王不留行、神曲、車前子，用法同上。

鞏固治療2個療程後，複檢前列腺液鏡檢白血球為3個／HP，卵磷脂小體（＋＋＋＋），半年後隨訪未見復發。

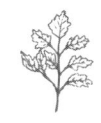

按加味逍遙散由柴胡、白蒺藜、當歸、白芍、白朮、茯苓、炙甘草組成，方中柴胡、白蒺藜疏肝解鬱；當歸、白芍養血柔肝，其中當歸因芳香可以行氣、味甘可以緩急，實為肝鬱之要藥；白朮、茯苓健脾袪溼，使運化有權、氣血有源，可治脾於未病，正合《金匱要略》所謂「見肝之病，知肝傳脾，當先實脾」的論述。炙甘草益氣補中緩肝之急，雖為佐使之品，卻有襄贊之功。全方配伍精妙，使肝經得疏、氣鬱得解、脾病得防，故臨床在此基礎上對症加減，每獲良效。

■ (四) 慢性附睪炎

附睪炎是細菌侵入附睪而引起的感染，為陰囊最常見的感染性疾病，臨床以附睪腫大、陰囊疼痛並沿精索向腹股溝放射、伴精索增粗為特徵，可分為急性和慢性兩類。而急性附睪炎的治療較易，而慢性附睪炎較難治癒。

本病屬於中醫學「子癰」、「子痛」範疇，多因外感溼熱或溼熱內生所致；亦可因瘀血內停，日久鬱結，經絡阻滯，溼熱困脾致運化失司，津液凝聚為痰，痰瘀結聚成硬結。慢性附睪炎在早期多以實證為主，出現氣滯、血瘀、痰凝症狀，治療以消散為主，施以理氣、散瘀、化痰。後期多以虛證為主，出現脾腎氣血虛衰症狀，治療以補為主，施以補益脾腎。

● 醫案精選

◎案

陳某，男，25歲。2014年6月17日初診。1年來出現左側附睪腫大疼痛、下墜感，伴發熱，經西藥治療後，症狀好轉，發熱減退，唯感左側附睪硬結仍存、疼痛時作時止，陰囊下墜感，會陰部不適，舌質淡紅，苔薄白，脈弦沉滑。體格檢查：左側附睪腫大，質硬，觸之疼痛感，尿液常規、血液常規、紅血球沉降率（血沉）、OT試驗均正常，超音波檢查確診

為慢性附睪炎徵象。西醫診斷為慢性附睪炎。中醫診斷為子痛。辨證為肝氣鬱結。治以疏肝散結、化痰軟堅。方用逍遙散加減。

處方：柴胡、當歸、白芍、橘核、延胡索、桃仁、玄參各 10g，浙貝母 20g，鬱金、夏枯草、丹參各 15g，生牡蠣 30g。7 劑，每日 1 劑，水煎服。

二診：附睪疼痛減輕，下墜感好轉，左側附睪硬結仍存，原方去延胡索，加水蛭 5g，三稜、莪朮各 10g。服用 7 劑，左側附睪硬塊明顯縮小變軟，隨後連服半月，左側附睪腫塊消失，超音波複檢附睪正常。隨訪半年未見復發。

按慢性附睪炎屬於中醫學「子癰」、「子痛」範疇，而西醫認為部分患者是在急性期未治癒而轉為慢性，或由較輕感染逐漸演變而來，病變多局限在尾部有炎癥結節，可發生纖維樣變，局部發硬。而中醫學認為由情志不舒、肝氣鬱結，鬱而化熱、痰熱互結，蘊結附睪所致。以疏肝散結、化痰軟堅為主，選用柴胡、白芍、當歸、鬱金、橘核，取逍遙散之意，疏肝理氣；選用玄參、生牡蠣、浙貝母、夏枯草清熱化痰、軟堅散結；加延胡索、橘核理氣止痛，白芍緩急止痛，加桃仁、丹參、水蛭、三稜、莪朮活血祛瘀、消癥散結，同時根據中藥藥理研究具有改善血液流變和微循環，促進纖溶、並有抗炎作用。綜觀全方，有疏肝理氣、軟堅散結、活血祛瘀之功，正合本病病機之意，故可收到較好療效。

■（五）不射精

不射精是指在性交時有正常的性興奮和陰莖勃起，但性交中無法達到性高潮，無精液射出者。影響夫妻性生活品質，是造成男子不育的原因之一。

本病中醫稱之為「精瘀」、「精閉」，在中醫文獻中雖無專題論述，但早有一定理解。如隋代《諸病源候論》中即有「精不能射出，但聚於陰頭，

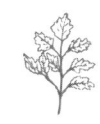

亦無子」。唐代《備急千金要方》有「能交接，而不施洩」。清代《醫貫》有「久戰而尚不洩」等記載。陽氣主升動，主氣化，若素體陽虛、稟賦不足，或戕伐太過，則腎陽衰微。腎陽不足，則氣化失調，驅精無力，洩精不能。肝主疏泄，喜條達，若情志不舒，鬱怒傷肝，久而化火，木火相劫，心火亢盛，導致精關開啟失調而不洩精。精藏於腎，而其主在於心。若房事不節，淫慾過度，或長期手淫，失精過多引起腎陰虛，陰虛則下不能制相火，上不能濟心火，心腎失交，精關不開，故交而不射。脾為生化之源，後天之本，心主氣血運行。若勞心勞力過度，損傷心脾。脾虛則氣血生化乏源，血虛則不能生精，氣虛不能推動精液運行，氣血兩虛精液枯竭，推動乏力，而不能射精。

● **醫案精選**

◎ 案

徐某，男，30歲。2011年10月20日初診。1年來出現陰莖勃起，交而不射，無高潮，伴有胸脅不舒，心煩易躁，睪丸脹痛，二便無殊，舌苔薄白，脈弦細。體格檢查：神志清，兩側睪丸發育正常，陰莖發育正常，性激素系列檢查均正常範圍。西醫診斷為射精障礙（功能性不射精）。中醫診斷為精閉。辨證為肝鬱氣滯。治以疏肝理氣、通利精竅。方用逍遙散加減。

處方：柴胡、當歸、白芍、八月札、王不留行、石菖蒲各10g，鬱金、香附、路路通各15g，丹參20g，炮穿山甲、生麻黃各6g。7劑，每日1劑，水煎服。

二診：胸脅不舒及睪丸脹痛好轉，能射精但量少，藥以對症，繼服7劑。

三診：患者訴已能射精，稍感腰痠，舌苔薄白，脈細。原方去炮穿山甲、生麻黃，加黃精、炒杜仲各15g。服用7天，諸症改善，原方加減再

第三章　臨床實踐與疾病分析

服 2 週。隨訪 3 個月，夫妻性生活滿意。

按不射精症屬中醫學「精瘀」、「精閉」範疇，多為情志不調，肝氣鬱結，疏泄失常，精氣開合不利，不能射精，或氣滯日久，瘀血阻滯，痹阻精道而不射精，或者有久病或房勞等損傷肝腎，以致腎虛精虧，氣虛無力，精氣不開而致不射精。運用疏肝通竅法為主，選用柴胡、白芍、當歸、香附、鬱金、八月札，取逍遙散之意，疏肝理氣，使肝氣順暢，疏泄正常，開合有序，故能射精；選用丹參、王不留行、炮穿山甲，活血祛瘀，疏通精道之瘀血，以利排精；用石菖蒲，化痰開竅之功以通精管；選用生麻黃，宣肺氣、利水道，寓意取提壺揭蓋之法。縱觀全方，具有疏肝理氣、活血化瘀、通精竅之功效。

◎案

陳某，男，27 歲。1994 年 11 月 18 日初診。患者結婚 3 月餘，同房從沒有性高潮和射精動作，亦無精液溢出，但常有遺精，伴有陽強易舉，陰莖作脹，心煩易怒，口乾口苦，舌邊尖紅，脈弦而數。曾服中西藥治療，效果不佳，前來求診。中醫診斷為精瘀。辨證為肝氣鬱滯、鬱而化火、疏泄失職、精關不通。治以疏肝解鬱、通精開竅。方用逍遙散加減。

處方：柴胡 12g，當歸 15g，白芍 15g，茯苓 15g，白朮 15g，龍骨 30g，牡蠣 30g，山茱萸 10g，懷牛膝 15g，淫羊藿 15g，路路通 15g，穿山甲 10g，龍膽草 6g，牡丹皮 12g，梔子 10g，甘草 6g。每日 1 劑。

患者服至 23 劑時，自覺已有射精感覺和少量精液溢出，陰莖憋脹、陽強易舉明顯減輕。守上方繼進 15 劑，患者精神振作，不射精症已告痊癒。

按不射精的原因有功能性和器質性兩種，功能性不射精占 90% 左右。其以心理因素為主，如宗教、倫理道德、家庭約束過嚴、夫妻關係不和、

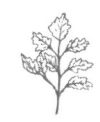

環境條件差、缺乏安全感等，均可使患者產生心理壓力，以致射精不能。中醫學認為，肝藏血，主筋，主疏泄；腎為作強之官，主藏精，兼施射精。若患者思想無窮，恣情縱慾，所願不遂；或日久憂鬱，氣滯於肝，肝氣鬱結，疏泄失職，而致精竅不通。故治療依據「欲得精可射，一治其遺洩，二宗疏慎強」為原則。方用逍遙散疏肝理氣，加龍骨、牡蠣斂淫越而止遺洩，配山茱萸、淫羊藿以補腎填精，選懷牛膝、穿山甲、路路通以暢達宗筋，通利精竅。全方共奏疏肝解鬱、通精開竅之功。加味逍遙散治療不射精，應服 4 個療程為宜。即使治癒還應繼續服藥 1～2 個療程以善其後。

(六) 男性乳房發育

男性乳房發育分為生理性和病理性。生理性男性乳房發育者多見於新生兒、青春期、更年期，多可自癒。病理性男性乳房發育稱為男性乳房發育症，臨床以單側或雙側乳房增大、結塊、脹痛、溢乳為特徵，多發於中老年男性，10 歲左右男童也可發生，是一種不太多見的內分泌疾病，但對患者造成極大的心理壓力，影響了正常的生活，且近年來有多發趨勢。

中醫學對此病早有理解，早在宋代，竇漢卿《瘡瘍經驗全書》中即有記載，稱之為「你瘯」（你同「奶」），《中醫外科學》稱之為「乳癧」。從經絡循行來看，足陽明胃經貫乳中，足太陰脾經，絡胃上膈、布於胸中，足厥陰肝經上膈、布胸脅繞乳頭而行，足少陰腎經，上貫肝膈而與乳聯，衝任二脈起於胞中、任脈循腹裡，上關元至胸中，衝脈挾臍上行，至胸中而散，從經絡循行的部位來看，脾胃肝腎及衝任與乳房的關係密切。肝、腎、脾、胃及衝任功能失常，可導致乳房疾病的發生。

歷代醫家指出「女子乳頭屬肝，乳房屬胃」，「男子乳頭屬肝，乳房屬腎」。明代陳實功《外科正宗・乳癧論》亦指出：「男子乳節與婦人微異，

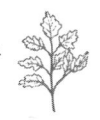

女損肝胃，男損肝腎。」余聽鴻在《外證醫案彙編》也說：「乳中結塊，雖云肝病，其病在腎。」故男子乳房發育症的發生於肝腎功能失調密切相關，其病變的臟腑主要為肝腎。本病以中老年男性為多，《黃帝內經》云「年四十則陰氣自半矣」，「五八，腎氣衰，髮墮齒槁」；中老年男性氣血漸虛，腎中精氣漸衰，往往處於生理性腎虛狀態，加之現代人生活和工作節奏加快，競爭激烈，勞神過度，肝虛血燥；飲食不節，飲酒過度，脾失健運；生活無規律，晚睡晚起，房事不節，縱慾過度，腎失封藏，導致人體肝脾腎功能受損，肝脾功能受損日久及腎，暗耗腎中精氣，使得腎虛更為明顯。一方面肝虛血燥，腎虛精怯，血脈不得不行，肝經無以榮養遂結腫痛。另一方面腎虛肝燥，肝失疏泄，脾失健運，痰溼內生，溼阻氣滯，氣滯血瘀，痰瘀阻滯乳絡而發為本病。故本病的病位在於肝腎，腎氣虛衰，肝鬱氣滯是本病發生的病理基礎，在此基礎上，或肝經無以濡養，或日久痰瘀阻於乳絡而發為本病。

● **醫案精選**

◎案

陳某，男，60歲。1990年12月29日初診。患者發現左乳頭周圍腫大月餘，檢查左側乳房以乳暈為中心，呈扁圓形，可見2.5cm×2.5cm×0.8cm大之腫塊，中等硬度，推之可動，腫塊界線清楚，不與皮膚黏連，觸壓時有脹及疼痛感，局部皮色正常，腋下、頸部未觸及腫大淋巴結，心肺正常，肝脾未觸及。伴有憂慮，胸悶不舒，性功能無改變。舌質淡紅，苔白，脈弦滑。放射免疫測定 PRL 4.3μg/L，CA-5017.5u/ml。西醫診斷為男性乳房發育症。中醫診斷為乳癧。辨證為肝氣鬱結。治以疏肝解鬱、軟堅散結。方用逍遙散加味。

處方：柴胡 10g，當歸 10g，白芍 10g，白朮 10g，炙甘草 15g，薄荷 3g，黃藥子 10g，白藥子 10g，牡蠣 15g，法半夏 10g，枸杞子 25g，貓爪草 10g。14 劑，每日 1 劑，水煎服。

二診：服上藥 14 劑後，憂慮好轉，胸悶，乳塊觸壓有脹及疼痛感消失，乳塊變軟，大小無變化。照原方共服 35 劑，乳腫塊完全消失。複檢：CA-5011.6u/ml。隨訪 1 年未見復發。

按男性乳房發育症，中醫稱為「乳癖」。秦伯未在《中醫臨證備要》認為病由「腎虛肝燥，憂思怒火鬱結」所致。顧伯華《外科經驗選》認為「乳病病因，因體質虛弱，血虧肝旺，氣鬱痰凝而成」。臨床上大多無明顯症狀，僅在觸壓腫塊時才感脹及疼痛，多數患者性格內向，或性情急躁，憂思易怒，致使氣滯痰凝，日久發為乳癖。其病位在肝，病因為肝氣鬱結；病機為肝失條達，氣機阻滯。治以逍遙散疏肝理氣為主，加黃藥子、白藥子、牡蠣、法半夏消痰軟堅散結，枸杞子滋補肝腎之效，諸藥合用，共奏疏肝解鬱、消痰軟堅散結、活血化瘀、滋補肝腎之效。

第四節　兒科疾病

(一) 小兒遺尿症

小兒遺尿症又稱遺尿、尿床，是指 5 週歲以上的小兒除外器質性病變，表現為不能自主控制排尿，經常於睡夢中小便自遺，醒後方覺的一種病症，少則數夜一次，多則一夜數次。病程可長達數年，對小兒的身心發育及家人生活品質造成不良影響。

本病屬中醫學「遺尿」、「遺溺」、「尿床」等範疇。古代醫家認為，遺尿的發生，主要原因是腎與膀胱虛寒導致膀胱不約，也與肺、脾、心、肝、三焦等臟腑有關。《素問·宣明五氣》云「膀胱不利為癃，不約為遺溺」；《證治彙補·遺溺》說「又有挾熱者，因膀胱火邪妄動，水不得寧，故不禁而頻來」；《諸病源候論·小兒雜病諸候·遺尿候》云「遺尿者，此由膀胱有冷，不能約於水故也……腎主水，腎氣下通於陰，小便者，水液之餘也，膀胱為津液之腑，既冷，氣衰弱，不能約水，故遺尿也」；《張氏醫通·遺尿》中云「膀胱者，州都之官，津液藏焉。臥則陽氣內收，腎與膀胱之氣寒虛，不能約制，故睡中遺尿」；《金匱翼·小便不禁》云：「有肺脾氣虛，不能約束水道而病不禁者，《金匱》所謂上虛不能制下者也。」遺尿的病因主要為胎稟不足，腎氣虧虛，下元虛寒，使膀胱氣化功能失調，不能制約水道而致遺尿。本病病位在膀胱，主要與腎和膀胱虛寒、不能固攝有關。

● **醫案精選**

◎**案**

徐某，男，5歲。1996年8月5日初診。遺尿1年餘，曾多次求治於中西醫，不癒。患兒發育正常，3歲時曾因高熱而致驚厥，平常喜挑食，大便時溏時乾，晝間好動不知疲倦，夜間常驚惕、夢吃。舌淡紅，苔薄白，脈弦緩。中醫診斷為遺尿。辨證為肝脾失調。治以健脾疏肝澀尿。方用逍遙散加減。

處方：柴胡、當歸各5g，白芍、白朮、茯苓、鉤藤、太子參各10g，蟬蛻5g，甘草2g。7劑，每日1劑，水煎服。

並囑限制患兒日間活動量，睡前盡量少予飲料。

二診：服上藥 7 劑後，夜間驚惕、夢吃明顯減輕，服藥期間，僅遺尿 1 次。上方再進 7 劑，諸症除，遺尿止。隨訪半年，未見復發。

按小兒臟腑嬌嫩，且肝常有餘，脾常不足。本案患兒遺尿實與其曾患高熱有關，觀其夜間常有驚惕、夢吃，知其肝有遺熱；挑食、大便時溏時乾，知其脾不和而肝木又犯之。故用柴胡、白芍、當歸、鈎藤、蟬蛻以疏肝、柔肝、平肝；白朮、茯苓、太子參、甘草以健脾。

◎案

周某，男，4 歲。1993 年 6 月 3 日初診。患兒母親代訴：患兒遺尿 1 年有餘，曾多次求治於中西醫，久治不癒。患兒發育正常，3 歲時曾因高熱而致「抽筋」，平常較挑食，喜飲，大便時溏時結，晝日好動，玩耍不知疲倦，夜間常驚惕、夢吃，舌淡紅，苔薄白，脈弦緩。檢視前醫處方，多為縮泉丸加味。根據患兒生理、病理特點及以往治療情況。中醫診斷為遺尿。辨證為脾虛肝火旺。治以疏肝健脾，兼以瀉火。方用逍遙散加減。

處方：柴胡、當歸各 5g，白芍、白朮、茯苓、鈎藤、太子參各 10g，蟬蛻 3g，甘草 2g。7 劑，每日 1 劑，水煎服。

並囑其母限制患兒日活動量，睡前盡量少予飲料。

二診：服上藥 7 劑後，患兒夜間驚惕、夢吃明顯減輕，服藥期間僅遺尿 1 次，方藥對證，效不更方，上方再進 7 劑，隨訪半年，未見復發。

按小兒臟腑嬌嫩，形體未充，易虛易實，且肝常有餘，脾常不足。此患兒遺尿實與曾患高熱有關，觀其夜間常驚惕、夢吃，知其肝有遺熱；挑食、喜飲、大便時溏時結，知為脾不足而肝犯之。故用柴胡、白芍、當歸、鈎藤、蟬蛻以疏肝、柔肝、養肝、平肝；而用白朮、茯苓、太子

參、甘草以健脾。此「欲伏其所主，必先其所因」也。辨證得當，故遺尿得癒。

■（二）小兒厭食症

小兒厭食症是兒科常見病症。主要表現為小兒較長時間的食慾減退，甚至無食慾。中醫學認為本病是由於飲食餵養不當導致脾胃運化功能失調所致。病程短者，表現為脾胃不和之實證；病程長者，則見脾胃氣虛、陰虛之證。治療上多用消導、調補之法，效果不甚理想。本病與肝有關係，肝主疏泄、性喜條達，惡憂鬱。脾土的運化必須藉助肝木的疏泄條達功能而完成。正如《血證論》中所言：「木之性主於疏泄，食氣入胃，全賴肝木之氣以疏泄之，而水穀乃化。」若肝氣鬱結，疏泄失司，則木不疏土，橫逆犯胃，致脾不健運，胃不受納而成本病。當今小兒因父母過分寵愛而多嬌恣，所求不得，往往出現情志不暢現象。現代醫學認為目前隨著生活條件改善及獨生子女比例上升，心理因素已成為小兒厭食的一個主要原因。小兒可因精神因素導致肝氣鬱結而影響脾胃受納運化功能。因此，小兒厭食症在發病過程中，雖然脾胃功能失調是發病的根本原因，但肝的病理變化也是一個不可忽視的因素。

● 醫案精選

◎案

某，男，5歲。1996年3月初診。患兒自1年前由於父母的寵愛而變得任性挑食，漸見食慾不振，後發展為厭食、拒食，伴消瘦、乏力。3個月前在某醫院體檢時發現患兒較消瘦，低於標準體重10%。檢查：肝功能正常，HBsAg陰性，腎功能正常，血糖，T3、T4，血清鉀、鈉、氯，血清總蛋白均正常，上腸胃道攝影、胸部X光均正常，心電圖正常。經一般

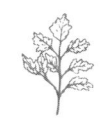

治療無效。症見：厭食、拒食，食後腹脹，悶悶不樂，夜寐不安，消瘦乏力，舌質紅，苔薄，脈細弦。T 36.6°C，體重15.5kg，咽淡紅，扁桃腺不大，心肺未見異常，腹軟，肝脾肋下未觸及。中醫診斷為厭食。辨證為肝鬱脾虛。治以疏肝和胃、益氣健脾。方用逍遙散加減。

處方：柴胡6g，白芍6g，黨參8g，白朮8g，茯苓6g，甘草3g，陳皮3g，梔子3g，神曲6g，麥芽6g。7劑，每日1劑，水煎服。

二診：服上藥7劑後，食慾增加，腹脹稍減，2週後症狀消失。隨訪2個月，食慾、飯量正常，體重增至17kg。

(三) 兒童性早熟

性早熟係女童在8歲前，男童在9歲前呈現第二性徵的發育異常性疾病，是臨床常見的小兒內分泌系統疾病之一。由於患兒生長速度過快，骨骺提前癒合，致成人時身高較正常人矮，性發育提前，對患兒及其家庭帶來極大的社會心理壓力，需及早治療。性早熟的臨床表現差異較大，在青春期前的各年齡階段都可發病，症狀的發展快慢也不一致。臨床診斷需要實驗室檢查的協助，還要排除其他原因所致的性早熟。

中醫學認為腎藏精，主生長、發育和生殖，腎對於精氣有閉藏的作用，而肝主藏血，主疏泄，即能夠條達全身臟腑的氣機；腎中精氣的充盛有賴於肝血的補充，肝血的化生有賴於腎精的滋養，稱之為「肝腎同源」。肝的疏泄正常，則使腎能夠正常行使閉藏精氣的功能；如果肝鬱化火，則可使腎精失其閉藏而出現相火妄動，在成人表現為月經先期、遺精、早洩等，在兒童則出現性早熟。

第三章　臨床實踐與疾病分析

● **醫案精選**

◎案

楊某，女，7歲半。2012年5月13日初診。患兒2個月前發現雙側乳房較同齡者明顯增大，在醫院經超音波、性激素、骨齡X光片等檢查，確診為特發性性早熟。就診時見：形體偏胖，面色潮紅，怕熱，雙側乳房脹痛，性怪易怒，口乾，夜眠不安，便祕，苔淡苔黃根膩。中醫診斷為乳癘。辨證為衝任失調、肝鬱化火、痰火互結。治以疏肝瀉火、健脾化痰。方用逍遙散加減。

處方：柴胡10g，當歸12g，白芍6g，茯苓15g，白朮12g，薄荷6g，墨旱蓮10g，女貞子10g，夏枯草10g，鱉甲珠6g，烏梅3g，炙甘草3g。每週服5劑，連服1個月。

二診：訴諸症明顯改善，續服6個月後，諸症皆消，超音波、性激素水平基本接近正常。隨訪1年未復發。

按治療本病「從肝論治」，小兒屬生長發育時期，加之小兒「肝常有餘」、「腎常虛」，瀉腎後恐影響小兒的生長發育。採用疏肝瀉火、兼健脾化痰治療本病。以逍遙散合二至丸化裁，創制了疏肝瀉火方。該方由柴胡、當歸、白芍、茯苓、白朮、薄荷、墨旱蓮、女貞子、夏枯草、鱉甲珠、烏梅、炙甘草組成。方中君藥柴胡疏肝解鬱，使肝氣條達；當歸養血和血、白芍養血柔肝、鱉甲珠活血化瘀，夏枯草清瀉肝火，墨旱蓮、女貞子補肝腎養陰血而不滋膩，共為臣藥；木鬱不達致脾虛不運，故以白朮、甘草、茯苓健脾益氣，既能實土以禦木侮，又能使營血生化有源，薄荷疏散鬱遏之氣，透達肝經鬱熱，共為佐藥；炙甘草調和諸藥。其中烏梅為常用藥，歸肝、脾、肺、大腸經，認為其一則入肺則收，除煩清熱安心

183

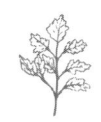

神;二則能開,可疏肝解鬱。冉雪峰《大同藥物學》謂:「烏梅不唯開,且能開他藥所不能開,不唯通,且能通他藥所不能通。」以上諸藥合用,可達肝脾腎並治,氣血兼顧的效果,透過瀉肝、平肝、柔肝表現了「乙癸同源」、「實則瀉其子」的原則,以瀉其子「肝」,既可不攻伐腎氣犯腎無實證之戒。本方用於治療性早熟的患兒,療效甚佳。

■ (四) 精神運動性癲癇

小兒精神運動性癲癇是小兒癇證的特殊類型,臨床除具有突發性、反覆性、自解性等癇證發病的一般規律外,更以發作性精神意識改變或自動症表現為特徵,從而區別於昏仆、抽搐為主症的其他發作類型。同時,小兒精神運動性癲癇的發作頻率很高,反覆多次發作往往影響智力。關於痫證的病機,歷代醫家多從痰立論。如《醫學綱目·癲癇》明確提出:「癲癇者,痰邪逆上也。」若痰邪上逆,迷悶心竅,心失所主,則神志恍惚,甚則神志喪失。若痰濁壅盛,引動肝風,則合併肢體抽搐。若痰鬱化火,「痰火充盛,上並於心,神不寧捨,故作狂笑」。若痰降氣順,則發作漸息,神志逐漸甦醒。由此可見,痰阻氣逆是小兒精神運動性癲癇的基本病機,痰濁動風或痰火壅盛為其病理演變。

● 醫案精選

◎案

某,女,14歲。1992年3月13日初診。患癲癇病史2年。發作時自言自語,來回走動,或搓手或拾物亂放,動作呆板,呼之不應,制之則強力反抗,持續5～30分自行緩解,止後對發作時症狀不能回憶,自訴「剛才難受」,約40天發作1次。發作間歇期無任何異常,曾服Phenytoin,4個月未發。1991年5月患者月經初潮,癇疾復發,經加服Carbamazepine

第三章　臨床實踐與疾病分析

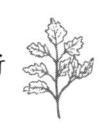

仍不能控制發作。近半年來，多在月經來潮前 1 週或經後 3～5 天發病，每月發作 1～2 次；發作時症狀如前，持續 1 小時方止。患者 2 歲時曾發熱驚厥 1 次，無明顯家族遺傳史。腦電圖檢查示傳導陣發性多棘慢波及慢波節律。症見：神清體胖，納可便調，月經 20～23 天一至，色正常，舌紅，苔黃厚而膩，兩脈弦滑。西醫診斷為精神運動性癲癇。中醫診斷為癇證。治以清熱化痰、調氣醒神。宗溫膽湯加味，並囑逐漸減少西藥用量。治療 3 個月，西藥已停，癇疾仍發，唯每次發作持續約 20 分可止。辨其癇證隨月經而發，且有經水先期，是為血熱之證，且病久肝鬱，故改治法為清熱調經、疏肝健脾。方用加味逍遙散加減。

處方：牡丹皮、梔子、柴胡、茯苓、石菖蒲各 9g，當歸、白朮、天麻各 6g，白芍 12g，薄荷、甘草各 3g。每日 1 劑，水煎服。

二診：服藥月餘，月經正常，癇疾未再發。治療 6 個月，複檢腦電圖示雙顳部爆發性出現短程（1.5 秒）棘慢波，較前好轉。再宗前方加減治療 3 個月，後改用加味逍遙丸 6g，每日 2 次，石菖蒲每日 10g 沏湯送服加味逍遙丸為引藥，以緩圖其功。1993 年 10 月複檢腦電圖，未見癇性放電。近訪已 3 年半未見復發。

按精神運動性癲癇是癲癇臨床發作的一個類型，以發作性精神意識改變或自動症表現為特點。本案少女初潮，加之病久，內鬱化熱，致經水不調，癇發愈重。肝鬱血熱為其病機。先以化痰調氣法，雖見初效，卻未除病。後以牡丹皮、梔子清肝泄熱；當歸、白芍養血柔肝；柴胡、薄荷疏肝解鬱散熱，白朮、茯苓健脾和中；石菖蒲豁痰開竅；天麻入肝經疏痰利氣。眾藥相合，鬱解熱清，痰除氣順病自癒。

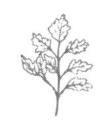

第五節　皮膚科疾病

■ (一) 痤瘡

　　痤瘡，中醫稱之為「粉刺」、「肺風粉刺」等，多發於面部及胸背部，臨床上主要表現為白頭、黑頭粉刺、膿皰甚至囊腫結節和瘢痕等多種皮損形態，多伴有月經不調，西醫學認為是一種毛囊皮脂腺的慢性炎症性皮膚病，其發病機制主要是雄激素作用、毛囊皮脂腺導管角化異常、皮脂腺過度分泌及痤瘡丙酸桿菌的作用，此外，遺傳因素在痤瘡的發病過程中發揮很重要的作用。

　　先賢說「女子以肝為先天」，「百病皆生於氣」。現代女性生活節奏緊張，工作壓力及生活負擔較重，導致情志不舒，肝氣鬱久化熱，易致「妄動之相火」，耗陰傷精，病久則涉及腎陰，進而肝腎陰虛，水不涵木，以至虛火上炎，發為痤瘡。《靈樞・經脈》載：「肝足厥陰之脈，起於大指叢毛之際……挾胃，屬肝，絡膽，上貫膈，布脅肋，循喉嚨之後，上入頏顙，連目系，上出額，與督脈會於巔；其支者，從目系下頰裡，環唇內；其支者，復從肝別，貫膈，上注肺。」面頰、額部、口周和胸背部等多為痤瘡好發部位，均是肝經循行所過之處，因此，對於痤瘡的治療，宜以肝為主，清肝瀉火，滋水涵木。

● 醫案精選

◎案

　　李某，女，26歲，已婚。以面部痤瘡1年餘為主訴就診。患者1年前進入職場後，壓力增大，作息不規律，面部痤瘡逐漸加重，1年來曾用口服藥及外用藥物治療（具體藥物不詳），效果不佳。現患者面頰部、額部

及下顎滿布痤瘡，已往月經35～40天一行，5天淨，量可，色暗紅，挾少量血塊，小腹脹痛，乳房脹痛，噯氣，食少，大便乾燥，舌淡暗，苔薄白，脈沉弦。中醫診斷為痤瘡。辨證為肝鬱腎虛、陰虛火旺。治以疏肝補腎、滋陰瀉火。方用逍遙散加減。

處方：柴胡10g，當歸10g，白芍15g，茯苓10g，白朮10g，香附10g，玫瑰花15g，凌霄花10g，生地黃15g，玄參10g，麥冬10g，女貞子10g，墨旱蓮10g，菟絲子10g，甘草10g。7劑，每日1劑，水煎早、晚分服。

二診：服上藥7天後，面部痤瘡減輕，情緒好轉，小腹脹痛及乳房脹痛稍減，食慾增。繼服前方，隨症加減。治療3個月後，面部痤瘡消退，情緒尚可，月經1個月一行，小腹脹痛及乳房脹痛消失。

按逍遙散出自《太平惠民和劑局方》，主要由柴胡、當歸、白芍、茯苓、白朮、薄荷、甘草、生薑8味藥組成，有疏肝健脾、養血調經之效，是婦科聖方。逍遙散加味，由逍遙散加補腎藥物組成，治療各種肝鬱腎虛型疾病。肝鬱腎虛型痤瘡除舌脈象與皮疹外，女性肝腎陰虛型痤瘡患者多伴有月經病。本案中痤瘡病機為肝鬱腎虛，以疏肝補腎為主，選逍遙散加減治療。方中柴胡、香附、玫瑰花疏肝解鬱，使肝氣條達；當歸、白芍養血活血；白朮、茯苓、甘草健脾益氣；玄參、麥冬滋養陰液；菟絲子滋補肝腎；凌霄花破瘀通經，涼血祛風；甘草調和諸藥。加入女貞子、墨旱蓮滋補肝腎之陰。因此，運用逍遙散加減治療肝鬱腎虛型痤瘡療效顯著。

◎案

付某，女，28歲。2015年1月14日初診。面部痤瘡反覆發作半年餘。症見：兩頰面及唇周出現粟米樣疙瘩，觸之疼痛，根部硬結，大便乾燥，

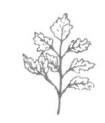

3～4天1次，工作壓力大，心情煩躁，情緒不佳。脈細弦，舌質暗紅，苔薄黃。中醫診斷為粉刺。辨證為肝氣鬱結。治以疏肝解鬱、通腑散結。方用逍遙散加減。

處方：柴胡10g，當歸10g，炒白芍10g，茯苓15g，炒白朮12g，薄荷10g，白僵蠶10g，薏仁20g，白芥子10g，製大黃10g，炙甘草10g。10劑，每日1劑，水煎服。

二診：服上方10劑後，面部症狀明顯改善，大便亦正常。守方繼服10劑後瘡消面淨，餘症皆去。

按痤瘡屬中醫「肺風粉刺」範疇，一般認為由肺經風熱引起，本案患者心情煩躁、情志不暢致肝失疏泄，氣鬱日久化熱，加之患者大便祕結，腑氣不通，鬱而不暢，二者相合，血熱鬱滯不散，聚集於面部而發為痤瘡。故予逍遙散加減疏肝散結，並加用白僵蠶通絡散結，加薏仁、白芥子健脾祛溼，化痰通絡，以促進氣血生化，兼見便祕，加用大黃以通腑散結。本案辨證明確，用藥精當，諸藥合用使肝氣條達，鬱結散之則痤瘡消。

■（二）黃褐斑

黃褐斑是一種生於面部的常見皮膚疾患，臨床表現為皮損呈淡褐色至深褐色斑片，面頰對稱出現，呈蝶形，亦可見於額、眉、顴、鼻及口周等處，邊界清楚，無自覺症狀。日晒後皮損顏色加深，女性患者偶見經前顏色加深。本病多見於中青年女性。

本病在中醫學中早有記載，晉代《肘後備急方》稱為「皮乾黑」，明代《外科正宗》稱為「黑斑」。黃褐斑按病因病機可分為肝鬱氣滯、肝鬱脾虛、肝腎不足、脾胃虛弱、血虛肝旺、氣滯血瘀等幾種類型，其病因病機多與

肝、脾、腎三臟功能失調有關。尤其是肝、脾、腎三臟均涉及多臟器功能失調者，因七情失調，長期憂鬱，肝腎精血虧虛，精血不足，肌膚失養，虛火上擾，燥熱內結，或脾不健運，痰瘀內生，清陽不升，濁陰不降，濁氣上犯，蘊結肌膚，均易形成黃褐斑。黃褐斑多為中青年，女性居多，中青年由於生理、心理及社會因素的影響，尤其是現代知識女性，精神長期處於緊張狀態，加之經帶胎產傷及於血，陰血不足，心肝失養，氣鬱血虛，所以肝鬱氣滯是黃褐斑患者臨床最多見的病因病機之一。肝鬱而氣滯，氣滯而血瘀。肝氣不疏，急躁易怒，則相火妄動，消灼肝腎精血，腎陰不足，腎水無從上承，精血不足，脈絡空虛，進而瘀阻而發為黃褐斑。

● **醫案精選**

◎案

張某，女，34歲。2015年2月4日初診。患者面頰部生黃褐色斑塊，胸悶不舒，喜太息，納差，易急躁易怒，月經按期而至，量中等而色暗，經前乳房脹痛，舌淡紅，苔薄黃，脈弦細。中醫辨證為肝鬱血熱。治以疏肝解鬱，佐以清肝火。方用逍遙散加減。

處方：柴胡10g，當歸10g，炒白芍10g，茯苓10g，炒白朮12g，薄荷6g，香附10g，鬱金10g，荔枝核10g，牡丹皮10g，焦梔子10g，白蒺藜10g，炙甘草10g，薑棗為引。10劑，每日1劑，水煎服。

二診：患者訴胸悶不舒、心煩急躁等症狀均改善，餘症如前，原方繼服10劑。

三診：面色漸轉光澤，斑塊開始消退，前日月事來潮，量中等色暗紅，經前乳房脹痛感較前好轉，舌淡紅，苔薄白，脈細。原方加丹參10g，繼進10劑後面部色素及餘症基本消失。

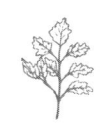

按《醫宗金鑑‧卷六十三》云：「黧黑斑……由憂思憂鬱，血弱不華，火燥結滯而生於面上，婦女多有之。」黃褐斑為女性多發病，女性因生理、心理及社會因素影響極易情志失調。肝鬱氣滯是黃褐斑患者臨床最多見病因之一。本案患者因情志不遂，長期憂思勞傷所致。四診合參，當屬肝氣鬱結，鬱而化熱。故以逍遙散加味疏肝理氣、清肝火、散鬱結。方中制香附、鬱金、白蒺藜、荔枝核與逍遙散合用共奏疏肝理氣解鬱之效。牡丹皮、焦梔子涼血、清肝火。諸藥相伍，效專力宏。故連進30餘劑，斑塊消失。

◎案

丁某，女，29歲。2009年6月7日初診。研究所畢業3年，謀職未遂，境況窘迫，憂愁日久而憂鬱，半年前面部又生褐斑，心情更加沉重，現求中醫診治。症見：精神憂鬱，情緒低落，脅肋脹痛，前額及雙頰均可見褐色斑片，面部潮熱，月經量少，痛經；舌質暗紅，苔薄白，脈弦細。西醫診斷為憂鬱症（輕度）、黃褐斑。中醫診斷為鬱證、黧黑斑。辨證為肝鬱氣滯。治以疏肝解鬱。方用逍遙散加減。

處方：柴胡5g，香附10g，鬱金10g，延胡索10g，白芍10g，當歸10g，白朮10g，茯苓10g，炙甘草5g，生薑2g，薄荷3g，炒梔子5g，牡丹皮5g，丹參15g，山慈菇5g。7劑，每日1劑，水煎早、晚分服。外塗白芷茯苓粉（白芷、茯苓等量，粉碎過篩），每日2次。

二診：服上方7劑後，脅痛減輕，褐斑有所消散。守方繼服，外用藥同前。

三診：上方又用14劑，脅痛消，褐斑大部分消失，心情漸爽，腹稍脹。上方去柴胡，加木香10g，繼續口服及外用。

第三章　臨床實踐與疾病分析

四診：上方又用 21 劑，褐斑大部分消失，憂鬱明顯減輕，月經正常。上方去延胡索、山慈菇、牡丹皮、炒梔子，又服 14 劑，諸症悉除。

按情志內傷，肝失條達，氣失疏泄，肝氣鬱結；謀慮不遂，加之久鬱傷脾，脾失健運，化源不足，血虛脾弱，形成肝鬱血虛脾弱證；肝鬱日久，化熱傷陰，熏蒸於面，又疊加褐斑。治以疏肝解鬱、清泄內熱、化瘀消斑。方中柴胡性善條達肝氣，疏肝解鬱；香附善行肝氣之鬱結；鬱金、延胡索行氣活血止痛；白芍滋陰柔肝；當歸養血活血；白朮、茯苓、甘草健脾益氣；生薑溫胃和中；薄荷助柴胡疏肝而散熱；炒梔子、牡丹皮清熱涼血，活血祛瘀；丹參活血調經，祛瘀止痛，涼血消癰，除煩安神；山慈菇清熱解毒，消癰散結。故收良效。

■（三）扁平疣

扁平疣是感染人類乳突病毒（HPV）引起的一種發生於皮膚淺表的良性贅生物，大多數由 HPV3、HPV10 型感染所致。

本病屬中醫學「扁瘊」範疇。《五十二病方‧祛疣》記載了灸法治疣寫到：「取敝蒲蓆若籍之弱（蒻），繩之，即燔其末，以久（灸）尤（疣）末（本），熱，即拔尤（疣）去之。」本病皮損為表面光滑的扁平丘疹，針頭、米粒到黃豆大小，呈淡紅色、褐色或正常皮膚顏色。數目多少不一，可散在分布，或簇集成群，有的相互融合，常因搔抓沿表皮剝蝕處發生而形成一串新的損害。好發於顏面部、手背和前臂。一般無自覺症狀，偶有搔癢感，發病緩慢，有時可自行消退，但亦可復發。

● 醫案精選

◎案

陳某，女，31 歲。2009 年 8 月 11 日初診。因婚姻兩次破裂，精神重

創,有厭世之感,不久,自覺喉中生物,吞之不下,咳之不出,去喉科檢查,無異常所見,3個月前面部突生扁平疣,用藥療效不顯,心情更加低落,辭去工作,閉門自居,現其母陪患者來求診中醫。症見:精神憂鬱,胸部悶塞,脅肋脹滿,神疲納呆,咽中如有物梗塞,前額及左面頰散在粟粒至黃豆粒大扁平丘疹20餘個,色暗;舌黯淡,苔白膩,脈弦滑。西醫診斷為憂鬱症(輕度)、扁平疣。中醫診斷為梅核氣、扁瘊。辨證為肝鬱脾虛、氣鬱痰凝。治以疏肝解鬱、化痰散結。方用逍遙散合半夏厚朴湯加減。

處方:柴胡5g,當歸10g,茯苓10g,白芍10g,白朮10g,生薑5g,紫蘇葉10g,製半夏10g,厚朴10g,桃仁5g,紅花5g,夏枯草10g,山慈菇5g,狗脊20g,炙甘草10g。7劑,每日1劑,水煎服。第3遍煎液每日洗患處2次。

二診:服上方7劑後,脅肋脹滿明顯減輕,胸咽漸覺舒緩,扁平疣無明顯變化。守方繼服,外用藥同前。

三診:上方又用7劑,咽部梗阻之感明顯消退,扁平疣有脫落跡象,心情漸爽,食慾增,二便通調。上方去柴胡、半夏,繼續口服,外用藥同前。

四診:上方又用21劑,咽部梗阻感完全消失,扁平疣大部分脫落,心情開朗,喜歡交談。上方去生薑、夏枯草,又服14劑,諸症悉除。隨訪1年,未見復發。

按情志內傷,肝失條達,氣失疏泄,而致肝氣鬱結;脾失健運,聚溼生痰,痰氣鬱結於胸咽,久之,筋氣不榮,肌膚失常,加之外感毒邪,蘊結於面。治以疏肝解鬱、化痰散結。逍遙散疏肝解鬱,健脾和營;半夏厚

朴湯行氣散結，降逆化痰；桃仁、紅花活血化瘀；夏枯草清熱解毒，散結消腫；山慈菇清熱解毒，消癥散結；狗脊祛風溼、補肝腎；甘草解毒和中、調和諸藥。故收卓效。

(四) 面部圓盤狀紅斑性狼瘡

圓盤狀紅斑性狼瘡（DLE）為慢性復發性疾病，圓盤狀紅斑性狼瘡皮疹呈永續性圓盤狀紅色斑片，多為圓形、類圓形或不規則形，大小有幾公釐，甚至 10mm 以上，邊界清楚。皮疹表面有微血管擴張和灰褐色黏著性鱗屑覆蓋，鱗屑底面有角栓突起，剝除鱗屑可見擴張的毛囊口。

根據本病的皮疹特徵，可屬中醫學「蝴蝶丹」、「陰陽毒」；根據本病可累及周身的特點稱為「周痹」；有腎功能損害者屬「水腫」；有胸水者屬「懸飲」。先天稟賦不足，為本病發病的重要因素。中醫認為，人的稟賦取決於先天生殖之精，而先天之精藏於腎，故有「腎為先天之本」，腎精是構成人體並具有遺傳作用的基本物質，即「兩形相搏，合而成形，常先身生，是謂精」，它決定著一個人體質的強弱以及易患某種疾病的傾向。如素體腎精虧虛，則易患本病。又有「女子以肝為先天」加之「肝腎同源」的理論，若平素未重視攝生調護，則最易傷陰耗血，致陰虧血虛，陰虛火旺而發為狼瘡。譬如產後百脈空虛，精血耗失，腎水虧枯，腎火無以為養，內火升浮燔灼，最易壯熱驟起，突發狼瘡。

● 醫案精選

◎案

何某，女，33 歲。2009 年 9 月 9 日初診。平素性情暴躁，常發無名之火，經常與丈夫吵鬧，1 年前，與丈夫大吵後，情緒低落，流露輕生念頭，不久，面部起紅斑，經某醫科大學附屬醫院診斷為圓盤狀紅斑性狼

瘡，憂鬱加重，現求中醫診治。症見：面頰可見微微隆起的附有黏著性鱗屑的圓盤狀紅斑，剝去鱗屑，可見角質栓和擴大的毛囊口，胸脅脹滿，口苦咽乾，目赤，大便祕結；舌質紅，苔黃，脈弦數。西醫診斷為憂鬱症（輕度）、圓盤狀紅斑性狼瘡。中醫診斷為鬱證、紅蝴蝶瘡。辨證為肝鬱化火、風熱毒聚。治以疏肝解鬱、清熱解毒。方用逍遙散加減。

處方：柴胡 5g，當歸 10g，茯苓 10g，白芍 10g，白朮 10g，牡丹皮 10g，炙甘草 10g，生地黃 10g，北沙參 15g，蟬蛻 10g，蒲公英 10g，刺蒺藜 10g。7 劑，每日 1 劑，水煎服。第 3 遍煎液局部溻敷。

二診：服上方 7 劑後，脅脹消失，皮疹漸退，二便通調。守方繼服，外用藥同前。

三診：上方又用 14 劑，皮疹完全消退，心情爽，生活與工作欲望漸增。上方去柴胡，又服 21 劑諸症悉除。

按鬱怒傷肝，肝氣鬱結，橫逆乘土，肝脾失和；肝鬱日久化火，熏蒸肌膚，加之腠理不固，外感風熱，風火毒相搏，蘊結肌膚，上泛頭面，則生圓盤狀紅蝴蝶瘡。治以疏肝解鬱、清熱解毒。丹梔逍遙散疏肝解鬱、養血健脾、清熱涼血，主治肝脾血虛，化火生熱；生地黃清熱涼血，養陰生津；北沙參養陰清肺，益胃生津；蟬蛻疏散風熱，利咽，透疹；蒲公英清熱解毒，疏散風熱；刺蒺藜平肝疏肝，祛風明目。故取效甚捷。

■（五）帶狀皰疹

帶狀皰疹由水痘帶狀皰疹病毒引起，以沿單側周圍神經分布的簇集性小水皰為特徵，常伴明顯的神經痛。帶狀皰疹患病之所以痛苦，是因為其沿一定的神經叢徑路不對稱分布，嚴重的有損神經，而神經疼痛是難以忍受的。

第三章　臨床實踐與疾病分析

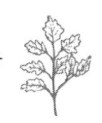

隋代巢元方《諸病源候論・瘡病諸候・甑帶瘡候》載「甑帶瘡者，繞腰生，此亦風溼搏血氣所生，狀如甑帶，因以為名」；明代王肯堂《證治準繩・瘍醫・卷四・纏腰火丹》載「繞腰生瘡，纍纍如珠，何如？曰：是名火帶瘡，亦名纏腰火丹」；清代祁坤《外科大成・纏腰火丹》命名為蛇串瘡，如說：「初生於腰，紫赤如疹，或起水皰，痛如火燎。」今多以「蛇串瘡」名之。本病病因病機大致有三：①情志內傷，肝氣鬱結，久而化火，肝經火毒，外溢皮膚。②脾失健運，蘊溼化熱，溼熱搏結於皮膚。③年老體弱，血虛肝旺，或勞累感染毒邪，或溼熱毒盛，氣血凝滯所致。

● **醫案精選**

◎案

趙某，男，71歲。2010年3月20日初診。2個月前右胸背部起簇狀水皰，痛如刀割、針灸，曾在某醫院診為帶狀皰疹，用Acyclovir及清熱解毒藥內服，Acyclovir乳膏外用後皰疹消失，但疼痛未改善，尤以夜間為甚。現右胸背部陣發性疼痛如針灸，夜不能寐，局部皮膚紫暗、乾燥，舌質紅無苔，脈弦虛。中醫診斷為蛇串瘡。辨證為血虛肝旺。治以疏肝解鬱、健脾和營、益氣養血、滋陰潤燥。方用逍遙散加味。

處方：柴胡15g，當歸12g，赤芍15g，白芍15g，茯苓10g，沙參12g，生地黃12g，炒白朮6g，丹參30g，川楝子10g，延胡索10g，鬱金10g，香附10g，薄荷3g（後下），全蠍5g，首烏藤15g，炒酸棗仁15g，徐長卿12g，煅牡蠣12g，生薑3g，甘草6g。10劑，每劑水煎2次取汁600ml，早、中、晚飯後各服200ml。服藥期間忌食辛辣刺激之品。

二診：疼痛大減，夜能安睡5～6小時，上方去炒酸棗仁、首烏藤、茯苓，10劑，煎服法同前。

195

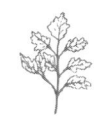

三診：疼痛大致消失，夜間偶爾疼痛 1～2 次，但都較輕微，上方去香附、鬱金、全蠍、徐長卿，沙參量增至 20g，服 15 劑。

四診：疼痛消失，但皮膚色素沉著未消退，繼守上方，重用當歸 20g、白芍 20g，加用黃耆 30g、阿膠 10g（烊化），7 劑，煎服法同前。5 月 15 日隨訪，未再復發，且皮膚色素沉著大致消退。

按帶狀皰疹屬中醫「蛇串瘡」、「纏腰火丹」等範疇。多由肝膽鬱熱、溼熱、氣滯血瘀，內有鬱熱，外感毒熱之邪鬱於少陽，樞機不利，鬱熱發於肌表而成。肝膽氣機受阻，瘀血阻滯，故痛如針灸，正如《臨證指南醫案》所說：「蓋久痛必入絡，絡中氣血，虛實寒熱，稍有留邪，皆能致痛。」後期多久病傷陰，氣血虧虛，經脈失濡則「不榮則痛」。同時，帶狀皰疹後神經痛患者往往伴有不同程度的心理障礙，如焦慮、緊張、憂鬱、異常人格特性，甚至有自殺傾向，所以應適當地給予心理治療。逍遙散加味方中川楝子、鬱金、香附疏肝解鬱，行氣止痛；沙參、白芍配甘草酸甘化陰，滋陰潤燥；全蠍、丹參、赤芍、延胡索行氣活血，通絡止痛；煅牡蠣平肝。諸藥合用，共奏疏肝解鬱行氣活血、滋陰潤燥、平肝通絡止痛之效。

◎案

薛某，男，47 歲，農民。2007 年 9 月 24 日初診。以發熱，右側腰脅部劇烈疼痛如火燎，伴帶狀成簇丘疹，水皰，疼痛 2 天來診。症見：發熱，T 38.3℃，煩躁，坐臥不安，口乾思飲，咽疼，視右側腰脅部集聚成群皰疹，紫紅色水皰如串串淚珠，牽及右側脅、肋部刺疼，腰背痛，痛苦難忍，納呆，大便乾，小便黃，舌質紅，苔薄，脈弦滑。西醫診斷為帶狀皰疹。中醫診斷為蛇串瘡。辨證為肝鬱氣滯、熱毒內蘊。治以疏肝散結、清熱解毒。方用逍遙散加味。

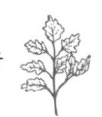

處方：當歸 12g，柴胡 12g，白朮 10g，赤芍、白芍各 12g，薄荷 6g（後下），茯苓皮 12g，薏仁 30g，蒲公英 30g，紫花地丁 20g，連翹 20g，牡丹皮 10g，白芷 6g，雞血藤 30g，生甘草 5g。6 劑，每日 1 劑，水煎溫服。

服完 6 劑以後症狀大減，效不更方，繼服 7 劑以後諸症消失。隨訪 1 年無不適。

按帶狀皰疹為現代醫學稱謂。中醫學謂之纏腰火丹，俗稱纏腰龍。本案邪蘊肝脈，浸淫蘊鬱，內不得疏，外不得透，故於肝經循行處發作為纏腰火丹瘡。其病理因素為風、熱、毒、瘀、溼，相兼併病，其病疾屬於風，其疼如火燎，煩躁口乾屬於熱，纍纍如串珠，紫紅剔透乃瘀毒、溼、熱兼夾所致。因為病位在腰脅，故其治療循《證治彙補‧脅痛》之意，「當疏散升發以達之」，而不可過用降氣、補氣「致木愈鬱而痛愈甚也」。故用逍遙散加味，其當歸、柴胡、赤芍、白芍、薄荷、白芷疏肝散結，緩急止痛；蒲公英、紫花地丁、連翹清熱解毒；茯苓皮、薏仁利溼祛濁；雞血藤行氣活血增強止痛之力。諸藥合用，療效甚佳。《醫宗金鑑‧外科心法要訣》說：「蛇串瘡，有乾溼不同，紅黃各異，皆如纍纍珠形，乾者色紅赤，形如雲片，上起風粟，作癢發熱，此屬肝心二經風火，治以龍膽瀉肝腸；溼者色黃白，水皰大小不等，作爛流水，較乾者多疼，此屬脾肺二經溼熱，治宜除溼胃苓湯。」難以分辨本案之紅黃和乾溼，循病位辨證選用逍遙散，竟收到了殊途同歸之佳效。

■（六）斑禿

斑禿屬於中醫學「鬼剃頭」、「油風」等範疇，是一種局限性的斑片狀脫髮，驟然發生，臨床上以毛髮成片禿落，頭皮正常而無自覺症狀為主要表現特點。現代醫學認為，斑禿與精神因素有關，也證明了中醫肝臟的生理病理和神經—內分泌—免疫網絡關係密切，肝臟功能的失調可導致機體

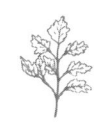

神經內分泌功能的紊亂、免疫功能的異常，繼而使局部皮膚及毛乳頭的血液供應發生障礙、營養不良而發生脫髮。在治療方面，西醫無特殊療法，口服多種維生素治療斑禿有一定療效，但停藥後有的患者很快復發，輕者預後較好，但約50%病例復發。隨著人們對美的追求不斷提高，斑禿對人們生活及心理帶來的影響日益加重。

中醫學理論有「髮為血之餘」，認為頭髮的營養來源於血液。明代陳實功在其《外科正宗》中了解到「油風乃血虛不能隨氣榮養肌膚，故毛髮根空，脫落成片，皮膚光亮，癢如蟲行，此皆風熱乘虛攻注而然」，認為陰血虛少，無以濡養肌膚毛髮，引起供血失調，導致毛髮脫落。「脾為後天之本」，脾虛導致血液化源不足，供血減少，毛髮因其失養而脫落。「肝藏血主疏泄」，肝疏泄功能正常則氣血平和，若長期精神刺激，則會導致肝失疏泄，氣鬱不暢，血無以帥，進而氣滯血瘀，髮失所養，髮枯而脫。逍遙散出自《太平惠民和劑局方》，為疏肝理氣之代表方劑。本組方以柴胡疏肝為主，佐以滋腎補陰藥物。功能疏肝解鬱，行氣止痛，主治肝氣鬱滯證。根據《黃帝內經》「木鬱達之」的原則，在治法上應該首先順其條達之性，開其鬱遏之氣，佐以養血而健脾土，滋腎以達到治療脫髮之目的。方中柴胡疏肝解鬱，使肝氣得以條達，為君藥，當歸、白芍補血和營以養肝為臣藥；茯苓、白朮、甘草健脾和中，實土以抑木，且使營血生化有源，為佐藥；熟地黃、何首烏、枸杞子為使藥。王清任《醫林改錯》曰：「皮裡內外血瘀，阻塞血路，新血不能養髮，故髮脫落。」「久病必瘀」，故加桃仁、紅花、川芎之類，以加大行氣活血化瘀的力度。「腎藏精，其華在髮」，「髮為血之餘」，何首烏能補益精血、烏鬚髮、補肝腎，枸杞子補肝腎，甘草調和諸藥。各藥合用成為疏肝理氣，健脾滋腎之劑，共達治療脫髮之目的。

第三章　臨床實踐與疾病分析

● 醫案精選

◎案

李某，男，45歲。頭髮反覆斑片狀脫落5年。脫落頭髮皮膚仍見毛孔及少許毫毛，頭髮大部分花白，毛髮稀疏、細軟，伴失眠、多夢，有高血壓病史6年，舌暗紅，苔薄黃，脈弦細。西醫診斷為斑禿。中醫診斷為脫髮。辨證為肝鬱血瘀。治以疏肝解鬱、活血生髮。方用逍遙散加減。

處方：柴胡15g，白朮15g，白芍15g，當歸10g，何首烏15g，丹蔘10g，川楝子10g，薄荷6g，夏枯草15g，甘草6g。日1劑，煎2次，取汁400ml，分早、晚2次服。

二診：服上藥1個月後脫髮停，脫髮部分長出細毛。前方再加金櫻子15g，菟絲子15g，墨旱蓮15g。連服2個月。另每日用藥渣薰洗頭部。治療後長出黑色頭髮，粗細與正常頭髮一樣，原白髮變黑，隨訪3個月無復發。

按斑禿為突然發生的局限性斑片脫髮性毛髮病，西醫目前病因不明。中醫認為其病機為脾胃虛弱，生化無源，血虛毛根空虛，故毛髮枯而不潤，乃至成片脫落。肝氣鬱結，氣滯血瘀，毛竅瘀阻，新血難以灌注髮根以致頭髮失養而脫落。肝腎虧虛，精血耗傷，髮枯脫落。逍遙散加減方中何首烏為生髮烏髮之要藥；柴胡、白朮、白芍疏肝健脾、促進氣血生化；當歸養血活血、促進血行、循經養髮。藥理研究顯示，逍遙散有改善微循環、促進造血細胞再生、抗衰老、抗炎、抗過敏等作用，因而治療斑禿療效顯著。

◎案

范某，男，23歲，職員。2001年2月18日初診。主訴：頭髮片狀脫落1月餘。近來因工作緊張且不順利而心情急躁，不久即發現有大量頭髮

199

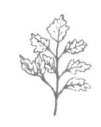

脫落，家人發現其頭皮有 2 處脫髮區而來就診。來診時頭皮有 2 處圓片狀脫髮區，約 3cm×3cm 及 2cm×2cm，區內頭皮光亮，無癢痛等感，伴神疲，頭暈乏力，夢多，大便稀軟，小便可。舌質淡，苔薄白，脈細弦。西醫診斷為斑禿。中醫診斷為油風。辨證為肝鬱脾虛、氣血不足。治以疏肝健脾、養血活血。方用逍遙散加減。

處方：柴胡 6g，當歸 10g，白芍 12g，茯苓 15g，白朮 10g，何首烏 15g，天麻 10g，補骨脂 10g，側柏葉 12g，紅花 10g，丹參 20g，雞血藤 15g，菟絲子 15g。

外用 20% 補骨脂酊搽脫髮區。服藥 1 個月脫髮停止，脫髮區內有大量毳毛長出，繼服藥 1 個月毳毛長粗變黑，囑繼服藥至頭髮長齊。

按本證是肝鬱血虛，脾失健運。《外科正宗・油風》曰：「油風乃血虛不能隨氣榮養肌膚，故毛髮根空，脫落成片。」憂思鬱怒，肝氣鬱結，木失條達，血行不暢。肝氣橫逆犯脾，脾失健運，氣血生化無源，氣虛則溫煦無力，血虛則不能濡養，毛根空虛，故毛髮枯而不潤，乃至成片脫落。方用逍遙散疏肝健脾養血，同時加用活血滋陰之藥，故有生髮之功。

■（七）皮膚搔癢症

皮膚搔癢症是指無原發性皮膚損害，而以搔癢為主要症狀的皮膚感覺異常性皮膚病。是多種皮膚病的自覺症狀，臨床上將只有搔癢及搔癢所致的繼發性損害，而無原發性皮損的皮膚病，稱為搔癢症。搔癢症屬神經功能障礙性皮膚病，一般分為全身性（泛發性）和局限性，與多種疾病和皮膚衰老有關，發病隨年齡、季節變化而不同，局限性皮膚搔癢症常發生在小腿、陰囊、外陰、肛周及腰背等。其發病誘因繁多，治療及護理複雜，效果亦較為有限。

第三章　臨床實踐與疾病分析

中醫學對此有精闢的論述，《黃帝內經》云：「諸痛癢瘡，皆屬於心。」《傷寒論》提出：「不能得小汗出，身必癢。」《雜病源流犀燭》曰：「血虛之癢，蟲行皮中；皮虛之癢，淫淫不已；風邪之癢，癢甚難忍；酒後之癢，癢如風瘡，常搔至血出。」《諸病源候論·風搔癢候》云：「此由遊風在於皮膚，逢寒則身體疼痛，遇熱則搔癢。」診治此病時，要重視尋找病因，認真辨證，採用辨證與辨病相結合的方法進行治療。稟性不足，血熱內蘊，外邪侵襲，致血熱生風而癢；或因病久，年老體弱，氣血虧虛，風邪乘虛外襲，血虛生風，肌膚失養而癢；或為飲食不節，嗜食辛辣炙煿、醇酒油膩，損傷脾胃，溼熱內生，日久化熱生風，內不得疏泄，外不得透達，怫鬱於肌膚而發；或由情志內傷，五志化火，血熱內蘊，化熱動風而成。

● **醫案精選**

◎案

吳某，女，48歲，農民。2002年12月21日初診。主訴：自覺皮膚搔癢1月餘，加劇5天。1個月前無明顯誘因自覺全身皮膚搔癢較甚，且皮膚乾燥，但皮膚上無其他異常表現，夜寐欠安，曾在當地醫院治療，效果不顯。因而心情鬱悶，煩惱不已，而搔癢更甚。來診時見全身皮膚抓痕累累伴見血痂。面色萎黃無華，食少便溏，胸脅、乳房時覺脹悶，伴月經不調，量少色淡。舌質淡，苔白，脈弦。診斷為皮膚搔癢症。辨證為肝鬱脾虛、血虛生風。治以疏肝健脾養血，兼活血祛風。方用逍遙散加減。

處方：柴胡6g，合歡皮10g，首烏藤10g，香附10g，當歸10g，白芍12g，茯苓15g，白朮15g，山藥15g，何首烏15g，黃精15g，紅花10g，刺蒺藜15g，防風10g。日1劑，水煎服。

二診：服藥半月餘搔癢已減，繼用上方加減調理至痊癒。

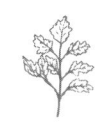

按該證是肝鬱脾虛，血虛生風。該患者因平素體弱，脾失健運，氣血化源不足，膚失濡養，血虛生風而癢。日久因搔癢不止而致肝氣鬱結，氣血循行瘀滯，氣滯血瘀，經絡阻滯，經氣不通則搔癢更甚。乃是「因病致鬱」之類。方用逍遙散疏肝理氣，健脾養血，同時加入養陰安神、活血祛風止癢藥而獲效。

◎案

馬某，女，24歲。1987年9月11日初診。產後四天，嬰兒吮乳則感周身如人抓撓，奇癢難忍。乳量甚少，難寐易怒，面色少華，舌淡苔白略厚，脈虛而略弦。中醫辨證為肝經血虛、氣鬱不疏、乘於脾土。治以養血疏肝解鬱、健脾司運、鎮靜寧神。方用逍遙散加減。

處方：柴胡10g，當歸10g，白芍24g，茯苓10g，白朮15g，薄荷3g（後下），鬱金15g（打碎），青龍齒30g（先煎），炙甘草10g。2劑，每日1劑，水煎服。

二診：服藥後，頓覺病除，一週後病復如前。以原方加炒酸棗仁15g，2劑。藥後病失，半年後隨訪再未復發。

按產後搔癢，極為少見。仲景云：「新產血虛。」《藥鑑》云：「微熱則癢，熱甚則痛。」患者產後血虛而生虛熱，發之於膚腠，故令人搔癢。投逍遙散加減而癒，足證此證血虛鬱熱之本質。

◎案

段某，女，40歲。2000年3月5日初診。患者皮膚搔癢，每於情緒不寧時發作，午後及入夜尤甚，伴五心煩熱，急躁易怒，兩乳脹痛，舌紅少津，苔薄黃，脈弦細數。曾用抗過敏藥治療無效。中醫辨證為肝鬱脾虛、虛熱內生。治以理氣解鬱、健脾養血、清熱養陰。方用逍遙散加味。

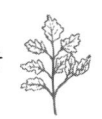

處方：柴胡 10g，白芍 12g，白朮 12g，茯苓 16g，當歸 10g，地骨皮 10g，甘草 6g，苦參 6g。5 劑，每日 1 劑，水煎服。

二診：服上藥 5 劑後，症狀銳減，僅有夜間發作，守原方繼服 10 劑，諸症均消，未見復發。

按逍遙散原主治血虛勞倦、五心煩熱、肢體疼痛、頭目昏重、口燥咽乾、發熱盜汗及血熱相搏、脈不調、肌腹脹痛、寒熱如瘧等。方中柴胡疏肝解鬱，當歸、白芍養血柔肝，為本方的主藥；白朮、茯苓、甘草健脾和胃。全方氣血雙調，共奏疏肝解鬱、健脾養血之功。上述 3 案雖病症有別，但均屬肝鬱不疏、脾虛血虧，故選用逍遙散加減治療，一鼓而平，從而展現了中醫異病同治之理。

(八) 白癜風

白癜風是一種由於皮膚色素原發性脫失而發生的白斑性皮膚病。好發於面、頸、手背等暴露部位，可單發，亦可泛發於全身。發病部位皮膚色素脫失，周圍膚色稍加深，邊界清楚，形狀不一，大小不等，一般無自覺症狀。

中醫稱本病為「白癜風」、「白駁」、「斑駁」。《諸病源候論·卷之三十一·白癜候》指出：「白癜者，面及頸項，身體皮肉色變白，與肉色不同，亦不癢痛，謂之白癜。」《證治準繩·瘍醫》云：「夫肺有壅熱，又風氣外傷於肌肉，熱與風交併，邪毒之氣伏留於腠理，與衛氣相搏，不能消散，令皮膚皴起生白斑點，故名白癜風也。」《醫宗金鑑·外科心法要訣》曰：「此證自面及頸項，肉色忽然變白，狀類癜點，並不痛癢由風邪相搏於皮膚致令氣血失和。」近代醫學認為本病是具有遺傳特質的個體在多種內外因素的激發下，出現免疫功能、精神神經及內分泌、代謝等多方面的

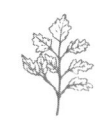

功能紊亂，導致酪胺酸酶系統的抑制黑素細胞破壞，最終使患病處色素脫失。中醫學認為：肝腎虧虛，氣機不調，風邪乘虛外侵相搏是致病之因；氣血失和，瘀血阻滯是發病之理。氣血不足，肌膚失養，故發白斑，氣血瘀阻，故邊緣色澤深暗。中醫辨證分為氣機壅滯、肝腎陰虛、氣滯血瘀三型。臨床上，若肝鬱氣滯，脾虛不運，化生乏源，氣鬱不得行血，血虛不得養膚，而形成白斑，宜理氣和血，健脾消斑。

● 醫案精選

◎案

徐某，女，27歲，職員。2000年8月13日初診。主訴：頸項部有一乳白色橢圓形脫色斑1年餘。1年前左耳後下頸項部出現一黃豆大小乳白斑，斑區內無癢痛。近半年來，因工作壓力及家庭瑣事致精神憂鬱，情緒急躁，遂發現乳白色斑逐漸增大。來診時乳白色斑約3cm×4cm大小，其內汗毛變白，無癢痛感。伴胸悶噯氣，神疲食少，大便平素微溏。舌質淡紅，苔薄白，脈弦細。中醫診斷為白癜風。辨證為肝氣鬱結、脾失健運。治以疏肝解鬱、健脾養血、活血祛風。方用逍遙散加減。

處方：柴胡6g，當歸10g，白芍12g，山藥30g，茯苓15g，白朮15g，丹蔘20g，紫草15g，紅花10g，浮萍20g，刺蒺藜30g，補骨脂10g，防風10g，炙甘草6g。

上方隨症加減治療1月餘，脫色斑顏色逐漸加深，範圍變小，按上方加減再服1個月而痊癒。

按本案患者初因脾運不健，氣血衰少，肌膚失養，風邪乘虛侵襲肌表而致白癜風。復因情志內傷，肝氣鬱結致氣機不暢，氣血失和而加劇。即所謂「因虛致病」、「因鬱致病」之類。方用逍遙散疏肝解鬱，健脾養血。

第三章　臨床實踐與疾病分析

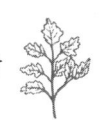

同時加入活血祛風之藥，使肝鬱得解，脾運得健，氣血調和，風邪得祛，肌膚得養而膚色得復。

■ (九) 脫髮

脫髮症，屬於中醫「斑禿」、「油風」等範疇，是皮膚科中的常見病、多發病。臨床可分為斑禿、脂溢性脫髮、老年性脫髮、化療性脫髮等類型，並以斑禿和脂溢性脫髮的發病率最高。西藥由於其不良反應而不能作為脫髮患者的長期用藥，中醫在辨證論治的基礎上治療脫髮症，具有療效顯著，少或無毒副作用和無藥物依賴性的優勢。中醫學對脫髮早有認識，且論述頗多，有關脫髮的記載最早見於《黃帝內經》，稱之為毛拔、髮落、髮墜。中醫認為「髮為血之餘，髮為腎之候」。《諸病源候論》指出：「衝任之脈，為十二經之海，謂之血海，其別絡上唇口，若血盛則榮於鬚髮，故鬚髮美；若血氣衰弱經脈虛竭，不能榮潤，故鬚髮禿落。」以上皆說明毛髮的生長有賴於氣、血、精。「氣行則血行」，「氣能生血」，「氣不耗，歸精於腎而為精；精不泄，歸精於肝而化清血」。由此可見，毛髮的生長榮枯與臟腑、氣血的關係密切。有近代醫家認為毒邪（風、溼、熱）蘊羈，瘀血阻絡是脫髮的病因病理，解毒通絡是其治療大法。過食肥甘、貪飲酒漿，多坐少動，用神太過，勞傷心脾，營血暗耗或氣鬱化火，熱毒內生，損傷腎水是其致病因素。毒瘀損絡，毛竅痹阻，髮根失榮是其病理變化。脫髮證見多端，但根據臟腑理論，脫髮的病因仍以肝腎不足為本，血瘀、血熱、溼熱為標。然而本病多為虛實夾雜或本虛標實證，隨著社會發展、工作節奏、生活方式等外部環境的變化，脫髮不僅僅是由虛而致，更是由於精神壓力的增加以及飲食的失衡所導致的一種虛實夾雜的病症。治療脫髮應從氣、血、肝、腎、心、脾入手，養血生髮可貫穿始終，根據

證型的不同，或養肝腎之陰，以生陰血；或補後天脾胃，使氣血生化有源，另外對於兼症則可隨症加減。

● **醫案精選**

◎案

某，男，36歲。不明原因脫髮半年，頭癢、頭皮屑較多，毛髮稀疏，曾用生髮類藥物治療未見療效，按脂漏性皮膚炎治療效果亦欠佳，伴焦慮、失眠、口苦口乾、納差、脅脹不適、善太息、舌紅苔少、脈弦細。中醫診斷為脫髮。辨證為肝鬱血虛。治以疏肝解鬱、養血安神、殺蟲止癢。方用加味逍遙散。

處方：當歸 12g，白芍 12g，柴胡 12g，白朮 12g，茯苓 15g，甘草 6g，薄荷 6g，牡丹皮 10g，梔子 10g，煨薑 2 片，墨旱蓮 15g，首烏藤 30g，合歡皮 20g，炒酸棗仁 20g，何首烏 15g。水煎服，每日 1 劑。另配以硼砂 3g，冰片 3g，枯礬 3g 溫水洗頭，每日 2 次。

二診：上方連用 5 劑，頭癢輕，皮屑減，心情漸穩定，夜間睡眠 6 小時，頭髮脫落漸少。原方繼用 11 劑，外洗藥改為每日 1 次，頭皮已不癢髮亦不脫，夜眠安穩，情緒正常，新髮已生。

按脫髮之所以久治未癒，皆因疏於辨證，一味地生髮止癢，忽略了思慮過度，勞傷心脾，肝脾不和，生化無權，氣血不足，血虛無以養髮的基本病因，故治療當疏肝健脾、養血生髮。

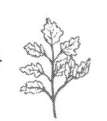

第六節　耳鼻喉科疾病

(一) 耳鳴

耳鳴是一種常見的臨床症狀，是指患者自覺耳內鳴響，如蟬鳴或如潮聲。耳鳴輕者，鳴響僅在密閉空間內產生，稍重者則多於安靜時或睡覺前產生，再重者則晝夜皆鳴。臨床上除外耳部器質性病變引起的客觀性耳鳴，大多數功能性的耳鳴可以根據中醫理論進行辨證治療。

本病屬於中醫學「耳鳴」或「聊秋」的範疇。一般來講，單耳鳴者多責之於肝，雙耳鳴者多責之於腎，臨床辨治各有不同。

醫案精選

◎案

魯某，女，23歲。2004年5月13日初診。主訴：雙耳鳴如蟬7個月。7個月前因工作緊張，持續加班1週，出現雙側耳鳴，聲音如蟬，持續不斷，經常熬夜睡眠不足，寐則欠安，聽力無減退，無頭暈，口苦，食納可，神疲倦怠，心情急切，略煩，小便黃，大便如常。舌紅，苔黃，脈弦數。西醫檢查聽力正常，聲導抗檢測正常。既往體健。中醫診斷為耳鳴。辨證為肝火上擾、脾氣虧虛。治以清肝瀉火、開鬱健脾。方用逍遙散加減。

處方：當歸10g，白芍10g，柴胡10g，茯苓30g，白朮10g，薄荷6g，石菖蒲6g，鬱金10g，荷葉6g，薏仁30g，甘草6g。7劑，每日1劑，水煎服。

二診：患者訴耳鳴有減，心煩消失，無口苦，倦怠感有減輕，舌紅，苔淡黃，脈弦數微細。上方加牡丹皮10g、酸棗仁30g，繼服7劑。

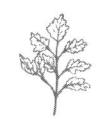

三診：耳鳴明顯減輕，睡眠改善。後又服上方14劑，隨訪2次，諸症痊癒。

按肝喜條達，惡憂鬱。肝亦主藏血，肝陰充足以制約陽氣，維持肝的疏泄功能，使肝氣條達，氣機通暢，氣血運行通暢，上達耳竅。脾主運化，升發清陽之氣，輸布水穀精微，但脾氣的升發輸布亦有賴於肝氣的條暢，本案患者的耳鳴由於勞累緊張引起，勞累思慮傷脾，緊張鬱悶傷肝，因此耳鳴，口苦，心情急切，略煩，舌紅，苔黃，脈弦數，責之於肝；神疲倦怠，寐則欠安，責之於脾。緊張鬱悶，肝氣鬱結，肝失調達，久而化火，上擾耳竅。勞累思慮，導致脾氣虛弱，清陽不升，中氣不足，故神疲倦怠，寐則欠安。這是本案的病因病機，治以清肝瀉火、開鬱健脾。處方選用逍遙散加減，當歸、白芍養血柔肝，柴胡、薄荷清熱疏肝，茯苓、白朮健脾益氣，在此基礎上增加薏仁增強健脾功效，又加石菖蒲、鬱金，增強通竅散鬱的作用，選擇荷葉，取其清胃熱之性，考慮到肝火易橫逆爍胃，故清胃以助清肝，共奏清肝瀉火之效。

◎案

某，女，45歲。2004年1月初診。自訴1個月前因伴侶病故而出現耳鳴，日趨加重，常自泣。來診時症見：情緒不佳，耳鳴如聞潮聲，胸悶氣短，善太息，兩脅脹痛，不思飲食，小便尚可，大便祕結，舌紅，苔薄白，脈弦。中醫診斷為耳鳴。辨證為肝氣鬱結。治以疏肝解鬱通竅。方用逍遙散加減。

處方：柴胡15g，白芍15g，當歸20g，茯苓20g，白朮15g，石菖蒲10g，川芎15g，薄荷10g，甘草10g。3劑，每日1劑，水煎服。

二診：服上藥3劑後，耳鳴、脅痛減輕，無胸悶氣短，偶有太息，食

納可，二便正常。繼服上方 5 劑後諸症消失。

　　按人身之氣機喜通達而忌憂鬱，正如《丹溪心法・六鬱》中指出：「氣血沖和，萬病不生，一有怫鬱，諸病生焉。故人身諸病，多生於鬱。」本病係因情志不舒，肝失條達，氣機鬱滯，脈絡不暢，肝膽之氣上逆於清竅而突發耳鳴如潮聲。故方以逍遙散疏肝解鬱，加石菖蒲、川芎活絡通竅。諸藥配合，相得益彰，從而使肝氣舒暢，脈絡通暢，清竅得利，諸症自除。

■（二）慢性咽炎

　　慢性咽炎為咽部黏膜、黏膜下及淋巴組織的慢性炎症，常為上呼吸道炎症的一部分，是耳鼻喉科的常見病、多發病，臨床以咽喉乾燥，癢痛不適，咽內異物感或乾咳少痰為特徵，病程長，易反覆發作，中醫學稱之為喉痹。《素問・陰陽別論》「一陰一陽結，謂之喉痹」。慢性咽炎多屬中醫「虛證喉痹」、「鬱證」範疇，此病中醫認為有從屬厥陰、少陰；少陽、陽明之辨，明代醫家虞摶《醫學正傳・喉病》言：「一陰即厥陰，肝與胞絡是也。一陽即少陽，膽與三焦是也。」喉痹者因氣門不通，繼而陰虛失潤所致，虛實夾雜，不能皆以虛論之。其病機多為情志不暢，肝氣鬱結，循經上逆，氣逆痰凝於咽喉所致。

● 醫案精選

◎案

　　某，女，38 歲。1998 年 8 月 12 日初診。自述咽喉部如有痰緊堵，咽之不下，吐之不出，難受不適半年多，病初，自覺喉中有氣逆感，時常噁心，用力咳嗽無物吐出，總覺有物塞感，不由自主地做吞嚥動作，越吞越有物塞感，懷疑得了不治之症，精神恍惚，夜不能寐，吞嚥飲食正常，經

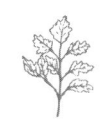

醫院上腸胃道鋇劑 X 光攝影檢查無異常。體格檢查：咽峽部有輕度充血，可見淋巴濾泡增生，心肺聽診無異常，腹軟，肝脾未觸及，未觸及包塊。西醫診斷為慢性咽炎，曾多方求醫，服用中西藥及中成藥數種，未收到滿意的療效，近因家事煩惱，心情憂鬱，喉中窒息感明顯，咽乾喜飲，咽紅不腫，心煩不寐，胸悶不暢；舌質淡紅，苔白膩，脈弦細。中醫診斷為喉痺。辨證為肝鬱痰溼。治以疏肝解鬱、清痰利咽。方用加味逍遙散。

處方：柴胡 10g，當歸 10g，茯苓 30g，白芍 15g，白朮 10g，薄荷 6g，鬱金 15g，桔梗 10g，玄參 15g，射干 10g，首烏藤 30g，甘草 5g。6 劑，每日 1 劑，水煎服。

諸症大減，效不更方，又服上方 8 劑，諸症悉除而癒。

按現代醫學中的慢性咽炎，以咽喉異物感為主要表現，屬中醫學「鬱證」範疇，稱之為「梅核氣」，其發生是由七情鬱結，痰涎凝聚，肺胃失於宣降以致氣滯痰阻，故自覺喉中有物阻，吐之不出，咽之不下。此病的發生與中醫的肝氣有密切連繫。若只著眼於局部氣鬱痰結之標，而忽略病變之本，多難收到功效，肝屬木，性喜條達，為藏血之臟，肝體陰而用陽，若憂慮太過，情志不遂，則肝失條達而鬱結，肝鬱則易傷陰血，肝失於柔和，肝用則亢，肝鬱抑脾，運化失常，聚溼成痰，氣滯於痰阻。肺胃宣降失常，痰氣凝結於咽部，而「梅核氣」作焉，故肝鬱脾虛是「梅核氣」之本，痰氣鬱結則是其標。宜疏肝養血，補肝陰以和肝用以治其本，理氣化痰以治其標。採用逍遙散加減，柴胡、薄荷疏肝解鬱，順其條達，發其鬱竭之氣，即「木鬱達之」之義；當歸、白芍柔肝養血；玄參、射干滋陰利咽；白朮、茯苓健脾燥溼，以絕生痰之源；桔梗理氣祛痰，宣鬱散結；首烏藤平肝寧神。本方可使肝體得和，肝用不亢，氣舒痰化，為補散並用，標本兼顧之劑，故療效滿意。

(三) 功能性發音障礙

功能性發音障礙又稱癔病性失音，臨床多見於女性，常有精神因素誘發。臨床特點是突然間不出聲音，也有患者呈逐漸失音，僅可發出微弱的耳語聲，常伴發音時大量氣體漏出聲門，甚至失音。雖然患者用手示意不能說話，但哭笑、咳嗽聲仍正常。

● 醫案精選

◎案

陸某，女，42歲。1996年12月6日初診。主訴：失語2年半。2年半前，因丈夫突然去世而發生失語，曾在多家醫院用各種方法治療無效來診。症見：失語，僅能發耳語，心煩易怒，兩脅作痛，口燥咽乾，夜寐不安，神疲食少。舌質淡，苔白，脈弦細而虛。檢查：雙側聲帶色澤正常，內收欠佳，但能深外展。中醫診斷為暴瘖。辨證為肝鬱血虛、脾失健運。治以疏肝解鬱、健脾養血。方用逍遙散加減。

處方：柴胡9g，當歸9g，白芍9g，茯苓9g，炙甘草3g，薄荷3g，牡丹皮9g，生地黃9g，白朮12g，訶子9g，石菖蒲15g，知母9g。6劑，每日1劑，水煎服。

二診：服上藥6劑後，諸症銳減。在診治期間同時給予精神鼓勵，解除心理顧慮，使其身心愉快，情緒安定，生活規律，而使百脈得以舒暢，臟腑得以調和。囑繼服上方5劑，患者說話如常，諸症悉除。2年後隨訪未再復發。

按逍遙散出自《太平惠民和劑局方》。本方為肝鬱血虛、肝強脾弱而設。素有「女子以血為本」之說。又有葉天士「女子以肝為先天」之說。唐

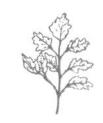

代著名醫家孫思邈《備急千金要方》說：「女人嗜欲多於丈夫，病感倍於男子，加以慈戀愛憎，嫉妒憂恚，染著堅牢，情不自抑。」從這些特點說明女性多情志之病，而七情內傷又是引起肝鬱的主要因素。肝為藏血之臟，性喜條達而主疏泄，體陰用陽。此患者因丈夫突然去世，留下三個較小的孩子待撫養，時常為生活瑣事而煩惱，使情志不遂，內傷於肝，肝失疏泄，肝氣鬱而不疏，肝失條達，肝病每易傳脾，脾為氣血生化之源。故用逍遙散加減治療，意旨毋令肝木乘脾犯胃。方中柴胡疏肝解鬱；當歸、白芍養血柔肝；白朮、茯苓健脾祛溼，使運化有權，氣血有源；炙甘草益氣補中，緩肝之急；薄荷助柴胡散肝鬱所生之熱；牡丹皮、知母、生地黃瀉血中伏火；訶子、石菖蒲通竅開音。藥證合拍，從而肝鬱得疏，肝體得養，則諸症緩解，其病自癒。

第七節　眼科疾病的診治探討

■（一）視網膜病變

中心性漿液性脈絡膜視網膜病變（CSC）多見於青壯年男性（25～50歲），多為單眼發病，亦有雙眼發病者，眼底造影顯示脈絡膜血管為本病的原發受累部位，臨床以患眼視力下降，視物變暗、變形、變小、變遠，伴有中央相對暗區為主要表現。通常有自限性，但常呈慢性或反覆發作導致視力永久性損害或遺留視物變形、變色等後遺症。

中醫典籍《素問·金匱真言論》記載「東方青色，入通於肝，開竅於目，藏精於肝」。《素問·五臟生成》載「肝受血而能視」。《蘭室祕藏·眼耳鼻門》中指出「夫五臟六腑之精氣，皆稟受於脾，上貫於目……故脾虛

則五臟之精氣皆失所司，不能歸明於目矣」。本病又多發於青壯年，工作精神壓力大、飲食不節、過度操勞多損傷肝脾兩臟。

● **醫案精選**

◎案

彭某，男，34歲。2014年7月13日初診。主訴：右眼視物模糊半個月。伴右眼脹痛，情志不遂，胸脅悶脹，口乾、口苦，飲食正常，精神佳，二便調，舌紅，苔黃，脈弦。視力檢查：右眼0.4，左眼0.8。眼底鏡：右眼黃斑區發暗，水腫，有滲出，水腫周邊有不規則反射光暈，黃斑中心凹反光瀰散，左眼眼底未見明顯異常。OCT：右眼黃斑視網膜神經上皮層隆起，其下為低反射暗區，其間色素上皮稍隆起，左眼黃斑形態及反射未見明顯異常。某醫院診斷為中心性漿液性脈絡膜視網膜病變。中醫診斷為視瞻昏渺。辨證為肝鬱氣滯、水溼上泛。治以疏肝理氣、利水明目。方用八味逍遙散加減。

處方：柴胡20g，當歸10g，芍藥15g，茯苓10g，梔子10g，丹參15g，紅花5g，葛根15g，甘草5g，澤瀉10g，車前子10g，牡丹皮10g，香附10g，夏枯草15g。15劑，每日1劑，水煎服。

並囑避免過度用眼。

二診：右眼視物模糊明顯好轉，無脹痛，眵多。視力檢查：右眼0.5，左眼0.8，右眼黃斑部水腫、滲出較上次好轉。上方去紅花、葛根、夏枯草，加決明子、菊花各10g，續服15劑後複檢，諸症消失。眼底檢查：黃斑水腫消失，有少量滲出物，視力：右眼0.6，左眼0.8。囑服醫院製劑滋腎明目膠囊以資鞏固，1年後隨訪未見復發。

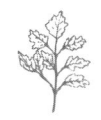

按中心性漿液性脈絡膜視網膜病變是指發生在黃斑部的孤立性滲出性脈絡膜視網膜病變，臨床表現為視物模糊，視物似有一層紗幕遮蔽，中醫學屬「視瞻昏渺」、「雲霧移睛」等範疇。中醫認為該病的病機為痰濁矇蔽清竅，或情志不暢，玄府不利，或肝腎不足，強調補虛培本。內眼病應當充分利用現代眼底檢查技術，準確了解病變性質及程度，再結合患者全身狀況，分清虛實，不可一味從虛而論。本案中患者為上班族，平日用眼較多，工作單調枯燥，又常半夜加班，耗傷肝之陰血，情志憂鬱，肝氣鬱結，導致玄府氣血不利，氣血正常的流通失調，水溼停聚於神膏，故視力下降。由於氣、血、瘀常互為因果，故認為治療該病的關鍵在於「通」。目為清竅，氣血多聚之處，明代醫學著作《證治準繩·雜病》載：「蓋目主氣血，盛則玄府得利，出入升降而明，虛則玄府無以出入升降而昏。」肝鬱氣滯，肝血虛損必定會影響眼部正常的氣血循環，治之當疏肝解鬱、活血利水。方中柴胡、芍藥疏肝柔肝；當歸、紅花補血活血；丹蔘、牡丹皮、葛根、梔子清熱涼血；澤瀉、茯苓、車前子、夏枯草利水滲溼；香附疏肝理氣，加強行氣活血解鬱之功；甘草為使，調和諸藥。諸藥合用，一解肝鬱，二補肝血，三暢氣血，四運水溼，則肝氣條達，血氣通暢，水溼盡去，目復明。

■ (二) 視神經炎

視神經炎或視神經乳頭炎，是視神經任何部位發炎的總稱，泛指視神經的炎性脫髓鞘、感染、非特異性炎症等疾病。臨床上根據病變損害發病的部位不同，將視神經炎分為球內和球後兩種，前者指視盤炎，後者係球後視神經炎。視神經炎大多為單側性，視乳頭炎多見於兒童，球後視神經炎多見於青壯年。

《靈樞·經脈》中說：「肝足厥陰之脈……連目系，上出額。」肝開竅於

第三章　臨床實踐與疾病分析

目，目病尤其目系之病變多責於肝，肝脈多繫於目系，視神經即目系，視神經炎之病機為肝鬱，熱鬱玄府，脈絡受阻。肝主疏泄，性喜條達，氣機宣暢。《靈樞·脈度》說：「肝氣通於目，肝和則目能辨五色矣。」故以逍遙散疏肝理氣，亦即「木鬱達之」之治療方法，以順其條達之性，開其鬱遏之氣，肝氣得疏，則目之玄府通利而目明。《素問·五臟生成》說「肝受血而能視」，說明視覺功能的有效發揮，主要依賴於肝之陰血的濡養。

● **醫案精選**

◎案

患兒，男，學生，11 歲。1993 年 10 月 21 日初診。其母代訴：患兒於 1 個月前，曾感冒發熱，熱退後突感右眼視物不清，繼之左眼亦視物不清，遂就診於某醫院，經檢查後確診為球後視神經炎，給予大劑量的激素、抗生素治療月餘，不見好轉，視力逐漸下降至雙眼視物不見，並於 1 週前發現雙眼眼壓增高。眼部檢查：視力右光感（＋），左眼 3.6，雙外眼未見明顯異常，雙眼底視乳頭顏色略紅，邊界清，周圍網膜反光增強，黃斑區中心凹反光消失。眼壓 Tn＋2，典型的滿月臉，腹部肥胖，患兒鬱鬱寡歡，不善言語。舌質紅，苔白，脈弦數。中醫診斷為暴盲。辨證為肝鬱氣滯。治以疏肝理氣、清熱明目。方用逍遙散加減。

處方：柴胡 10g，茯苓 10g，當歸 10g，金銀花 30g，白芍 10g，車前子 15g，白朮 10g，密蒙花 15g，丹蔘 24g，甘草 5g，玄參 15g。4 劑，每日 1 劑，水煎服。

二診：服上方 4 劑後，查視力右眼 0.1，左眼 0.2，囑其所服西藥逐漸停服，上方加減服用 40 劑後，視力右眼 0.8，左眼 1.2，眼壓指試 Tn，隨訪 3 年，視力一直保持在右眼 1.0，左眼 1.2。

◎案

患兒，女，10歲。1988年4月29日初診。其母代訴，40天前，不明原因發現患兒雙眼視物不清，於某醫院確診為球後視神經炎，給予大量的激素、抗生素治療，效果不顯，故來醫院就診。初診時查：視力右眼0.1，左眼0.1，雙外眼無明顯異常。眼底：左側視乳頭顏色略淡黃，餘均未見明顯異常。患兒面色稍黃，舌質淡，苔白，脈弦細。中醫辨證為肝鬱化火、上擾清竅。治以疏肝解鬱、養血明目。方用逍遙散加減。

處方：柴胡10g，當歸10g，白芍15g，茯苓10g，白朮10g，密蒙花15g，甘草5g，玄參15g，枸杞子15g，金銀花15g，丹參15g，連翹10g。5劑，每日1劑，水煎服。

二診：服上方5劑後，視力有增，右眼0.2，左眼0.3，囑其逐漸停服激素類藥物，加減服上方1月餘，視力右眼1.0，左眼1.0，隨訪3年，視力無變化。

按視神經在中醫屬「筋」的範疇，肝主筋，目為肝竅，肝氣通於目，肝和則能辨五色，肝藏血，肝受血而能視。若肝氣鬱結，氣機不暢，鬱而化火，上擾清竅，使通光之竅，鬱閉不通，而成暴盲。肝氣條達，全身氣機和暢，臟腑功能旺盛，目竅才能視萬物，辨五色，因此，採用逍遙散加減，以柴胡疏肝解鬱，當歸、白芍養血柔肝，白朮、茯苓、甘草健脾益氣，加金銀花、連翹、密蒙花清熱明目，車前子清熱利溼明目。全方具有疏肝解鬱、清熱明目之功。

■（三）視神經萎縮

視神經萎縮不是一種單獨的疾病，而是在各種不同的原因影響下，視神經纖維發生退行性病變，引起視神經傳導障礙。臨床表現為視力下降，

第三章　臨床實踐與疾病分析

視野缺損，眼底視盤顏色變淡或蒼白為主要特徵的臨床常見病、多發病。其發生病因很多，其發生發展機制較為複雜，病情呈進行性發展。可分為原發性和繼發性視神經萎縮，是眼科疑難疾病之一。因此需要及時治療，否則將導致嚴重的視力障礙或視力消失。

本病屬於中醫「青盲」範疇。本病按全身脈證分析歸納，虛證常屬肝腎不足，心營虧損，脾腎陽虛；實證多為肝氣鬱結，氣血瘀滯等。此外，熱病傷陰，脾虛溼滯，氣虛血瘀之類虛實錯雜證亦不少見。一般治療以針對病因為主，並適當配伍通絡開竅藥物，以啟閉鬱之玄府，發靈明之神光。中醫學認為肝之竅為目，肝氣通於目，肝受到血的滋養，視力就較好。視神經萎縮是由肝氣鬱結，玄府閉塞引起。肝為怒傷，則氣機鬱滯；肝腎陰虧，精血不足；氣血兩虛，目無所養；腎陽不足，神光衰廢等病因，導致了目失濡養而為青盲。

● **醫案精選**

◎案

某，男，31歲，農民。主訴：雙眼視力逐漸下降至視物不見2月餘。症見：雙眼視物不見，伴眼珠脹痛，轉動時尤甚，沉默寡語，目光呆滯，頭暈，口乾不欲飲，胸脅脹滿。檢查視力：瞳孔中度散大，對光反應遲鈍，視野有啞鈴狀暗點，雙眼底除視乳頭輕度潮紅外，未見明顯異常。舌淡紅少苔，脈弦細。中醫診斷為雙眼青盲（視神經萎縮）。辨證為病久氣鬱、化火傷陰、目竅失養。治以疏肝解鬱、益陰明目。方用逍遙散加減。

處方：當歸15g，柴胡10g，生地黃20g，茯苓15g，白朮12g，白芍15g，麥冬15g，枸杞子12g，桑葚20g，墨旱蓮15g，川楝子15g，薄荷10g，甘草6g。日1劑，水煎服。

217

隨症加減服用72劑，視力：右眼0.9，左眼0.7。因經濟負擔較重，遂帶中成藥出院治療。

按《黃帝內經》曰：「五臟六腑之精氣，皆上注於目而為之精。」目雖賴五臟六腑之精華滋養，但與肝的關係尤為密切。肝主疏泄，性喜條達，對人體氣機的升降，血液的灌注有著重要作用。若情志怫鬱，肝氣不暢，肝血失和，則目疾隨生。目被喻為「人身之至寶」，眼病可致視力障礙，甚至失明。所以眼病患者，多悲觀憂鬱，或急躁易怒，即因病而生鬱。《審視瑤函》言：「二目昏矇，如煙如霧，目一昏花，愈生鬱悶，故云久病生鬱，久鬱生病。」《黃帝內經》云：「肝氣通於目，肝和則目能辨五色矣。」宗「木鬱達之」的治則，選用疏肝理氣、調和肝脾的主方逍遙散加減，治療因肝鬱血虛，目竅不利所致的多種眼病，效果較好。若氣鬱較甚，可加佛手、香附、鬱金；肝鬱脾虛，健運失職，可加黨參、車前子，重用茯苓、白朮；肝鬱化火，鬱火攻目，可酌加牡丹皮、梔子、龍膽草、黃芩、白蒺藜；鬱火傷陰，陰血不足者，可加枸杞子、麥冬、桑葚、石斛；肝氣鬱結，溼痰阻滯者，酌加陳皮、半夏、浙貝母、石菖蒲、海藻；肝氣不暢，瘀血阻滯者，可加桃仁、紅花、丹參、絲瓜絡等。

(四) 青光眼

青光眼視神經損害的機制及治療理論基礎比較複雜，除傳統的機械學說與血管學說外，尚有麩胺酸的興奮毒性、神經營養因子剝奪、自由基損傷等，導致視網膜神經節細胞的凋亡。眼壓較高的青光眼主要與機械作用有關，而眼壓低者主要為缺血所致。

在中醫經典中，雖無法找到青光眼這一概念，但關於本病臨床症候的記載，卻有很多與之相吻合。眾所周知，眼痛和頭痛是青光眼的主要症狀，尤其是急性發作時的首發症狀。

第三章　臨床實踐與疾病分析

中醫眼科文獻對青光眼早有記載。如《審視瑤函》在「左右偏頭風症」中指出：「此症左邊頭痛，右不痛者，日左偏風。右邊頭痛，左不痛者，日右偏風。世人往往不以為慮，久則左發損左目，右發損右目。」中醫治療疾病時始終堅持的是「治外必知其內，治內必治其根」的原則，中醫對青光眼的認識源遠流長，早在一千多年前就了解到：「此疾之源，皆因內肝管缺，眼孔不通所致也，急需早治。」同時認為眼與臟腑、經絡、氣血等息息相關，不僅要治療患眼，還要調整有病的機體。

● **醫案精選**

◎案

韓某，女，49歲。1998年10月初診。1年前在某醫院已確診為雙眼開角型青光眼，一直用1%匹魯卡品（毛果芸香鹼）眼藥水，每日6次，Mikelan眼藥水每日2次，眼壓不穩定，波動在26～28mmHg。患者頭痛、眼脹、心煩、食少神疲、口苦嘔惡、便祕溲赤、舌質偏紅，苔薄黃，脈弦細數。中醫診斷為眼脹。辨證為肝鬱氣滯、氣鬱化火、上攻於目。治以疏肝清熱、解鬱明目。方用逍遙散加減。

處方：柴胡10g，決明子6g，當歸、白芍各10g，茯苓15g，薄荷6g，香附9g，夏枯草12g，牡丹皮、梔子、遠志各10g，車前子20g（包），鉤藤10g。10劑，每日1劑，水煎服。

二診：服上藥10劑後，諸症減輕，測雙眼眼壓均為55mmHg。原方減鉤藤、梔子，加枸杞子、珍珠母各15g。繼服10劑。

三診：諸症基本消失，患者每月定期複檢，眼壓穩定在20mmHg以下，視力、視野均無異常，局部用1%匹魯卡品眼藥水由每日6次改為每日2次，Mikelan眼藥水由每日2次改為每日1次。隨診至今，病情穩定。

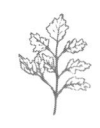

按青光眼嚴重威脅患者的視功能，因此要長期觀察，根據病情調整用藥。本案患者為肝鬱氣滯，氣鬱化火，引起頭目脹痛，眼壓升高。肝鬱乘脾，脾失健運，故胸悶食少，神疲乏力，口苦嘔惡，便祕溲赤，舌紅苔黃，脈弦細乃氣火有餘，陰血不足之象。方中當歸、白芍、枸杞子柔肝養血；柴胡、香附、夏枯草、梔子、薄荷、鉤藤可清熱疏肝解鬱，平肝息風；肝旺則應培土，故用茯苓、車前子健脾利溼；遠志、珍珠母安神寧心；牡丹皮、決明子可疏通鬱滯，兼清血熱。各藥協調，諸症自減。

◎案

楊某，女，40歲。1995年2月21日初診。主訴：雙眼間斷脹痛，視力下降4月餘。每遇勞累或生氣後加重，偶伴噁心。檢查：雙眼視力0.7，周邊前房2/3CT，瞳孔直徑約4.5mm，對光反射遲鈍，眼底視盤界清，生理凹陷稍深，C/D -0.5，血管略向鼻側偏移，呈輕度屈膝狀爬行，中心凹反光點可見。眼壓右眼31.61mmHg，左眼28.97mmHg。舌質紅，苔薄白，脈細弦。中醫辨證為肝鬱氣滯。治以疏肝理氣。方用逍遙散加夏枯草、香附。每日1劑，水煎服。藥進6劑，自覺症狀消失，雙眼視力1.0，眼壓15.88mmHg，臨床治癒。囑患者再服3劑以鞏固療效，痊癒出院。

按明末傅仁宇《審視瑤函》「目一昏花，愈生鬱悶，久病生鬱，久鬱生病。」為眼科廣泛運用解鬱法提供了理論依據。目為肝竅，肝主情志，為藏血之臟，性喜條達而主疏泄，體陰用陽。眼與肝在生理病理上密切相關。若七情鬱結，肝失條達，肝體失養，皆可使肝氣橫逆而發生內眼疾病。故可用逍遙散疏肝解鬱，養血柔肝。方中柴胡疏肝解鬱；當歸、白芍養血柔肝；白朮、茯苓健脾祛溼，使運化有權，氣血化生有源；炙甘草補中益氣；煨薑溫胃和中；薄荷少許助柴胡以清肝熱。凡辨證為肝鬱氣滯、肝脾不和的內眼疾病均可用逍遙散加減治療，每可獲得良好效果。

(五) 乾眼症

乾眼症是由淚液分泌減少或其他原因引起淚膜穩定性低，而導致眼表損害為特徵的一組疾病的總稱，臨床以眼乾、視疲勞、異物感為主要特徵。

乾眼症與中醫的「白澀症」、「乾澀昏花症」、「神水將枯症」類似，屬中醫眼科外障範疇。白澀症之名首見於《審視瑤函》，謂：「不腫不赤，爽快不得，沙澀昏朦，名曰白澀，氣分伏隱，脾肺濕熱。」《審視瑤函》謂：「乾乾澀澀不爽快，渺渺蒸蒸不自在，奈因水少津液衰，莫待枯乾光損壞。」《靈樞・大惑論》曰：「五臟六腑之精氣，皆上注於目而為之精。」五臟六腑精氣充足，則眼能視萬物，察秋毫，辨形狀，別顏色，若臟腑功能失調，既不能化生精氣，亦不能輸送精氣至目，致使目失精氣的充養而影響視功能。五臟六腑的精氣之所以上養於目，貫穿全身，還有賴於經絡的溝通，故《靈樞・邪氣臟腑病形》謂：「十二經脈，三百六十五絡，其血氣皆上於面而走空竅，其精陽氣上走於目而為之睛。」乾眼症屬燥證範疇，燥邪損傷氣血津液，而使陰津耗損，氣血虧虛不能上榮於目，目失濡養而出現一系列症狀。其病因病機如下：實證多為暴風客熱或天行赤眼治療不徹底，餘熱未清，隱伏肺脾之絡，餘熱灼液，淚液枯少。或是飲食不節，嗜菸飲酒，偏好辛辣之品，使脾胃蓄積濕熱，氣機不暢，目竅失養；虛證多為：肺陰不足目失濡潤，白睛屬肺，肺陰不足，白睛失於濡養滋潤，發為乾眼。或是肝腎不足，陰血虧損，目失濡養，「肝開竅於目」且淚為肝之液，肝腎陰虛，虛火上炎，津液虧損，或鬱熱化火上攻於目，灼津耗液，淚液減少，出現乾眼症的一系列症狀。故陰精虧虛是乾眼症發病的基礎。

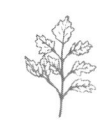

● 醫案精選

◎案

宋某，女，38歲。2000年3月初診。患者雙眼乾澀，有異物感，怕光1年餘，經檢查診斷為乾眼症，局部點人工淚液、淚然等眼藥可暫時緩解，看書或用電腦後明顯加重。患者在外商工作，精神壓力大，用眼過於疲勞。檢查：雙側結膜輕度充血，角膜透明，淚液試紙試驗右眼：2mm，左眼：1mm，淚膜破裂時間約5秒，雙眼視力、眼底、眼壓均正常，伴有咽乾，便祕，胸脅脹滿，舌紅少津，脈細。中醫診斷為神水將枯。辨證為肝鬱化熱、脾肺陰虛。治以疏肝、柔肝、健脾、養陰潤燥。方用逍遙散加減。

處方：柴胡、當歸各10g，白芍12g，白朮10g，茯苓15g，薄荷6g，生地黃20g，玄參、麥冬各30g，牡丹皮10g，夏枯草12g，香附9g，連翹10g。10劑，每日1劑，水煎服。

二診：服上藥10劑後，諸症減輕，複檢淚液試紙試驗右眼：8mm，左眼：8mm，淚膜破裂時間約為9秒。

處方：柴胡6g，當歸、白芍各10g，茯苓、生地黃各15g，玄參30g，麥冬2g。10劑，每日1劑，水煎服。

三診：患者自覺雙眼潤滑，視物清晰，諸症消失，精力充沛。至今定期複診，淚液分泌量正常。

按乾眼症屬「神水將枯」範疇。神水由津液所化，在目表為潤澤之淚液。若津液不足則淚液少，目失滋潤，則有乾澀，異物感，容易視疲勞，久則視物不清。患者因工作緊張，情志不暢，致肝氣不疏。肝喜條達，體陰而用陽，情志不舒者，肝體失於柔和，肝氣失於條達，鬱而化熱，久

則傷陰。用眼過多，陰虛致淚液枯竭。治療中用逍遙散疏肝解鬱，調和肝脾，暢達氣機。生地黃、玄參、麥冬、牡丹皮、夏枯草、連翹養陰生津清熱。共用使肝氣得以條達，淚液得以生發，目珠得以滋潤，諸症自然化解。

■（六）玻璃體混濁

玻璃體混濁是指玻璃體出現塵狀、絲狀、絮狀、條索狀、雲片狀混濁，而患者可見眼前形態不一的黑影飛舞飄移。它不是一種獨立的眼病，而是許多眼病的共同表現。

本病屬於中醫「雲霧移睛」、「視瞻昏渺」、「蠅翅黑花」的範疇，見於《證治準繩・雜病・七竅門》。其病位在水輪，《葆光道人眼科龍木集》指出：「水輪在四輪之內，為四輪之母，能以克明視萬物。」水輪內應於腎，因肝腎同源，清代傅仁宇認為「乃玄府有傷，絡間精液耗澀，鬱滯清純之氣，而為內障之患，其原皆屬膽腎」。廖品正等認為本病主要是由痰溼上泛、瘀血停滯或肝腎虧損、精血不足所致。

● 醫案精選

◎案

吳某，男，55 歲。2001 年 4 月初診。主訴：雙眼前網狀灰影飄動半年，經檢查為玻璃體混濁，用過眼藥水未見效。患者平日經常看電視至深夜，又有菸酒嗜好、性情急躁、食少便溏、心煩口苦、舌苔黃膩、脈弦滑。中醫診斷為雲霧移睛。辨證為肝鬱氣滯、溼濁上泛。治以疏肝解鬱、清熱利溼。方用逍遙散合三仁湯加減。

處方：柴胡、當歸、白朮、白芍各10g，茯苓15g，薄荷6g，藿香9g，杏仁 6g，薏仁 30g，半夏 6g，厚朴 9g，車前子 20g（包），竹葉 6g，

223

龍膽草 9g。14 劑，每日 1 劑，水煎服。

二診：服上藥 14 劑後，眼前網狀影減少，只見絲狀影飄動，囑其減少吸菸飲酒，不宜用眼過度，定期複檢。近日檢查眼底，玻璃體混濁明顯減輕。

按肝氣通於目，肝鬱乘脾，脾失健運，水溼不化，肝鬱生熱，溼熱內蘊，溼濁上泛，則雲霧移睛，灰影漂浮。藥用逍遙散疏肝、柔肝，健脾；三仁湯芳香化溼，清熱利溼，散滿除溼以解上犯之溼濁；龍膽草清肝燥溼；香附疏達肝氣。只有氣機暢達，才能有三仁湯之宣上、暢中、潤下之功。若一味除溼清熱，而不疏通氣機，則溼熱裏結，經久難除。

■（七）視瞻昏渺

視瞻昏渺，中醫病名，見於《證治準繩》。視瞻昏渺是因氣血失調，精氣不能上榮於目所致。以自覺視力下降，視物昏蒙不清而外眼無異為主要表現的內障類疾病。本病相當於西醫學所說的老年性黃斑部病變。從臨床觀察，視瞻昏渺證雖含多種眼病且證型不一，但其病因病機及其演變過程仍有其規律可循。這就是多數病例在臨診中常有鬱而成虛的症候，且多與心、肝、腎三經功能失調有關。目為心使，心以清為順；目為肝竅，肝以和為用；腎者藏精司明。鬱而成變，必致心經鬱熱，心火炎上或心營暗耗；肝鬱氣滯，肝氣不能上通於目；肝鬱化火，灼津耗液，必致肝腎陰虧，虛火上擾；或致肝血不足，腎精衰微，終至目中失養，清竅失利，五臟之精，失卻其用，而成視瞻昏渺。

● 醫案精選

◎案

胡某，男，38 歲，經商。2009 年 12 月 18 日初診。患者右眼視物模糊反覆發作 5 年，無眼紅眼痛，近 5 天右眼視物模糊加重，伴胸脅脹滿，

口苦咽乾。舌紅，苔薄黃，脈弦緊。曾在多家醫院診治，給予肌苷、維生素 C、維生素 B1、複方蘆丁、Bendazol 等藥口服，效均欠佳。眼部查體：視力右眼 0.5，左眼 1.0，眼外觀無異常；眼底：右眼黃斑部輕度水腫，中心凹周圍可見少量黃白色點狀滲出及色素游離，中心凹反射消失；左眼黃斑部無明顯滲出，中心凹反射可見。西醫診斷為中心性漿液性脈絡膜視網病變。中醫診斷為視瞻昏渺。辨證為肝脾不調、氣滯血瘀。治以疏肝解鬱、理氣活血。方用丹梔逍遙散加減。

處方：醋柴胡、牡丹皮、陳皮各 6g，炒梔子、炒枳殼、茺蔚子各 10g，製香附、川芎各 8g，鬱金 15g，炒白芍、當歸各 12g。14 劑，日 1 劑，水煎服。

二診：症狀明顯好轉，右眼視物模糊明顯好轉。原方去梔子、茺蔚子，加穀精草 12g、密蒙花 6g。繼服 14 劑。

三診：右眼視力 0.8。隨訪 2 年，病情穩定，未再復發。

按本案患者長期經商在外，工作壓力大，應酬較多，生活無規律，且勞思傷神，致肝鬱不疏，血行不暢，神光失涵。治以疏肝解鬱，理氣活血，方用丹梔逍遙散加減。《審視瑤函》云：「久病生鬱，鬱久生病。」該患者病程較長，氣滯血瘀明顯，故重在疏肝理氣解鬱，加用鬱金、製香附等以增行氣解鬱之功，先順其條達，發其鬱遏，再加明目退翳之品，使氣血調和，精血充足，目得濡養，復明可矣。

第八節　其他疾病的臨床應用

■（一）頭痛

頭痛指由於外感與內傷，致使脈絡拘急或失養，清竅不利所引起的以頭部疼痛為主要臨床特徵的疾病。頭痛既是一種常見病症，也是一個常見症狀，可以發生於多種急慢性疾病過程中，有時亦是某些相關疾病加重或惡化的先兆。

《黃帝內經》稱本病為「腦風」、「首風」，《素問・風論》認為其病因乃外在風邪寒氣犯於頭腦而致。《素問・五臟生成》還提出「是以頭痛巔疾，下虛上實」的病機。明代《古今醫統大全・頭痛大法分內外之因》對頭痛病進行總結說：「頭痛自內而致者，氣血痰飲，五臟氣鬱之病，東垣論氣虛、血虛、痰厥頭痛之類是也；自外而致者，風寒暑溼之病，仲景傷寒、東垣六經之類是也。」另外，文獻有頭風之名，實際仍屬頭痛。正如《證治準繩・雜病・頭痛》所說：「醫書多分頭痛、頭風為二門，然一病也，但有新久去留之分耳。淺而近者名頭痛，其痛卒然而至，易於解散速安也；深而遠者為頭風，其痛作止不常，癒後遇觸復發也。皆當驗其邪所從來而治之。」情志鬱怒，長期精神緊張憂鬱，肝氣鬱結，肝失疏泄，絡脈失於條達拘急而頭痛；或平素性情暴逆，惱怒太過，氣鬱化火，日久肝陰被耗，肝陽失斂而上亢，氣壅脈滿，清陽受擾而頭痛。

● 醫案精選

◎案

高某，男，43歲。2010年6月初診。頭痛、脹悶2月餘，就診於醫院內科、做腦電圖檢查正常，頭顱CT檢查結果亦未見異常。症見：頭痛

脹悶、尤以兩側太陽穴為主，且中午較甚，伴有眼糊、面赤、心煩易怒，口乾口苦，舌黯淡邊青，苔薄黃，脈弦。中醫診斷為頭痛。辨證為肝鬱化火、上犯清竅。治以清熱瀉火、疏肝解鬱。方用逍遙散加減。

處方：炒赤芍、白芍各15g，柴胡10g，茯苓10g，當歸6g，牡丹皮10g，梔子10g，甘草6g，川楝子15g，夏枯草30g，生龍骨20g，生牡蠣20g，薄荷9g。每日1劑，水煎400ml，分2次溫服。

用藥10劑而癒。

按本病係肝鬱化火、失其條達、肝陽氣鬱、循經上擾清竅而致頭痛。《證治準繩》云：「鬱而成熱則脈滿，滿則痛。」故以柴胡、薄荷，辛散以順肝之性；當歸、白芍、養血柔肝；夏枯草、梔子清熱瀉火；甘草、黃耆、茯苓健脾固本；諸藥合用，共奏疏肝理氣、行氣止痛之功。患者平素性格剛強，半年前因糾紛被打傷，未得到滿意解決。平常不善與人交際，肝氣鬱久化火，上攻巔頂致頭痛。當歸、白芍養血疏肝；茯苓、白朮健脾補中；柴胡疏肝解鬱；牡丹皮、梔子清肝瀉火；薄荷疏散條達；甘草健脾和中，加生龍骨、生牡蠣平肝潛陽。諸藥合用，肝鬱得解，血虛能養，鬱火則退，故經絡通而頭痛止，達到藥到病除之效。

(二) 梅核氣

梅核氣又稱為梅核風、梅核、膈氣及回食丹等，宋代《仁齋直指方·梅核氣》一書中最早使用「梅核氣」這一病名，而最早描述其疾病特徵是在漢代的《金匱要略·婦人雜病脈證并治》一書中，該病為「婦人咽中如有炙臠」；更為準確的描述則為唐代《千金方》「咽中帖帖，如有炙臠，吐不出，嚥不下」。西醫將梅核氣稱為癔球症，並將其特徵描述為咽部異物感、咽喉精神官能症或咽球症候群，指空咽時咽喉部有明顯的團塊附著或

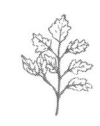

脹滿感，吞嚥食物時這一感覺並不明顯。該病在中青年女性中較為多見，病程長短不一。中醫臨床認為梅核氣多由情志因素，七情鬱結，肝失條達，氣機不和，聚溼生痰，痰氣交結，上逆咽喉而致；或平素脾胃虛弱，飲食不節，損傷脾胃，脾運失健，水溼內停，聚溼生痰，土壅木鬱，肝氣鬱結，痰氣交阻於咽喉而發病。其病機為脾虛、肝鬱及痰凝。目前，西醫尚無有效的藥物治癒癔球症，而中醫藥學在治療諸如梅核氣之類的功能性疾病上卻具有極大優勢。

● 醫案精選

◎案

某，女，43 歲。主訴咽部異物感 2 年。於 2 年前因情志不暢咽部出現異物感，時輕時重，吐之不出，咽之不下，飲食吞嚥無障礙，伴胸悶、痰多，月經失調，經前乳房脹痛，煩躁、失眠。舌質紅，苔白，脈弦滑。行上腸胃道鋇劑、頸椎 X 光片檢查均正常，耳鼻喉科檢查也未見明顯異常。中醫診斷為梅核氣。辨證為肝鬱氣滯、痰氣互結。治以疏肝解鬱、化痰行滯。方用逍遙散加減。

處方：柴胡、當歸、枳殼、香附、紫蘇梗、半夏、厚朴、川芎各 10g，白芍、茯苓、炒白朮、合歡皮各 15g，甘草 6g。7 劑，每日 1 劑，水煎，分早、晚 2 次溫服。

二診：服上藥 7 劑後，症狀明顯改善。繼服 7 劑，諸症消失，隨訪半年未見復發。

按梅核氣是臨床常見病，《金匱要略》所謂「咽中如有炙臠」，正因為自覺有梅核樣物堵塞於咽喉，吞之不下，吐之不出，故稱此名。現代醫學稱之為癔球症。其發病原因，中醫認為多由於情志不舒，氣機不利，不能

奉養心神，致肝氣鬱結，煩躁、失眠。肝氣橫逆脾胃，運化失調，聚濕生痰，痰氣上逆，結於咽喉，故咽部有異物感，狀如梅核，吐之不出，咽之不下。氣機鬱滯，日久必血瘀，不通則痛，故胸悶痰多，月經不調，乳房脹痛。舌質紅，苔白，脈弦滑均為痰氣鬱結之象。應用逍遙散加減，方中柴胡、香附、厚朴、半夏、紫蘇梗疏肝解鬱、理氣化痰；白芍、當歸養血柔肝；茯苓、白朮、枳殼健脾助運、燥濕化痰；川芎、合歡皮活血行滯、安神解鬱；甘草健脾和中，調和諸藥。全方合用肝氣得疏，脾健痰消，諸症皆除。只要辨證得當，則療效顯著。

◎案

張某，女，26歲。2014年4月18日初診。主訴：咽部異物感1年。患者近1年常覺有咽部異物感，吞嚥食物無阻礙，異物感隨情緒波動，納可，眠可，二便調。患者曾服潤喉糖，症狀減輕，但效果欠佳。舌尖紅，苔薄白，脈弦。中醫診斷為梅核氣。辨證為肝鬱脾虛、痰氣鬱結。治以疏肝解鬱、降逆化痰。方用加味逍遙散合半夏厚朴湯加減。

處方：柴胡10g，炒白芍10g，炒白朮10g，當歸10g，茯苓10g，薄荷5g，炙甘草6g，牡丹皮10g，梔子10g，法半夏9g，厚朴10g，紫蘇葉10g，生薑10g。6劑，每日1劑，水煎2次，取汁約250ml，分早、晚2次溫服。

二診：服上方6劑後，咽部異物感明顯減輕，無明顯不適，上方不變，繼服10劑。

按梅核氣是中醫臨床常見病症，病因多為七情所傷，導致氣機升降紊亂，搏結於咽喉部。患者因工作壓力較大，長期憂思，精神緊張，致肝氣不疏，氣機鬱滯於咽中。治以疏肝解鬱、降逆化痰。逍遙散主以疏肝解鬱，半夏厚朴湯降逆化痰，考慮患者有鬱熱之象故加牡丹皮、梔子以清體

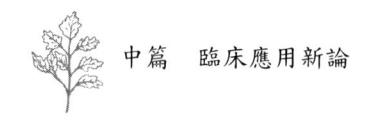

內鬱熱。諸藥合用，共奏氣機升降開合之功，使氣機升降有序，咽部得以濡養。

下篇
現代研究

　　本篇從兩個部分對逍遙散的應用研究進行論述：第一章不僅從現代實驗室的角度對逍遙散全方的作用機制進行探索；還從組成逍遙散的主要藥物藥理作用進行研究分析，為讀者提供了充分的現代研究作用基礎。第二章為經方應用研究，選取了代表性的名醫驗案，以便更好地應用經方。

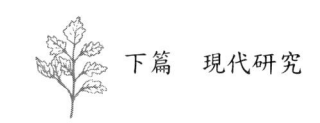

第一章
現代實驗研究的綜述

第一節 逍遙散全方研究

一、對消化系統的作用

1. 對肝臟疾病的治療作用

逍遙散具有保肝護肝的作用。訾曉梅等對四氯化碳（CCl4）致肝損傷的 Wistar 大鼠灌以逍遙方口服液，發現大劑量組（9g/kg）能明顯降低大鼠血清中麩丙轉胺酶（ALT）活力；肝細胞變性、壞死明顯減少，炎細胞浸潤受到抑制。王凱等經研究發現，逍遙方合劑對 D- 半乳糖胺 D-GalN 所致的小鼠肝損傷有明顯的保護作用，能顯著降低肝 ALT 值和天門冬胺酸胺基轉移酶（AST）值。逍遙散對慢性肝病有一定的作用。慢性肝病定義為病程≧6個月且病情無改善的連續性疾病，表現為不同程度肝細胞炎症和壞死的臨床病理症候群，其病理改變主要有肝細胞局部結節性增生、壞死，較大的小葉融合性壞死或者伴有橋接壞死，匯管區有碎屑樣壞死等。

2. 對胃腸的影響

王凱等向小鼠灌服逍遙合劑炭末混懸液後，處死小鼠，取出胃腸，按炭末推進率＝炭末前段與幽門的距離／小腸全長 ×100% 計算推進百分

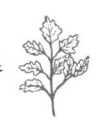

率。結果顯示，逍遙合劑能顯著增加腸內容物的推進速度（$P < 0.01$）。金若敏等向正常和 Reserpine 致脾虛小鼠灌服逍遙片後，採用小腸炭末推進法觀察藥物對小腸運動的影響。結果顯示，逍遙片能明顯促進正常小鼠的小腸運動；對抗 Reserpine 致脾虛小鼠小腸功能的亢進，明顯改善體重減輕、便溏、萎縮、體溫下降等脾虛症狀，說明該藥能調節胃腸功能紊亂。周淑芳等將逍遙丸配製成15%的溶液，進行兔耳靜脈注射，觀察對小腸活動的影響。結果顯示，逍遙丸具有雙向調節作用，對處於正常狀態下的腸平滑肌呈現興奮作用；對處於麻痺狀態的腸平滑肌則可使其逆轉，恢復小腸的正常蠕動；而腸平滑肌痙攣時，逍遙丸又有緩解痙攣的作用。

二、對中樞神經系統的作用

1. 鎮靜、鎮痛、抗驚厥作用

　　逍遙散口服液 6g/kg、12g/kg 灌胃給藥可減少正常小鼠的自發活動，協同戊巴比妥鈉的鎮靜催眠作用，對抗戊四氮所致小鼠驚厥，表現出明顯的中樞抑制作用。1.8～7.2g/kg 逍遙散片能明顯減少小鼠的扭體次數；1.8g/kg 逍遙散在給藥後 60 分時能明顯延長小鼠舔足時間，說明本方有鎮靜作用。

2. 抗焦慮和抗憂鬱作用

　　現代臨床研究發現逍遙散能明顯改善憂鬱症患者精神狀態，使其情志舒暢、心情愉快，肯定了其在精神科疾病治療中的價值，但治療機制尚不明確。目前西藥中的抗憂鬱藥的藥理屬性主要是與單胺重吸收或代謝抑制有關，有較大的不良反應。而針對憂鬱症臨床症候多樣性，現有西藥的抗憂鬱譜則更顯得狹窄。中醫藥治療憂鬱症立足於整體調節，具有組方靈活

性和藥效的安全性等特點。吳麗麗等實驗結果也說明逍遙散有明顯的抗憂鬱作用。逍遙散作為經典名方，廣泛使用於臨床，但其抗憂鬱的臨床使用劑量尚無統一共識。

3. 營養保護神經元作用

D-半乳糖（D-gal）能夠引起整體動物腦組織局部細胞死亡、變性或維持正常。死亡的神經元不可逆喪失，變性的神經元可修復，正常的神經元可出現適應性變化。蔡大勇等以 D-gal 複製擬老年性痴呆（擬 AD）大鼠模型，以 Aricept 為對照藥，研究從肝論治代表方丹梔逍遙散對擬 AD 大腦病變的形態保護作用及其機制。根據研究結果認為，丹梔逍遙散透過穩定影響基因表達、保持蛋白質性質、恢復訊號轉導，進而減輕細胞結構損傷、功能障礙、代謝紊亂的程度，使模型動物的發育遲緩、智力低下好轉，緩解了 AD 模型的症狀表現。從而證明丹梔逍遙散可減輕神經元損傷、增強神經元適應作用。李偉等研究了慢性束縛應激大鼠海馬 BDNF、TrkB、NT3 的變化及逍遙散對其影響，結果證明在束縛 7 天以後，BDNF、TrkB、NT3 均有不同程度改變，逍遙散治療後以上指標均有明顯改善。據此可以推測逍遙散對應激時神經系統有較強的保護作用。

三、調節內分泌和激素水平的作用

1. 對泌乳激素的影響

泌乳激素（PRL）是一種單純的蛋白質激素，由腦下垂體前葉泌乳滋養細胞所分泌。人的情緒變化、驚恐喜怒均可明顯影響泌乳激素的分泌水平。有人認為 PRL 升高是肝鬱患者的一個特異性指標。王氏用放射免疫法檢測肝鬱患者血清 PRL 等指標，運用加味逍遙散治療觀察 100 例肝鬱

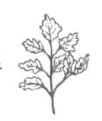

患者 PRL 消長情況。結果肝鬱組治療前與非肝鬱組比較 P ＜ 0.01；肝鬱組治療 90 天後與非肝鬱組比較 P ＞ 0.05；肝鬱組治療前後比較 P ＜ 0.01。顯示逍遙散加味具有降低泌乳激素水平的作用。

■ 2. 對 β- 內啡肽的影響

血漿 β- 內啡肽（β-EP）是下視丘、腦下垂體分泌的一種神經內分泌激素，在應激反應時增高。β- 內啡肽與腦啡肽、強啡肽合為鴉片肽，其功能是內源性鎮痛作用，它還介導應激對諸如情緒、精神狀態的影響。陳家旭等研究了慢性束縛應激時大鼠下視丘 β-EP 的變化以及逍遙散對其的影響，結果 21 天時 β-EP 模型組含量明顯上升，而逍遙散能逆轉這種變化。

■ 3. 調節雌激素樣作用

實驗發現逍遙散具有調節雌激素樣作用，6g/kg 逍遙散口服液可使小鼠子宮重量明顯增加，還能減輕雄鼠精囊重量，顯示本藥有雌激素樣作用。陰道角化上皮細胞的觀察證明，逍遙散口服液、丸劑對未成熟雌性小鼠均有一定的誘發動情作用。楊氏發現女性黃褐斑患者的血清中雌二醇（E2）、促卵泡成熟激素（FSH）、促黃體素（LH）、催乳素（PRL）顯著高於正常對照組，雄激素 T 顯著低於正常對照組。用逍遙散加味治療後 E2、FSH、LH、PRL 明顯下降，T 明顯上升。

四、改善微循環作用

現代研究認為紅血球細胞膜流動性降低是肝鬱致瘀的病理機制之一。用束縛造成肝鬱大鼠模型，結果顯示模型大鼠血漿 TXB2 升高；6-keto-PGF1α 降低；紅血球細胞膜流動性明顯下降；檢測發現模型大鼠肝微區、

胃微區微循環血流速度減慢。TXB2 是迄今所發現的最強的血小板聚集物和促血管收縮物質，而前列環素（PGI2）是有效的抑制血小板聚集的物質和血管擴張物質，作用機制是透過刺激細胞腺苷酸環化酶，升高 cAMP 水平，抑制血小板聚集，擴張血管及抑制血栓形成。TXB2/6-keto-PGF1α 平衡失調是微循環障礙、導致瘀血機制的重要環節。研究提示逍遙散具有降低肝鬱大鼠血漿 TXB2 濃度，提高 6-keto-PGF1α 水平，從而調節 TXB2/6-keto-PGF1α 平衡；並有提高肝鬱大鼠紅血球細胞膜流動性作用，改善肝微區、胃微區微循環血流速度。這可能與抗脂質過氧化作用、升高血漿 cAMP 的含量有關。顯示逍遙散對肝鬱導致或誘發的血瘀傾向有防治作用。呂氏用束縛法造成肝鬱大鼠模型，結果顯示模型大鼠血漿 TXB2 升高；6-keto-PGF1α 降低；模型大鼠肝微區、胃微區微循環血流速度減慢。經逍遙散治療後，血漿 6-keto-PGF1α 明顯升高，TXB2 明顯降低。肝微區、胃微區細胞灌注量顯著升高，比較肝鬱造模組有顯著差異（P<0.01）。顯示逍遙散對肝鬱導致或誘發的血瘀傾向有防治作用。

五、對免疫系統的影響

趙益業實驗證明，束縛法造成的肝鬱模型動物體液免疫和細胞免疫功能降低，用逍遙散治療可提高模型動物溶血素水平，顯著提高模型動物脾淋巴細胞轉化率，並對白血球介素 -2 的產生有促進作用。提示逍遙散可顯著提高損傷小鼠的細胞免疫和體液免疫功能。余浚龍等採用限制大鼠活動空間造成反覆心理應激模型，觀察大鼠脾淋巴細胞活性及胸腺指數的變化以及逍遙散的治療作用。結果發現給藥組與模型組相比，脾淋巴細胞活性和胸腺指數均提高，基本恢復正常水平。從而證明逍遙散可以明顯地拮抗應激大鼠的免疫抑制狀態，有效地恢復和保護應激動物的免疫功能。逍

遙散對抗免疫抑制與方中藥物主要成分有關。據報導，柴胡的活性成分柴胡皂苷有抑制中樞的作用，小鼠腹腔注射後可刺激 T 淋巴細胞和 B 淋巴細胞轉化。白芍總苷可促進脾淋巴細胞增殖。

六、對應激性損傷的保護作用

應激是當機體受到內、外界環境因素或心理社會因素的刺激時，所產生的與刺激因素無直接關係的全身非特異性反應。應激性疾病的發生與交感－腎上腺髓質系統和下視丘－腦下垂體－腎上腺皮質軸兩個系統的過度活動有關。臨床研究顯示，逍遙散對心理社會因素所致的應激性機體功能失調，具有較好的調節作用。為探討其作用機制，頓穎等研究了其對拘束水浸應激損傷實驗動物多項指標的影響。結果發現，逍遙散能顯著提高拘束水浸應激損傷小鼠細胞免疫和體液免疫功能，能顯著降低損傷大鼠的心率；大劑量能顯著降低大鼠應激性潰瘍的指數，提高抑制率。推測其調節作用，可能與參與調節交感腎上腺髓質系統和下視丘－腦下垂體－腎上腺皮質軸這兩個系統的活動有關。余浚龍等採用 MTT 微量酶反應比色法檢測脾淋巴細胞活性及胸腺指數，探討逍遙散的抗應激作用。結果顯示，逍遙散可以明顯拮抗由慢性心理應激造成的免疫抑制，有效減輕應激對胸腺的損害。由於慢性心理應激大鼠的免疫功能抑制的主要機制是下視丘－腦下垂體－腎上腺素軸（HPAA）功能亢進，因此認為，逍遙散的作用機制可能與抑制 HPAA 的興奮性，提高免疫功能相關。

下篇　現代研究

第二節　主要組成藥物的藥理研究

一、柴胡

各種柴胡的成分基本相似，主要含皂苷、甾醇、精油、脂肪油和多糖等，尚含生物鹼、葡萄糖、胺基酸等。莖、葉含黃酮類和山柰苷等成分。

1. 保肝、利膽、降血脂作用

對多種原因引起的動物實驗性肝功能障礙有一定的治療作用，使麩丙轉胺酶和天門冬胺酸胺基轉移酶降低，組織損害減輕，肝功能恢復正常。保肝作用還表現在能使肝細胞的腫脹、變性和壞死明顯減輕，肝細胞內蓄積的肝醣以及核糖核酸含量大部分恢復或接近正常，並能抑制肝細胞的脂肪性變以及麩丙轉胺酶的活力，促進纖維吸收的作用。利膽作用，主要表現在能使實驗動物的膽汁排出量增加，使膽汁中膽酸、膽色素和膽固醇的濃度降低。降血脂作用，表現在柴胡皂苷經肌內注射能使實驗性高脂血症動物的膽固醇、三酸甘油酯和磷脂的水平降低，其中三酸甘油酯的降低尤為顯著。

2. 抗炎作用

柴胡皂苷具有明顯的抗炎作用。對血清素、組織胺、右旋糖酐、乙酸等引起的大鼠足蹠和踝關節腫脹均有明顯的抑制作用，並能抑制白血球遊走、棉球肉芽腫的增生；抑制組織胺的釋放；使腎上腺肥大或胸腺萎縮，增強皮質激素的抗炎作用。

3. 鎮靜、鎮痛作用

柴胡煎劑、總皂苷及柴胡皂苷原等對中樞神經系統有明顯的抑制作用，使實驗動物的自發活動減少，條件反射抑制，延長環己巴比妥的睡眠時間；拮抗咖啡因和去氧麻黃鹼的中樞興奮作用。柴胡皂苷對小鼠尾壓刺激法、熱板法和乙酸扭體法等引起的疼痛反應均有較明顯的抑制作用。用電擊鼠尾法證明，柴胡皂苷能使痛閾明顯提高，並發現其鎮痛作用可部分被納洛酮所拮抗。

4. 抗菌、抗病毒作用

體外試驗證明，柴胡對溶血性鏈球菌、金黃色葡萄球菌、結核桿菌有一定的抑制作用；對流感病毒有較強的抑制作用。尚有抗肝炎病毒、牛痘病毒和抑制 1 型脊髓灰質炎病毒引起細胞病變的作用。

5. 影響免疫功能作用

柴胡多糖能促進機體的免疫功能。增加 Kupffer 細胞吞噬功能；能明顯增加巨噬細胞、自然殺傷細胞（NK）功能；提高病毒特異抗體滴度；提高淋巴細胞的轉化率和皮膚遲發超敏反應；增強胸腺細胞中 DNA 合成的速度，加速胸腺細胞向外周釋放，從而增加機體的抗病能力。

6. 解熱作用

柴胡煎劑、注射劑、醇浸膏、精油以及粗皂苷等製劑對傷寒、副傷寒疫苗、大腸桿菌液等引起的動物實驗性發熱，有明顯的解熱作用，且使正常動物的體溫降低。

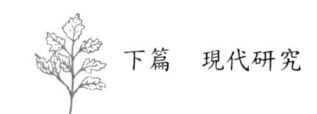

二、當歸

當歸含有精油和水溶性成分。全株都含精油，油中主要成分為藁本內酯及當歸酮、香荊芥酚等，約有 40 多種成分。水溶性部分含有阿魏酸及丁二酸、煙酸、尿嘧啶、腺嘌呤、豆甾醇-D-葡萄糖苷等。當歸含糖 40%。含 19 種胺基酸，有 7 種為人體不能合成的胺基酸。還含有維生素 A、維生素 B、維生素 E。尚含有 23 種金屬元素，其中 16 種為人體所需要的。

1. 保肝、利膽、降血脂作用

對小鼠或大鼠急性四氯化碳引起的肝損傷具有保護作用，使炎症反應明顯減輕，血清轉胺酶稍下降；對肝硬化，可使肝組織膠原含量減少，硬化程度減輕。對部分肝切除大鼠，能增高肝組織核分裂象指數，具有一定促進肝再生作用。對 D-半乳糖胺造成急性肝損傷大鼠的肝細胞膜損害、肝粒線體損傷均有明顯保護作用；對肝細胞內質網損害的組織化學變化有改善作用；對肝醣含量減少有拮抗作用。水提物、精油或阿魏酸鈉對大鼠膽汁分泌量均有明顯促進作用，並能增加膽汁中固體物及膽酸的排泄量。對實驗性高脂血症有降低作用，對實驗性動脈硬化大鼠的主動脈病變有一定的保護作用。新增阿魏酸鈉的高脂食物餵飼大鼠，可顯著抑制血清膽固醇水平升高，對三酸甘油酯和磷脂則無影響。

2. 對血液及造血系統的作用

促進血紅素及紅血球生成。當歸多糖能顯著刺激正常和骨髓抑制造成貧血小鼠的粒、單系祖細胞的增殖。實驗證明，當歸多糖對苯肼和鈷-60射線輻射所致骨髓抑制的貧血小鼠紅血球、血紅素、白血球和股骨有核細胞數恢復均有顯著的促進作用。當歸及阿魏酸鈉有明顯的抗血栓作用。

■3. 對心血管系統的作用

當歸浸膏能擴張離體豚鼠冠狀動脈，增加冠狀動脈血流量，增加小鼠心肌攝取 Rb 的能力，對腦下垂體後葉素所致心肌缺血有一定的緩解作用。當歸水提物靜脈注射，可使麻醉犬冠狀動脈、腦和外周血管擴張，血流量增加。當歸的醚提取物可延長離體兔心房不應期，對抗乙醯膽鹼或電流引起的麻醉貓及犬的心房纖顫，顯示出奎尼丁樣作用。當歸流浸膏及醚提取物能降低心肌興奮性，使不應期延長，減慢洋金花所加快的大鼠心率。當歸對靜脈注射高分子右旋糖酐所致的家兔軟腦膜急性微循環障礙，可使血流速度增快，血細胞解聚，流態改善。

■4. 影響免疫作用

當歸煎劑灌胃，能顯著增加小鼠玫瑰花環形成數，小鼠脾臟體積增大，重量顯著增加，即脾細胞總數增多。能顯著增強動物腹腔巨噬細胞的吞噬功能，提高網狀內皮系統對染料的廓清速率，具有促進非特異性免疫功能作用。當歸多糖具有免疫佐劑活性。注射當歸多糖使脾白髓截面、T 淋巴細胞和 B 淋巴細胞區縮小；脾小體生發中心反應減弱，樹突狀細胞增多，淋巴母細胞減少；脾紅髓有核紅血球固縮，數量減少，粒細胞增多；脾血竇擴張。當歸多糖對淋巴細胞亦有較強活化作用。實驗顯示，促有絲分裂活性與當歸多糖組分 AR-1 相關。

■5. 對子宮的作用

當歸對子宮具有「雙向性」調節作用。當歸的高沸點精油 1：50 濃度即對子宮呈抑制作用，作用迅速而持久，使子宮節律性收縮減少，子宮肌弛緩，1：25 濃度可使子宮完全停止收縮，但洗去藥液後子宮收縮恢復，

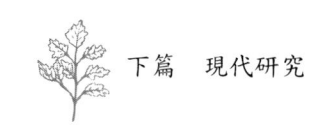

對子宮無明顯損害。當歸精油能對抗腎上腺素、腦下垂體後葉素或組織胺對子宮的興奮作用，在用硫酸阿托品後抑制作用出現，故其對子宮肌的抑制作用可能為直接作用。當歸水或醇溶液非揮發性物質對離體子宮有興奮作用，使子宮收縮加強，大量或多次給藥時，甚至可出現強直性收縮。醇溶性物質作用比水溶性物質作用強。對在體子宮，當歸精油及非揮發性成分靜脈注射均出現興奮作用。

三、白芍

白芍為毛茛科植物芍藥的乾燥根。含有芍藥苷、芍藥花苷、牡丹酚，還含有芍藥內酯苷、氧化芍藥苷、苯甲醯芍藥苷等及精油、脂肪油、樹脂、糖、澱粉、黏液質、蛋白質和二萜類成分。

1. 保肝作用

白芍提取物對 D- 半乳糖胺所致肝損傷和 SGPT 升高有明顯對抗作用，可降低 SGPT，使肝細胞的病變和壞死恢復正常。白芍的乙醇提取物對黃麴黴素引起的大鼠急性肝損傷所表現出的乳酸脫氫酶及同工酶的總活性升高有降低作用。白芍總苷可抑制四氯化碳所致小鼠 SGPT 和乳酸脫氫酶升高，對肝臟組織嗜酸性變性、壞死有對抗作用。

2. 鎮痛、降溫作用

白芍總苷（1～40mg/kg）呈劑量依賴性地抑制小鼠扭體、撕叫、熱板反應，延長大鼠熱板反應潛伏期。對嗎啡、Clonidine 抑制扭體反應有協同作用。白芍總苷（5～40mg/kg）腹腔注射呈劑量依賴性地降低小鼠和大鼠正常體溫，其降溫作用受環境影響。對正常豚鼠和家兔均無明顯降溫作

用。大鼠側腦室注射微量的白芍總苷有明顯降溫作用。

■3. 抗炎、抗菌、抗病毒作用

白芍提取物對大鼠蛋清性急性炎症水腫有顯著抑制作用，對棉球肉芽腫增生有抑制作用。白芍總苷對佐劑性關節炎大鼠有抗炎和機體依賴性免疫調節作用。白芍製劑對葡萄球菌、溶血性鏈球菌、肺炎雙球菌、痢疾桿菌、傷寒桿菌、霍亂弧菌、大腸桿菌及綠膿桿菌等均有一定的抑制作用。此外，1：40芍藥煎劑能抑制京科68-1株病毒和皰疹病毒。

■4. 解痙作用

芍藥苷及芍藥的浸出液，對豚鼠離體小腸部有抑制自發收縮、降低緊張性的作用，對乙醯膽鹼引起的腸管收縮作用不明顯，但可抑制氯化鋇引起的腸管收縮。芍藥苷對小鼠離體子宮運動，低濃度時呈興奮作用，高濃度時呈抑制作用。芍藥苷還明顯抑制催產素引起的子宮收縮。

■5. 對心血管系統的影響

白芍有增加心肌營養血流量的作用。白芍的乙醇提取物有增加豚鼠離體心臟和麻醉犬冠狀動脈流量，降低麻醉犬血壓和心率作用。白芍醇提物對腦下垂體後葉素所引起的家兔實驗性急性心肌缺血及異丙腎上腺素造成的小鼠心肌缺氧均有明顯的保護作用，並能顯著增強小鼠對常壓缺氧的耐受力。

■6. 影響免疫系統的作用

白芍能促進脾細胞抗體的生成，特異性地增強小鼠對綿羊紅血球的體液反應。白芍水煎劑可拮抗環磷醯胺對小鼠外周血T淋巴細胞的抑制作用，使之恢復正常水平，可使處於低下狀態的細胞免疫功能恢復正常。白

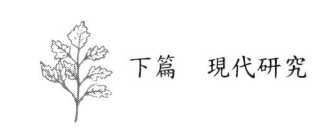

芍總苷可促進刀豆素誘導小鼠脾淋巴細胞增殖，促進新城雞瘟病毒誘導的人臍血白血球產生α干擾素，對刀豆素誘導大鼠脾細胞產生白血球介素2呈雙向調節作用。50%白芍水煎劑向小鼠胃飼可使小鼠腹腔巨噬細胞的吞噬百分率和吞噬指數均較對照組有明顯提高。

7. 對血液系統的作用

白芍醇提取物體外能抑制ADP、膠原、花生四烯酸誘導的家兔血小板聚集。

四、白朮

本品為菊科草本植物白朮的根莖。古方只有「朮」，不分蒼朮和白朮，蒼、白之分始於《傷寒論》和《金匱要略》。後世醫家認為，蒼朮味苦，偏於燥溼，而白朮性溫，味甘、苦。白朮含精油約1.4%，主要成分為蒼朮醇、蒼朮酮、芹子烯等。白朮中還含有維生素A。

1. 對免疫系統的作用

白朮能促進小鼠體重增加，增強游泳耐力，能增強網狀內皮系統的吞噬功能，還能提高淋巴細胞轉化率和自然玫瑰花環形成率，促進細胞免疫功能，且明顯增加IgG的含量。在體外能增強白血球吞噬金黃色葡萄球菌的功能。

2. 對消化系統的作用

白朮煎劑對小鼠因四氯化碳引起的肝損傷有保護作用，可減少肝細胞變性壞死，促進肝細胞的增長，使升高的麩丙轉胺酶下降，防止肝醣的減少，促進脫氧核糖核酸的恢復。白朮的利膽作用表現在能明顯增加膽汁分

泌量。白朮煎劑能使兔離體腸管自發活動緊張性升高，收縮幅度加大，能明顯拮抗 Ach 和 BaCl2 所致腸管痙攣。但也有報導白朮能使腸管平滑肌緊張度降低或無變化。白朮對胃應激性潰瘍有顯著抑制作用。

3. 對心血管系統的作用

白朮有血管擴張作用。對心臟呈抑制作用，劑量過大可致心臟停搏。

4. 利尿作用

白朮煎劑和流浸液對大鼠（靜脈注射）、兔（灌胃或腹腔注射）和犬（灌胃或靜脈注射）均有顯著而持久的利尿作用，且促進電解質，特別是鈉的排泄。但亦有報導，白朮並無利尿作用，亦不增加尿中鈉、鉀離子的排泄量。

5. 抗腫瘤作用

白朮精油中之中性油對食道癌細胞有明顯的抑制作用。白朮精油尚能增強癌細胞的抗原性及抗體的特異性主動免疫。

6. 抗菌作用

白朮製劑在試管內，對革蘭毛菌、堇色毛菌、鬚癬毛癬菌、同心性毛菌孢子菌、絮狀表皮癬菌、星形奴卡菌、緊密著色菌有抑制作用。製劑對金黃色葡萄球菌、溶血性鏈球菌、綠色鏈球菌、肺炎球菌、腦膜炎球菌、白喉桿菌、枯草桿菌亦有抑制作用。

7. 抗凝作用

白朮煎劑灌胃 1～4 週，能顯著延長大鼠凝血酶時間。

下篇　現代研究

五、茯苓

本品為多孔菌茯苓的乾燥菌核。

1. 利尿作用

實驗證明茯苓醇提物、水提物對家兔有緩慢的利尿作用。急性實驗發現其利尿作用較弱，起效慢，給藥 6～7 小時後尿量開始增加，維持時間短。茯苓煎劑、流浸膏對健康人有較弱的利尿作用，而口服煎劑對家兔的利尿作用不明顯。

2. 抗腫瘤作用

研究顯示，羧甲基茯苓多糖對小鼠移植性腫瘤有較強的抑制作用。茯苓素對抗癌藥有增效作用。

3. 影響免疫功能的作用

茯苓煎劑內服，可使玫瑰花環形成率及植物血凝素誘發淋巴細胞轉化率顯著上升。羧甲基茯苓多糖還有免疫調節、保肝降酶、間接抗病毒、誘生和促誘生干擾素、減輕放射不良反應、誘生和促誘生白血球介素等多種生理功能。

4. 對消化系統的作用

茯苓對四氯化碳所致大鼠肝損傷有明顯的保護作用。茯苓浸劑對家兔離體腸管有直接鬆弛作用，對大鼠幽門結紮所致胃潰瘍有抑制作用。

5. 對心血管系統的作用

茯苓水、乙醇及乙醚提取物灌注土撥鼠離體心臟，能使心肌收縮力增強，心率增快。茯苓素還可抑制微血管的通透性。

6. 鎮靜作用

茯苓煎劑腹腔注射，能明顯降低小鼠的自發活動，並能對抗咖啡因所致小鼠過度興奮。小鼠腹腔注射對戊巴比妥鈉的麻醉作用有明顯的協同作用。

六、甘草

主要含甘草酸，屬三萜皂苷，是甘草甜味的主要來源，水解生成甘草次酸和二分子葡萄糖醛酸。含多種黃酮類化合物，主要有甘草苷、新甘草苷、異甘草苷、異甘草素及含苷原和糖蛋白的複合物 LX，尚含 7-甲氧基香豆素、傘花內酯、阿魏酸、多種胺基酸、β-穀甾醇、糖類、生物素等。

1. 對消化系統的作用

甘草浸膏口服，對四氯化碳所致大鼠肝損傷有明顯保護作用，可使肝臟的變性和壞死顯著減輕，肝細胞內的糖原及核糖核酸恢復，血清麩丙轉胺酶活力顯著下降。10%甘草浸膏按 4ml/kg 對兔灌胃後胃運動逐漸減弱，30 分後胃運動幾乎停止。甘草浸膏對幽門結紮造成的潰瘍有顯著抑制作用。

2. 影響免疫功能的作用

甘草酸能抑制組織胺釋放劑引起的肥大細胞脫顆粒，從而阻止過敏介質的釋放。甘草酸也能顯著抑制被動皮膚過敏反應物質對兔離體迴腸和豚鼠離體氣管的收縮作用。不同濃度甘草酸銨均可明顯抑制用人 IgG 免疫 BALB/C 小鼠淋巴細胞抗體合成。

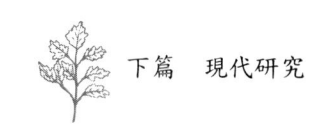

3. 腎上腺皮質激素樣作用

小劑量的甘草酸腹腔注射能使大鼠胸腺萎縮及腎上腺重量增加，顯示有促皮質激素樣作用。實驗證明，甘草浸膏、甘草粉、甘草酸、甘草次酸均有去氧皮質酮樣作用，能使多種動物尿量及鈉排出減少，鉀排出增加。

4. 降脂作用

甘草粉 1g/d 和 3g/d 灌胃對家兔實驗性動脈粥狀硬化的預防無效。但甘草酸每日 10mg/kg 肌內注射，連續 5 日，對實驗性家兔高脂血症有明顯的降脂作用。

5. 抗菌、抗病毒作用

甘草酸提取物及甘草酸鈉在體外對金黃色葡萄球菌、結核桿菌、大腸桿菌、阿米巴原蟲及滴蟲均有抑制作用。甘草次酸在試管中能增強小檗鹼抑制金黃色葡萄球菌的效力。

甘草多糖具有明顯的抗腺病毒 3 型、單純皰疹病毒 1 型、牛痘病毒的活性。甘草酸具有抑制愛滋病病毒增殖的效果。

6. 解毒作用

小鼠實驗發現甘草浸膏及甘草酸對番木鱉鹼、胺基甲酸乙酯和古柯鹼、苯、砷、氯化汞等的毒性有較明顯的解毒作用；對印防己毒素、咖啡因、乙醯膽鹼、毛果芸香鹼、菸鹼、巴比妥類等的解毒作用次之，對阿托品、索沸拿、毒扁豆鹼、嗎啡、銻劑則無效。甘草酸對河豚毒、蛇毒有解毒作用。甘草酸還能解除白喉毒素、破傷風毒素的致死作用。

■7. 鎮咳祛痰作用

研究顯示，甘草次酸及其衍生物具有鎮咳作用。讓豚鼠吸入氨的氣溶膠使之咳嗽，研究對牠的抑制作用，甘草次酸及其乙酸銨鹽等都有明確的鎮咳作用，而且有劑量依賴關係，作用最強的是甘草次酸膽鹼鹽。

下篇　現代研究

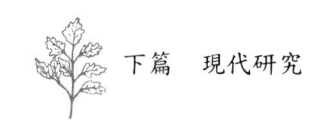

第二章
經方應用的現代研究

　　逍遙散是肇始於宋代著作《太平惠民和劑局方》的名方。該書在第九卷「治婦女諸疾」中最早記載：「治血虛勞倦，五心煩熱，肢體疼痛，頭目昏重，心忪頰赤，口燥咽乾，發熱盜汗，減食嗜臥，及血熱相搏，月水不調，臍腹脹痛，寒熱如瘧。又療室女血弱陰虛，營衛不和，痰嗽潮熱，肌體羸瘦，漸成骨蒸。」逍遙散問世後在很長一段時間裡是產後虛熱的專方，明代以後醫家不斷擴展其應用，不單涉及女性專用。逍遙散的構方嚴謹，其所主要病機肝鬱與血虛又常是各科各種疾病的病理基礎。故廣泛應用於內科、外科、婦科、兒科、五官科等各個疑難病的治療。本方作為調和肝脾的代表方劑，前人曾譽為，「肝病第一良方」。後世很多醫家在此基礎上又創立了許多化裁名方，其臨床應用逐漸擴大，用途廣泛。下文薈萃部分著名醫家加減使用逍遙散的醫案醫話，以點帶面來窺探後世醫家對本方的諸多觀點和論述，以期讀者能夠正確、靈活應用逍遙散治療臨床諸多疾病。

一、鄧中甲臨床運用逍遙散經驗

　　鄧中甲從事中醫臨床工作40餘年，學識淵博、醫術精湛，對臨床靈活運用逍遙散治療諸多疑難症有獨到見解，應用範圍廣，效果顯著。現將其臨床加減運用逍遙散的經驗淺述如下。

第二章　經方應用的現代研究

■ 1. 對逍遙散的認識

　　逍遙散出自《太平惠民和劑局方》治血虛勞倦，五心煩熱，肢體疼痛，頭目昏重，心忪頰赤，口燥咽乾，發熱盜汗，減食嗜臥，及血熱相搏，月水不調，臍腹脹痛，寒熱如瘧。又療室女血弱陰虛，營衛不和，痰嗽潮熱，肌體羸瘦，漸成骨蒸。為肝鬱血虛，脾失健運之證而設。該方係《傷寒論》之四逆散演化而來，以「逍遙」命名，正如王子接所說：「逍遙，《說文》與『消搖』通，《莊子‧逍遙遊》注云：『如陽動冰消，雖耗不竭其本，舟行水搖，雖動不傷其內。』」譬之於醫，消散其氣鬱，搖動其血瘀，皆無傷乎其正氣也。

　　故前人列其於和劑之中，可知逍遙散具有疏肝解鬱之意，肝鬱開解，脾虛得健，血虛得養，氣虛和暢，而肝鬱脾虛之病症則癒，故以「逍遙」命名。本方既有柴胡疏肝解鬱，又有當歸、白芍養血柔肝。尤其當歸之芳香可以行氣，味甘可以緩急，更是肝鬱血虛之要藥。白朮、茯苓健脾袪溼，使運化有權，氣血有源。炙甘草益氣補中，緩肝之急，雖為佐使之品，卻有襄贊之功。生薑燒過，溫胃和中之力益專，薄荷少許，助柴胡疏肝鬱而生之熱。如此配伍既補肝體，又助肝用，氣血兼顧，肝脾並治，立法全面，用藥周到，故為調和肝脾之名方。

■ 2. 對逍遙散的加減運用

　　鄧中甲教授為了加強逍遙散的作用，往往隨症加入其臨床常用的配伍組合，以針對氣、血、津液、神志、腎精不同方面的問題。

　　針對氣的常用配伍組合：

　　①香附、鬱金、佛手、厚朴、炒萊菔子：意在增其理氣開鬱之力；香附、鬱金主要針對胸脅脹滿；佛手、厚朴、炒萊菔子主要針對脘腹痞滿。

251

②牡丹皮、梔子：意在增其解鬱散火之力；牡丹皮瀉血中伏火；梔子瀉三焦之火，導熱下行，兼利水道，二藥結合應用治療肝鬱化火作用突出。

③夏枯草、連翹：意在增其清火散結之力。

針對血的常用配伍組合：

①鬱金、延胡索：行氣活血止痛兼有散鬱熱之功，用於氣滯血瘀之證，雞血藤、川芎亦可隨症加入；三稜、莪朮，行氣活血力量較強，多用於破血散結。

②生地黃或熟地黃：治逍遙散證而有血虛較甚者，若血虛而生內熱者加生地黃，血虛加熟地黃。女貞子、墨旱蓮亦多隨症加入，女貞子為滋補肝腎、清熱明目，墨旱蓮滋陰益腎、涼血止血，二藥合用，同歸肝、腎二經，滋補肝腎。

針對津液的常用配伍組合：

①車前子、薏仁：車前子味甘，微寒，歸肝、腎、肺、小腸四經，具有清熱利尿，滲溼通淋，明目祛痰之功；薏仁味甘、淡，涼，歸脾、腎、肺三經，具有健脾滲溼、除痺止瀉之效。二者相須為用，共同治療水溼內停之證。

②半夏、陳皮：可增強理氣化痰之功，用於氣鬱津聚為痰。海蛤殼、瓦楞子、白芥子、浙貝母有化痰散結之功，用於氣機鬱滯，痰濁壅阻而致的癭瘰病，癭氣，結節腫塊。

③茵陳、虎杖：茵陳苦、辛、微寒，歸脾、胃、肝、膽經，具有清溼熱、退黃疸之功；虎杖微苦微寒，歸肝、膽、肺經，具有祛風利溼、散瘀定痛、止咳化痰之效，二者配伍清溼熱、利膽氣，用於溼熱蘊結之證。

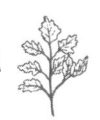

針對神志的常用配伍組合：

①鬱金、石菖蒲，石菖蒲、遠志：石菖蒲、遠志解鬱醒腦、開心竅，用於情志憂鬱不解，痰瘀矇蔽清竅、心竅，出現癲癇、神昏、失眠、胸腹脅肋疼痛、肢體麻木或不用等症狀。鬱金、石菖蒲，稍偏重於瘀；石菖蒲、遠志稍偏重於痰。

②酸棗仁、柏子仁：增強養心安神之功，酸棗仁養心陰、益肝血，清肝膽虛熱而寧心安神；柏子仁養心氣、潤腎燥，安魂定魄，益智寧神。二藥伍用，相得益彰，寧心安神，多用於失眠證治。合歡皮、首烏藤亦可隨症加入。或隨症加入安神散，即炒酸棗仁、合歡花、琥珀粉配製而成。

針對腎精的常用配伍組合：

蜈蚣、菟絲子、沙苑子：以逍遙散疏泄、暢達肝氣，幫助腎精的施洩，反映其生機活力，以蜈蚣通絡，且能振奮陽氣，菟絲子、沙苑子補益腎精，使疏泄正常、生機勃勃，用於治療不孕、不育。

● 醫案精選

◎案

某，女，46歲，退休。2009年7月9日初診。訴膽囊腫，膽管結石，牙齒痛，眼睛脹，伴納差，大便2日1次。中醫辨證為肝脾不和、氣鬱化火。治以疏肝解鬱祛火。方用逍遙散加減。

處方：牡丹皮12g，梔子12g，柴胡12g，白芍10g，當歸10g，白朮12g，茯苓12g，薄荷10g，生薑3g，甘草3g，枸杞子12g，菊花12g，鬱金12g，香附12g，海金沙12g，金錢草12g，神曲10g，炒穀芽12g，白芥子12g，浙貝母12g。7劑，每日1劑，水煎服。

下篇　現代研究

二診：服上藥 7 劑後，諸症減少，上方稍加化裁，再服 10 餘劑，結石排出。

◎案

某，男，38 歲，業務員。2009 年 10 月 15 日初診。訴肝區不舒，伴有脹痛，其他情況正常，西醫確診是 B 型肝炎大三陽。中醫辨證為肝鬱膽滯、溼熱蘊結。治以疏肝健脾、清利溼熱。方用逍遙散加減。

處方：柴胡 12g，當歸 10g，白芍 12g，薄荷 10g，生薑 3g，甘草 3g，白朮 12g，茯苓 12g，蒼朮 12g，陳皮 10g，厚朴 10g，黃柏 10g，茵陳 12g，虎杖 12g，鬱金 12g，佛手 12g，青皮 12g。5 劑，每日 1 劑，水煎服。

二診：服上藥 5 劑後，自覺脅部不適好轉，續原法隨症加減，再服 20 餘劑後，病症轉為小三陽。

按鄧中甲教授認為，逍遙散有疏肝、健脾、養血之功，是肝脾同調同時氣血津液兼顧的。逍遙散照顧非常全面，既補肝體又助肝用，而肝是人體的調節系統，其疏泄功能，疏泄一身之氣機，包括人體氣、血、津液、神志、腎精，都在其疏泄範圍之內，如果肝氣鬱滯，相應這幾方面都會產生問題。氣的暢達，對血液的正常運行，發揮其濡養之功發揮著決定作用，氣為血帥，氣行則血行，氣鬱血必停，致血行遲滯而成瘀；津液的生成、輸布和排泄，全賴於氣的升降出入運動和氣的氣化、溫煦、推動和固攝作用，氣機鬱滯，則水溼內停或凝聚成痰；心藏神，主神明，但情志舒暢需賴肝氣的條達，木鬱不達，會出現心神不寧、夜寐不安等；腎藏精，但其生機活力的表現需要肝的疏泄，肝失疏泄，會出現生機不振等。結合具體病機，可用逍遙散作為基礎方，針對突出病理而適當配伍，從而達到一方可治多病的目標。

二、蘇忠德丹梔逍遙散治療溼疹的經驗

蘇忠德主任是知名老中醫。蘇老從醫40餘載，其臨床經驗豐富，治療辨證準確，擅用經方及時方，用藥獨到，故臨床治療中每於平淡中獲得良效。

● 醫案精選

◎案

王某，女，14歲。2009年7月3日初診。主訴：雙手皮膚溼疹1個月。3歲起發皮膚溼疹，現已有11年，其間經西醫及中醫治療均未能根除，間斷發病，苦惱不已。近月來因學業壓力較大，病發更甚。症見：皮膚溼疹，以手掌及手臂上皮膚為主，紅斑成片，皮膚破損，癢甚；煩躁易怒，口乾口苦，睡眠欠佳，多夢，納差，小便正常，大便乾結，經常數日一次，月經尚未來潮，舌質正常，苔黃微膩。中醫辨證為肝鬱脾虛、血虛絡脈瘀滯。治以健脾疏肝解鬱。方用丹梔逍遙散加減。

處方：當歸30g，白芍10g，柴胡8g，白朮15g，川芎8g，熟地黃10g，枳實30g，炙甘草8g，牛膝30g，牡丹皮10g，炒梔子8g，鉤藤10g，火麻仁8g，郁李仁8g，防風10g。6劑，每日1劑，水煎服。

二診：2009年7月10日，訴服上藥後皮膚搔癢現象減輕，大便兩日一次，但月經仍未來潮，守上方化裁繼服20餘劑。後其母來訴，諸症均除，月經已潮。

按本案患者自幼便患溼疹，屬於先天不足，營血虧虛。久病入血入絡，以致肝鬱血虛，脾失健運。肝主藏血，肝血不足，血虛風燥，溼熱內蘊，襲於肌膚而發病，反覆發作，纏綿難癒；津血同源，血虛則津液虧乏，腸道無以滋潤，則大便乾結；肝具有調節血量的作用，肝氣條達則血脈流暢，經候如常，肝氣鬱結則血脈失常，月經異常；肝鬱血虛，心失所

養，故煩躁易怒。方中柴胡疏肝解鬱；當歸、白芍、熟地黃養血柔肝；白朮、炙甘草健脾和中，以助氣血生化之源；川芎理氣活血，牡丹皮、梔子、鉤藤清熱瀉火；牛膝引血通經；防風祛風；火麻仁、郁李仁潤腸通便。諸藥合用，以奏其效。

◎案

某，男，36 歲。2009 年 6 月 5 日初診。主訴：雙手掌溼疹伴陣發性搔癢半月。患者自述近半月來由於工作原因，精神壓力過大，突發手掌溼疹，搔癢不已，指縫間有水皰，搔之則流水。曾在某醫院皮膚科就診用藥治療，效果欠佳，停藥則發，故來求治於中醫。症見：雙手掌面皮膚破損，脫皮，指縫間水皰，伴搔癢，心煩，口乾欲飲，大便乾，小便正常，舌紅苔白，脈弦細。中醫辨證為肝鬱脾虛、溼熱生風。治以疏肝解鬱健脾，祛風燥溼。方用丹梔逍遙散加減。

處方：當歸 15g，白芍 15g，柴胡 8g，白朮 10g，茯苓 10g，生薑 6g，薄荷 15g，炙甘草 8g，牡丹皮 10g，炒梔子 10g，熟地黃 15g，鉤藤 10g，白鮮皮 10g，地膚子 10g，路路通 10g，土茯苓 30g。6 劑，每日 1 劑，水煎服。

服完上藥後，症狀減輕，以上方為基礎隨症加減，共服 10 餘劑，諸症消失。

按本案患者為肝鬱脾虛，燥熱生風。患者由於工作壓力大，氣鬱日久，肝失血養，風從內生；脾陰不足，失於健運，溼熱內生。因此溼熱之邪走竄四肢，外達皮毛，浸淫肌膚而發病。方用丹梔逍遙散加鉤藤以泄肝熱，熟地黃滋陰補血，白鮮皮、地膚子、路路通、土茯苓等清熱燥溼、祛風止癢。藥證合拍，收效良好。

◎案

某，男，10歲。2009年7月15日初診。主訴：雙手掌心脫皮發癢，手心發熱。屬於過敏體質，稍不注意則身上發癢，本次又出現手掌脫皮發癢，納差，挑食，不喜歡吃青菜，二便尚正常，睡眠不安，流涎，舌質紅，苔薄黃，脈沉弦。中醫辨證為肝脾血虛。治以疏肝健脾。方用丹梔逍遙散合保和丸加減。

處方：當歸15g，白芍15g，柴胡8g，白朮10g，茯苓10g，生薑6g，薄荷15g，炙甘草8g，牡丹皮10g，炒梔子10g，神曲10g，焦山楂10g，萊菔子8g，麥芽30g。6劑，每日1劑，水煎服。

藥後諸症悉除。其母為求鞏固治療，要求繼續服藥調理善後。

按本案患兒為肝脾血虛。肝主血，為藏血之臟，脾主運化，為氣血生化之源。氣血虧虛，虛則化燥生風，肌膚失養，肝失疏泄，脾失健運則納差。故用丹梔逍遙散疏肝解鬱，養血健脾，再加上消食導滯之藥以增加食慾，諸藥合用，使肝和脾健而諸症自癒。

三、連建偉運用加味逍遙散驗案二則

連建偉教授，精於脈理，擅長運用經方及後世各家醫方，尤對脾胃病有豐富的治療經驗。茲擷其運用加味逍遙散驗案二則。

● **醫案精選**

◎案

何某，男，63歲。2011年5月10日初診。主訴：便祕半年餘，常3～4天一解。性情急躁易怒，胸脅脹滿，口苦而乾，時或頭痛、頭昏、目赤、耳鳴，舌質紅，苔黃，脈弦數。追問病史，因家事不順心而漸致上

證。服多種中西藥，服藥時便通且稀，停藥如故，且逐漸加重。推敲再三，診為肝鬱脾虛，血液不足，腸失傳導，糟粕內停之便祕。治以養血健脾、疏肝清熱。方用丹梔逍遙散加減。

處方：柴胡、當歸、生白朮、茯苓、牡丹皮、焦梔子各10g，白芍12g，紫菀30g，薄荷、綠萼梅、炙甘草各6g。7劑，日1劑，水煎，早、晚分服。

2劑後，即身暢便通，服5劑後，改滋水清肝飲以善後。

◎案

璩某，女，42歲。2011年5月18日初診。主訴：尿頻、尿急反覆發作3年。曾被某醫院診為慢性腎盂腎炎。近半年來，每因生氣後尿頻、尿急伴有少腹脹滯等，日漸加劇，伴有煩躁，頭痛頭脹，失眠多夢，腰痠沉重，月經失調，白帶多，舌紅，苔薄黃，脈弦數。中醫辨證為肝鬱氣滯化火。治以疏肝健脾、養血清熱。方用丹梔逍遙散加減。

處方：白芍、茯苓各12g，牡丹皮、焦梔子、柴胡各10g，車前子20g，玫瑰花、薄荷各6g。5劑，每日1劑，水煎服。

二診：服上方5劑後，患者自覺尿頻、尿急、少腹脹滯等症狀均好轉，白帶減少。守方繼服10劑，諸症基本消失。

按逍遙散方中柴胡疏肝解鬱調理氣機，當歸、白芍柔肝、養血；白朮、甘草健脾益氣，培土榮木，茯苓健脾祛溼化痰，佐少許生薑、薄荷以增強君藥的疏肝理脾之功。連老師認為，調和肝脾只能在補肝血、健脾氣的基礎上略加性味平和的綠萼梅、玫瑰花之類，取其理氣解鬱而無辛燥傷陰之弊。對於肝鬱化熱之證，常以丹梔逍遙去白朮，恐白朮溫燥助熱。何某案因肝鬱血虛日久，則生熱化火，此時逍遙散已不足以平其火熱，故加

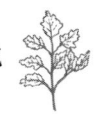

牡丹皮以清血中之伏火，炒梔子善清肝熱，並導熱下行，因其年過六旬，另加紫菀 30g。紫菀「因其體潤，善能滋腎，蓋腎主二便，以此潤大便燥結，利小便短赤，開發陰陽，宣通壅滯，大有神功」(《藥品化義》)。璩某案惱怒傷肝，氣滯不宣，氣鬱化火，鬱於下焦，影響膀胱氣化則少腹作脹，小便艱澀而頻，餘瀝不盡而發為淋證。尊連老師之經驗，在原方中加用利水不傷陰之車前子，取其清肝利水，收效頗捷。

下篇　現代研究

附：歷代逍遙散加減方（選編）

丹皮逍遙散

【方源】《幼科直言·卷五》。

【組成】白朮（炒），白芍（炒），陳皮，甘草，當歸，白茯苓，牡丹皮，柴胡，薄荷。

【用法】水煎服。

【主治】傷寒表裡陰陽得分，仍作渴作煩，乃太陰脾經之鬱熱。

四物逍遙散

【方源】《瘍科心得集·卷上》。

【組成】柴胡，當歸，白芍，茯苓，白朮，炙甘草，川芎，生地黃，生薑，薄荷。

【主治】婦人患繭唇，陰血衰少者。

加味逍遙散

【方源】《世醫得效方·卷十五》。

【組成】逍遙散加遠志（去心），桃仁（去皮，尖），蘇木、紅花各一錢。

【用法】水一盞半，煎服。

【主治】癲疾。榮血迷於心包，歌唱無時。逾牆上屋。

附：歷代逍遙散加減方（選編）

加味逍遙散

【方源】《內科摘要·卷下》。

【組成】當歸、芍藥、茯苓、白朮（炒）、柴胡各一錢，牡丹皮，山梔（炒）、甘草（炙）各五分。

【用法】水煎服。

【主治】肝脾血虛發熱，或潮熱晡熱，或自汗盜汗，或頭痛目澀，或怔忡不寧，或頰赤口乾，或月經不調，或肚腹作痛，或小腹重墜，水道澀痛，或腫痛出膿，內熱作渴。

加味逍遙散

【方源】《點點經·卷一》。

【組成】當歸一錢，白朮一錢，茯苓、白芍各八分，柴胡、薄荷、陳皮、知母、浙貝母、骨皮、麥冬、香附、甘草各三分。

【用法】煨薑為引。

【主治】酒病後發咳，間有骨蒸邪熱等症。

加味逍遙散

【方源】《證治準繩·女科·卷五》。

【組成】當歸、白芍、葛根各二錢，生地黃、川芎、黃芩各一錢半，人蔘九分，麥冬九分，柴胡一錢，烏梅二個，甘草六分。

【用法】上銼散，分作二服。用水一盞，煎至七分，空心服。

【主治】產後發熱，口乾作渴，唇裂生瘡。

加味逍遙散

【方源】《辨證錄·卷三·耳痛門》。

【組成】白芍一兩，柴胡二錢，當歸一兩，甘草一錢，陳皮一錢，茯神三錢，白朮五錢，炒梔子一錢，天花粉二錢，枳殼五分，牡丹皮三錢。

【用法】水煎服。

【主治】婦人因怒發熱，經來之時，兩耳出膿，兩太陽作痛，乳房脹悶，寒熱往來，小便不利，臍下滿築。

加味逍遙散

【方源】《辨證錄·卷五·春溫門》。

【組成】柴胡二錢，當歸二錢，白朮一錢，甘草一錢，茯苓三錢，陳皮一錢，白芍三錢，炒梔子一錢，羌活五分。

【用法】水煎服。

【主治】春溫。春月傷風四、五日，身熱惡風，頭項強，脅下滿，手足溫，口渴。

加味逍遙散

【方源】《辨證錄·卷五·春溫門》。

【組成】柴胡二錢，白芍五錢，當歸三錢，白朮五分，甘草一錢，茯神三錢，陳皮五分，肉桂一錢。

【用法】水煎服。

【主治】春月傷風，手足逆冷，脈緊心下滿而煩，飢不能食。

附：歷代逍遙散加減方（選編）

加味逍遙散

【方源】《洞天奧旨・卷十二・陰瘡》。

【組成】柴胡二錢，白朮五錢，茯苓三錢，甘草一錢，白芍五錢，陳皮一錢，當歸二錢，炒梔子三錢，荊芥一錢，防風五分，龍膽草二錢，天花粉二錢，玄參五錢。

【用法】水煎服。

【主治】陰瘡者，生瘡於陰戶之內也，時痛時癢，往往有不可忍之狀，其氣腥燥作臭，無物可以解癢，倘愈交接則愈痛矣。

加味逍遙散

【方源】《幼科直言・卷二》。

【組成】白朮（炒），白芍（炒），白茯苓，牡丹皮，石斛，當歸，柴胡，薄荷，陳皮，甘草。

【用法】水煎服。

【功用】舒和氣血，調暢營衛。

【主治】痘之前後，不可補、不可涼、似虛非虛之症。

加味逍遙散

【方源】《幼科直言・卷四》。

【組成】白朮（炒），白芍（炒），白茯苓，陳皮，甘草，當歸，薄荷，全蠍（洗淨），僵蠶（炒）。

【用法】生薑為引。

【主治】小兒一種似慢驚非慢驚之症。

加味逍遙散

【方源】《幼科直言·卷四》。

【組成】白朮八分（炒），白芍八分（炒），當歸八分，白茯苓八分，柴胡五分，薄荷五分，陳皮六分，白扁豆一錢（炒），甘草六分，神曲一錢（炒），麥芽八分（炒）。

【用法】水煎服。

【主治】脾疳多因乳食不調，飢飽不一，或一切病後，虧損氣血，以致時熱時冷，或大便非結即瀉，面黃肌瘦，肚大夜熱。

加味逍遙散

【方源】《幼科直言·卷四》。

【組成】白朮（炒），白芍（炒），薄荷，陳皮，甘草，柴胡，白茯苓，當歸，白扁豆（炒），砂仁，木香，黃芩。

【用法】水煎服。

【主治】痢疾體虛不便，行利導滯者。

加味逍遙散

【方源】《幼科直言·卷四》。

【組成】白朮（炒），白芍（炒），白茯苓，陳皮，當歸，甘草，薄荷，柴胡。

【用法】或加生薑一片，水煎服。

附：歷代逍遙散加減方（選編）

【主治】瘧在五七次後，人雖虛而多熱，其體勢在不可截，不可消，不可補者。

加味逍遙散

【方源】《幼科直言·卷五》。

【組成】白朮（炒），白芍（炒），白茯苓，當歸，薄荷，柴胡，陳皮，甘草，芡實，牡丹皮，白蓮鬚。

【用法】水煎服。

【主治】雖淋而不痛者，或久淋而不癒者。

加味逍遙散

【方源】《幼科直言·卷六》。

【組成】白芍八分（炒），白朮八分（炒），陳皮六分，甘草六分，當歸八分，白茯苓八分，薄荷六分，黃芩一錢（炒），僵蠶一錢（炒），柴胡六分。

【用法】水煎服。

【主治】白虎歷節風。

加味逍遙散

【方源】《一盤珠·卷五》。

【組成】當歸，白朮，白芍，白茯苓，柴胡，香附，牡丹皮，甘草，薄荷，黃芩，夏枯草，天葵子。

【用法】經閉加紅花、三稜，酒、水各半，煎服。

【主治】治女人月經不調，而成瘕癥者。

加味逍遙散

【方源】《雜病源流犀燭·卷八》。

【組成】白芍、白朮各一錢二分，地骨皮、知母、當歸各一錢，茯苓、麥冬、生地黃各八分，山梔子、黃柏各五分，桔梗、甘草各三分。

【用法】水煎服。

【主治】血病，女子不月；婦人痛證；脅連胸腹脹痛；婦人陰縮，陰戶急，痛引入小腹；陰冷而內熱寒熱，經候不調；婦人便毒，於兩拗腫痛，腹內有塊，不時上攻，小便不利。

加味逍遙散

【方源】《雜病源流犀燭·卷十七》。

【組成】牡丹皮、白朮各一錢半，當歸、赤芍、桃仁、浙貝母各一錢，山梔子、黃芩各八分，桔梗七分，青皮五分，甘草三分。

【主治】脾家蓄熱，痰涎夾血。

加味逍遙散

【方源】《雜病源流犀燭·卷二十七》。

【組成】甘草、當歸、白芍、白朮、茯苓、柴胡各一錢，桂皮、山梔子各七分。

【主治】乳岩初起。

附：歷代逍遙散加減方（選編）

加味逍遙散

【方源】《婦科玉尺·卷二》。

【組成】當歸、柴胡、白朮、白芍、茯苓各一錢，炙甘草五分、薄荷七葉，山梔子，生地黃，白茅根。

【主治】初次產育，產門腫脹，或燉痛不閉。

加味逍遙散

【方源】《婦科玉尺·卷六》。

【組成】柴胡，白芍，當歸，白朮，茯苓，甘草，知母，地骨皮，山梔子，黃柏，桔梗，麥冬，生地黃。

【主治】婦女虛勞。

加味逍遙散

【方源】《瘍科心得集·方匯·卷上》。

【組成】柴胡，白芍，當歸，茯苓，白朮，甘草，黃芩，半夏，白芷，陳皮，桔梗。

【主治】肝鬱氣滯，或口舌生瘡，或耳內作痛，及乳癰、乳痰等證。

加味逍遙散

【方源】《外科證治全書·卷三》。

【組成】柴胡二錢，白芍五錢，當歸三錢，陳皮五錢，甘草一錢，白朮三錢，茯神三錢，人參一錢，川芎一錢，瓜蔞三錢，半夏三錢。

【用法】水煎服。

【主治】乳懸。肝氣不疏，痰氣鬱結，乳內忽大如桃，不覺痛癢，色亦不赤，身體發熱，形漸瘦損。

加味逍遙散

【方源】《慈禧光緒醫方選議》。

【組成】柴胡一錢，當歸二錢，生白芍二錢，白朮一錢，茯苓一錢，炙甘草五分，煨薑三片，薄荷一分，霜桑葉二錢。

【用法】上為末，分為十服。每服二錢，鮮荷葉半張煎湯沖服。

【功用】疏散風熱，升發脾胃清陽，清肝明目。

八味逍遙散

【方源】《醫學入門·卷七》。

【組成】當歸、芍藥、茯苓、白朮、柴胡、甘草各一錢，牡丹、炒山梔各七分。

【用法】水煎服。

【主治】脾胃血虛有熱生瘡；或遍身搔癢煩熱，肢體作痛，頭目昏重；或怔忡煩赤，口燥咽乾，口舌生瘡，耳內作痛；或胸乳腹脹，小便不利；或手足少陰火盛，內熱晡熱，月經不調，寒熱往來；或脅乳腫痛，耳下結核等症。

附：歷代逍遙散加減方（選編）

加減逍遙散

【方源】《古今醫鑑·卷十一》。

【組成】當歸（酒洗）、白芍（酒炒）、白朮（土炒）、白茯苓、柴胡各一錢，甘草（炙）五分。

【用法】上銼一劑。加煨薑一片，薄荷少許，水煎服。

【主治】肝脾血虛發熱，或潮熱，或自汗盜汗，或頭痛目澀，或怔忡不寧，頰赤口乾，或月經不調，或肚腹作痛，或小腹重墜，水道澀痛，或腫痛出膿，內熱作渴。

加減逍遙散

【方源】《壽世保元·卷四》。

【組成】當歸二錢，白芍二錢，白朮一錢五分，茯苓三錢，柴胡八分，甘草八分，胡黃連六分，麥冬二錢，黃芩二錢，地骨皮三錢，秦艽三錢，木通二錢，車前子三錢，燈心草十根。

【用法】上銼。水煎服。

【主治】子午潮熱者。

加減逍遙散

【方源】《丹臺玉案·卷五》。

【組成】當歸二錢、白芍、白茯苓、牡丹皮各二錢，甘草、山梔子各一錢。

【用法】加燈心草三十莖，水煎，食遠服。

【主治】經前潮熱。

加減逍遙散

【方源】《症因脈治·卷四》。

【組成】當歸，白朮，柴胡，陳皮，白茯苓，牡丹皮，甘草，山梔子，白芍。

【主治】厥陰瘧。

加減逍遙散

【方源】《傅青主女科·卷上》。

【組成】茯苓五錢，白芍（酒炒）五錢，甘草（生用）五錢，柴胡一錢，茵陳三錢，陳皮一錢，梔子三錢（炒）。

【用法】水煎服。

【主治】婦人有帶下而色青者，甚則綠如綠豆汁，稠黏不斷，其氣腥臭。

加減逍遙散

【方源】《辨證錄·卷二》。

【組成】柴胡二錢，白芍五錢，白朮、當歸、生地黃各三錢，甘草、炒梔子、半夏各一錢，青皮五分。

【用法】水煎服。

【主治】怒後吐痰，胸滿作痛，服四物、二陳之湯，加芩、連、枳殼之類，杳無一應，更加祛風之味，反致半身不遂，筋漸攣縮，四肢瘓軟，日晡益甚，內熱口乾，形體倦怠，屬鬱怒未解，肝氣未疏者。

附：歷代逍遙散加減方（選編）

加減逍遙散

【方源】《辨證錄‧卷三》。

【組成】白芍、當歸各一兩，甘草、白蒺藜、葳蕤仁各一錢，陳皮五分，茯苓三錢，甘菊三錢，柴胡、半夏各三分。

【用法】水煎服。

【主治】目痛日久，終年累歲，而紅赤不除，致生胬肉攀睛，拳毛倒睫者。

加減逍遙散

【方源】《幼科直言‧卷五》。

【組成】白朮（炒），白茯苓，白芍（炒），陳皮，甘草，柴胡，石斛。

【用法】生薑一片，紅棗二枚為引。

【主治】小兒虛喘，或出汗面青唇白，或兼泄瀉。

加減逍遙散

【方源】《幼科直言‧卷五》。

【組成】白朮（炒），白芍（炒），白茯苓，陳皮，甘草，柴胡，當歸，神曲（炒），熟半夏，石斛。

【用法】生薑一片為引。

【主治】小兒脾虛受溼，腫脹，或作泄瀉，或兼嘔吐。

加減逍遙散

【方源】《幼科直言·卷五》。

【組成】白芍，白朮，當歸，白茯苓，柴胡，陳皮，甘草，木香（少許），使君子肉。

【用法】生薑一片為引。

【主治】小兒脾弱面青，似有驚風，而解蟲者。

加減逍遙散

【方源】《證因方論集要·卷四》。

【組成】當歸，白芍（炒），白朮（土炒），茯苓，柴胡，甘草（炙），蔓荊子，香附，石菖蒲。

【主治】病非外感有暴發耳聾者乃氣火上衝。

逍遙飲

【方源】《景岳全書·卷五十一》。

【組成】當歸二三錢，白芍一錢半，熟地黃三五錢，酸棗仁二錢（炒），茯神一錢半，遠志（製）三五分，陳皮八分，炙甘草一錢。

【用法】水二鍾，煎七分，食遠溫服。

【主治】婦人思鬱過度，致傷心脾，衝任之源血氣日枯，漸至經脈不調。

【加減】氣虛，加人蔘一二錢；經水過期，兼痛滯，加酒炒香附一二錢。

附：歷代逍遙散加減方（選編）

逍遙散

【方源】《證治準繩·女科·卷二》引《神巧萬全方》。

【組成】人參、白茯苓（去皮）、柴胡（去苗）、白朮（炒）、黃耆各等分。

【用法】上為散。每服三錢，加甘草一寸，同煎六分，溫服。

【主治】婦人血風勞，解五心煩躁，心多怔忪，恍惚憂懼，頭目昏重，夜多盜汗。

逍遙散

【方源】《太平惠民和劑局方·卷九》。

【組成】甘草（微炙，赤）半兩，當歸（去苗，銼，微炒）、茯苓（去皮，白者）、芍藥（白）、白朮、柴胡（去苗）各一兩。

【用法】上為粗末。每服二錢，水一大盞，加煨薑一塊（切破）、薄荷少許，同煎至七分，去滓熱服，不拘時候。

【主治】血虛勞倦，五心煩熱，肢體疼痛，頭目昏重，心忪頰赤，口燥咽乾，發熱盜汗，減食嗜臥；血熱相搏，月水不調，臍腹脹痛，寒熱如瘧；及室女血弱陰虛，營衛不和，痰嗽潮熱，肌體羸瘦，漸成骨蒸。

逍遙散

【方源】《女科萬金方》。

【組成】柴胡、當歸、白芍各四錢，川芎、熟地、麥冬、黃芩各二錢，半夏二錢五分，甘草一錢五分。

【用法】分四劑。每劑加生薑三片，水二鍾，煎八分，空心服。

【功用】補血，扶脾胃，調經水。

【主治】室女十七、八歲時脾胃虛弱，誤食生冷，經脈不通，或阻百日，或半年，顏色有異，飲食少進，寒熱往來，四肢困倦，頭痛目眩，腹疼噁心，煩熱嘔吐，腹脹。

加味逍遙散

【方源】《女科萬金方》。

【組成】當歸、白芍、乾薑、生地、黃芩各錢半，人蔘、柴胡各二錢。

【用法】分二劑。水煎服。

【主治】婦人胎前多食薑、蒜、胡椒等辛辣之物，血熱積於脾胃，氣攻上焦，以致頻渴。

逍遙散

【方源】《女科萬金方》。

【組成】白芍，白朮，白茯苓，當歸身，甘草，薄荷。

【用法】加煨薑二片，水煎服。

【主治】婦人血少，月水不調，腹痛潮熱。

逍遙散

【方源】《古今醫統大全・卷八十四》。

【異名】柴胡四物湯。

附：歷代逍遙散加減方（選編）

【組成】當歸、川芎、芍藥、熟地黃、人參、半夏（製）、柴胡、黃芩、陳皮、麥冬、甘草各等分。

【用法】水二盞，加生薑三片，煎八分，空心服。

【主治】經脈不通，脾胃虛弱，或寒或熱，不喜飲食，飽脹，嘔吐，煩躁。

逍遙散

【方源】《壽世保元·卷七》。

【組成】當歸（酒洗）一錢五分，白芍（酒炒）一錢，柴胡一錢，黃芩一錢，川芎七分，熟地黃七分，半夏（薑炒）七分，人參五分，麥冬（去心）五分，甘草四分。

【用法】上銼散。加生薑三片，水煎，熱服。

【功用】和氣血，扶脾胃。

【主治】室女十七、八歲，經脈不通，或百日，或半年，顏色青黃，飲食少進，寒熱往來，四肢困倦，頭痛目眩，肚痛結塊，五心煩熱，嘔吐膨脹。

逍遙散

【方源】《醫貫·卷六》。

【組成】柴胡一錢，白芍一錢，陳皮一錢，牡丹皮一錢，茯神一錢，當歸一錢，白朮一錢，浙貝母一錢，薄荷七分，黃連五分（每一兩用吳茱萸二錢，水拌炒焦色，合用）。

【主治】鬱瘧。

逍遙散

【方源】《辨證錄·卷七·症瘕》。

【組成】白朮二錢，白芍五錢，當歸三錢，柴胡二錢，陳皮一錢，半夏一錢，鱉甲三錢，甘草五分，茯苓三錢。

【用法】水煎服。

【功用】開鬱平肝。

【主治】正值飲食之時，忽遇可驚之事，驚氣未收，遂停滯不化，久成症瘕。

逍遙散

【方源】《女科切要·卷一》。

【組成】當歸，白芍，茯苓，白朮，甘草，柴胡，薄荷，牡丹皮，山梔子。

【功用】解鬱調經，和氣血。

【主治】婦人胃氣不調，貌本壯實，飲食漸減，經水不通。

逍遙散

【方源】《雜病源流犀燭·卷一》。

【組成】白朮，白芍，當歸，柴胡，茯苓，牡丹皮，薄荷，麥冬，山梔子，牛膝，甘草。

【主治】乾咳。

附：歷代逍遙散加減方（選編）

逍遙散

【方源】《女科祕要·卷三》。

【組成】白朮、當歸、白芍、天花粉、延胡索各八分、地骨皮、石蓮子各一錢，黃芩、薄荷各四分，龍膽草五分（一方無黃芩）。

【用法】上為散服，或水煎服。

【主治】婦人血虛，性急，或當行經時房事觸傷，腹中結塊如雞子大，左右而動，月水不行，變作五心煩熱，頭昏目眩。

逍遙五黃湯

【方源】《古今醫鑑·卷十一》。

【組成】當歸（酒洗）半錢，白芍（酒洗）一錢，白朮（土炒）一錢，白茯苓（去皮）一錢，柴胡（酒炒）八分，薄荷二分，生地黃（薑炒）一錢，黃芩（酒炒）一錢，黃連（薑炒）一錢，黃柏（酒炒）一錢，知母（生）一錢半，黃耆（鹽水炒）一錢，神曲（炒）八分，甘草（炙）四分，香附（製）一錢，地骨皮（酒炒）一錢。

【用法】上銼一劑。加煨薑三片、烏梅半個，水煎，溫服。

【主治】婦人午後發熱，汗出後熱退。

逍遙蔞貝散

【方源】《中醫外科學》。

【組成】柴胡，當歸，白芍，茯苓，白朮，瓜蔞，貝母，半夏，膽南星，生牡蠣，山慈菇。

【用法】水煎服。

【功用】疏肝理氣，化痰散結。

【主治】乳癖、凜癧、乳癌初起。

調經逍遙散

【方源】《女科萬金方·卷一》。

【組成】當歸，白芍，白茯苓，白朮，柴胡，薄荷，香附，竹葉，煨薑。

【用法】不拘時服。

【主治】婦人去血太過，血虛生熱，自汗體熱，脈微。

越鞠逍遙加味丸

【方源】《慈禧光緒醫方選議》。

【組成】當歸四錢，白芍三錢（炒），川芎一錢五分，醋柴胡一錢五分，香附三錢（炙），蒼朮三錢（炒），炒梔子三錢，焦神曲三錢，橘紅二錢，半夏三錢（炙），茯苓四錢，黃連一錢五分，桑白皮三錢（炙），地骨皮三錢，川貝母四錢，生甘草一錢五分。

【用法】共研極細粉，煉蜜為丸，如綠豆粒大，硃砂為衣。白開水送服三錢。

【功用】疏鬱和肝，理肺調脾，快膈寬中，順氣理嗽，清化痰飲，滋養氣血，榮和脈絡。

【主治】憂思氣怒，飲食不調，損傷肝脾者。

附：歷代逍遙散加減方（選編）

黑逍遙散

【方源】《醫宗己任編·卷一》。

【組成】柴胡、白芍、當歸身、白朮、茯苓、甘草、熟地黃，薑棗為引。

【用法】水煎，去滓，微微溫服。

【主治】肝膽兩經鬱火，以致脅痛頭眩，或胃脘當心而痛，或肩腳絆痛，或時眼赤痛，連及太陽，無論六經傷寒，但見陽證；婦人鬱怒傷肝，致血妄行，赤白淫閉，沙淋崩濁等症。

增減逍遙散

【方源】《辨證錄·卷一》。

【組成】白芍五錢，茯苓、白朮各三錢，白荳蔻一粒，陳皮、柴胡、神曲各一分。

【用法】水煎服。

【主治】人有時而吐，時而不吐，吐則盡情吐出，有似於反胃而非翻胃。

萬全湯

【方源】《傅青主男女科·卷下》。

【組成】柴胡、白朮、黃芩、神曲各三分，白芍、麥冬各一錢，當歸五分，茯苓三分，甘草、紫蘇葉各二分，山楂三個。

【用法】水煎服。

【主治】小兒不拘早晚發熱。

和解湯

【方源】《辨證錄·卷五》。

【組成】柴胡一錢，白芍三錢，甘草一錢，枳殼五分，薄荷一錢，茯神三錢，牡丹皮二錢，當歸三錢。

【用法】水煎服。緩緩服之，三劑則可以開關矣。上關一開，而下格自癒。

【主治】少陽之氣不通之關格症。人有無故而忽然上不能食，下不能出，胸中脹急，煩悶不安，大小便窘迫之極。

清肝達鬱湯

【方源】《重訂通俗傷寒論》。

【組成】焦山梔三錢，生白芍一錢半，當歸鬚一錢，川柴胡四分，粉丹皮二錢，清炙甘草六分，廣橘白一錢，蘇薄荷四分（沖），滁菊花一錢半，鮮青橘葉五片（剪碎）。

【功用】清疏肝鬱。

【主治】肝鬱不伸，胸滿脅痛，腹滿而痛，甚則欲泄不得泄，即泄亦不暢。

附：歷代逍遙散加減方（選編）

參考文獻

[1] 喬歡。閆潤紅運用逍遙散治療肝鬱臨床經驗舉隅，2016

[2] 陳曉天，李永。史欣德教授應用逍遙散治療失眠的經驗 [J]，2007,2

[3] 黃年斌，邱聯群。逍遙散治療緊張性頭痛 28 例觀察 [J]，2004,5

[4] 章美瓊。逍遙散加味治療膽囊炎 120 例 [J]，2002,4

[5] 艾書眉，雷陵。雷陵應用加味逍遙散治療慢性肝病經驗 [J]，2015,4

[6] 李倫常。逍遙散加減治療肝硬化的體會 [J]，1995,1

[7] 陳愛華。逍遙散臨床運用體會 [J]，1995

[8] 鄧益和。逍遙散化裁治療脾胃病兩案 [J]，1986,1

[9] 徐克忠。逍遙散治癒呃逆六年案 [J]，1987,12

[10] 楊金珊。逍遙散加減治療小兒厭食症 32 例 [J]，2003,9

[11] 王石。逍遙散治療慢性胃炎體會 [J]，2006,6

[12] 閆道普。逍遙散化裁治療大腸激躁症 26 例 [J]，2008,6

[13] 賈婉秋。逍遙散臨床應用舉隅 [J]，2005,9

[14] 李龍驤。逍遙散治療消化系疾病舉隅 [J]，2008,3

[15] 金周漢，李靜。逍遙散治療消化系統疾病的進展 [J]，2007,8

[16] 黃生維。逍遙散加味治療肝鬱證咳嗽療效觀察 [J]，2012,7

參考文獻

[17] 汪玉冠。逍遙散加味治療肝咳 32 例 [J], 2006,3\

[18] 燕凱萍, 李文海。逍遙散新用 [J], 2011,6\

[19] 馮翠華, 賈長安。逍遙散新用二則 [J], 1991,6

[20] 陳美蘭, 馬翠雲, 張福榮。逍遙散臨床新用 [J], 1994,3

[21] 劉岱麟。逍遙散加減治療糖尿病 60 例 [J], 1993,4

[22] 盧亞麗。逍遙散臨床應用舉隅 [J], 2013,10

[23] 夏興貴。運用丹梔逍遙散治療甲狀腺機能亢進症 [J], 2009,6

[24] 于汝勝, 李福周。逍遙散加減治療脂肪肝 64 例 [J], 2006,8

[25] 桂馥。逍遙散加減治驗舉隅 [J], 1996,6

[26] 馬珊珊, 呼敏, 王榮。李遇春逍遙散臨證應用經驗 [J], 2015,8

[27] 王聯慶, 張銳, 耿青, 等。逍遙散臨床應用舉驗 [J], 2013,1

[28] 張香芝。逍遙散加減治療癮病 42 例 [J], 1997,2

[29] 郭玉蘭。逍遙散加減治療癮病的體會 [J], 1999,8

[30] 崔璨。逍遙散驗案 4 則 [J], 2007,6

[31] 施乃芝。逍遙散加減治療特發性水腫 [J], 1986,1

[32] 向陽。逍遙散加減治療諸汗證 [J], 1994,4

[33] 史豔。加味逍遙散驗案兩則 [J], 1998,5

[34] 葉敏, 矯健鵬, 魏品康。魏品康運用逍遙散驗案舉隅 [J], 2011,9

[35] 李軍。金明月主任醫師運用逍遙散驗案舉隅 [J], 2008,6

[36] 何夏秀, 葛琳, 馮興華。馮興華運用丹梔逍遙散治療風溼病舉隅 [J], 2010,5

[37] 胡偉雄，洪碧琪，謝平霖等。逍遙散加減治療更年期症候群驗案一則 [J]，2016,9

[38] 張國華。逍遙散加味治療婦科病經驗舉隅 [J]，2016,2

[39] 李五香，余永鑫。逍遙散臨床運用舉隅 [J]，2010,2

[40] 李志青。逍遙散臨證治驗舉隅 [J]，2009,2

[41] 張帆，方成華。逍遙散婦科臨床運用舉隅 [J]，2007,6

[42] 張子寶。逍遙散臨床新用 [J]，2007,2

[43] 蘭秀紅。逍遙散加減治療陰癢 36 例 [J]，2010,10

[44] 王歡歡。喻懷斌臨床應用逍遙散驗案舉隅 [J]，2016,5

[45] 何雲霏，孟凡峰。逍遙散加減治療經前期症候群臨床探析 [J]，2011,3

[46] 劉鵬，王杜娟。孫同郊運用逍遙散臨床體會 [J]，2010,10

[47] 蔡金澤。逍遙散加減治療崩漏體會 [J]，2005,5

[48] 駱國俊。逍遙散加味治療閉經 [J]，2005,5

[49] 蘇寶銀。運用逍遙散加味治療產後缺乳 80 例 [J]，2002,5

[50] 建利，馮文軍，何志娟。逍遙散加減治癒肝鬱不孕 11 例 [J]，1998,3

[51] 陳舒，陳成博。陳成博運用逍遙散治療男科疾病 [J]，2015,11

[52] 姚蘭。逍遙散新用 [J]，2007,12

[53] 曹永賀，程遠釗，郭學軍。逍遙散加味聯合針灸治療肝鬱型不射精症 [J]，2007

參考文獻

[54] 李豔萍，崔慶榮。逍遙散加減治療痤瘡臨床觀察 [J]，2008

[55] 王雯燕，張菁，楊陽。逍遙散加減治療肝鬱腎虛型痤瘡驗案 1 則 [J]，2016,5

[56] 麻婧。逍遙散加減治療痤瘡 68 例 [J]，2004,3

[57] 王林。逍遙散新用 [J]，2010,2

[58] 周寶寬，周探。逍遙散加減治療因鬱致面部皮膚病驗案 4 則 [J]，2012,5

[59] 楊新林，肖柯。逍遙散臨床驗案舉隅 [J]，2015,9

[60] 韓新民。逍遙散加減治皮膚搔癢症一得 [J]，1992,1

[61] 張國正，岳雙林。逍遙散新用 3 則 [J]，2005,5

[62] 劉崢嶸，秦裕輝。秦裕輝運用八味逍遙散治驗舉隅 [J]，2016,3

[63] 呂樹雲。逍遙散加減治療急性球後視神經炎 2 例 [J]，2000,8

[64] 霍勤。逍遙散在眼科臨床中的運用 [J]，2008,3

[65] 傅彥江。逍遙散在眼科疾病中的應用舉隅 [J]，2004,3

[66] 李紅。逍遙散在眼科病中應用舉隅 [J]，1998,5

[67] 費傳統，金強。丹梔逍遙散眼科應用舉隅 [J]，2013,4

[68] 張予，李淑良。李淑良教授治療耳鳴驗案 3 則 [J]，2013,7

[69] 韓岩，矯春偉。逍遙散臨證治驗舉隅 [J]，2005,10

[70] 張勉，黃瑜。逍遙散加減治療功能性發音障礙 1 例 [J]，1999,4

[71] 朱聖奎。逍遙散作澀劑用心得 [J]，1998,7

[72] 陳承平，任林。逍遙散新用 [J]，1995,5

[73] 尹蔚萍，夏傑，蘇豔等。劉以敏運用疏肝瀉火方治療性早熟經驗 [J]，2016,2

[74] 李新民。加味逍遙散新用 [J]，1997,5

[75] 訾曉梅，劉青雲。逍遙口服液藥效學研究 [J]，2000

[76] 王凱，陳萬群，陳古榮。逍遙合劑與功能主治有關的主要藥效學研究 [J]，2003

[77] 金若敏，黃莉，周婉。中藥逍遙片改善正常或脾虛小鼠腸運動相關功能 [J]，2003

[78] 周淑芳，劉燕。逍遙丸對兔腸平滑肌作用的研究 [J]，2006

[79] 訾曉梅，劉青雲。逍遙口服液藥效學研究 [J]，2000

[80] 王靜怡，石玉瑁，查鵬洲等。逍遙散的藥理研究 [J]，2002

[81] 吳麗麗，冉川蓮，嚴燦等。逍遙散對高濃度皮質酮環境下海馬神經前體細胞增殖和分化的影響 [J]，2009

[82] 吳麗麗，徐志偉，嚴燦。逍遙散和丹梔逍遙散抗憂鬱作用的實驗研究 [J]，2003

[83] 楊小瑩，陳杰，楊新明等。抗憂鬱藥物及其研究方法的進展 [J]，2007

[84] 薛黎明。基於 NMR 技術逍遙散抗憂鬱作用代謝組學研究 [D]，2008

[85] 蔡大勇，陳金星，張偉等。丹梔逍遙散干預 D- 半乳糖擬老年性痴呆大腦能量物質代謝的機制研究 [J]，2005

參考文獻

[86] 李偉，陳家旭。慢性束縛應激大鼠海馬 BDNF、TrkB、NT3 的變化及逍遙散對其影響 [J]，2005

[87] 王霞靈，周大橋。加味逍遙散治療肝鬱患者高泌乳素血症的研究 [J]，2003

[88] 陳家旭，楊建新，趙散等。慢性束縛應激大鼠下視丘 β- 內啡肽變化及中藥複方對其的影響 [J]，2004

[89] 楊玉峰，楊瑛。加味逍遙散對女性黃褐斑血清性激素水平的影響 [J]，2000

[90] 呂志平，劉承才。「肝鬱」大鼠血漿 TXA2-PGI2 水平與微循環變化及逍遙散作用 [J]，2000

[91] 趙益業。肝鬱症的免疫學探討 [J]，1997

[92] 余浚龍，嚴燦。逍遙散對慢性應激大鼠的免疫調節作用 [J]，2004

[93] 錢瑞琴，張春英，楊宇。疏肝中藥對應激小鼠免疫功能影響的對比研究 [J]，2000

[94] 頓穎，郝一彤，馮前進等。逍遙丸對實驗動物拘束水浸應激損傷的保護作用 [J]，1999

[95] 秦凱華，鄧中甲，李達。鄧中甲教授臨床運用逍遙散經驗舉隅 [J]，2012

[96] 黃玉貝，張華敏，劉松林。名老中醫蘇忠德丹梔逍遙散治療溼疹的經驗 [J]，2010

[97] 魏一劍。連建偉運用加味逍遙散驗案二則 [J]，2013

調養奇方逍遙散

主　　編：柳越冬，楊建宇，李楊
發 行 人：黃振庭
出 版 者：崧燁文化事業有限公司
發 行 者：崧燁文化事業有限公司
E - m a i l：sonbookservice@gmail.com
粉 絲 頁：https://www.facebook.com/sonbookss/
網　　址：https://sonbook.net/
地　　址：台北市中正區重慶南路一段 61 號 8 樓
8F., No.61, Sec. 1, Chongqing S. Rd., Zhongzheng Dist., Taipei City 100, Taiwan
電　　話：(02)2370-3310
傳　　真：(02)2388-1990
印　　刷：京峯數位服務有限公司
律師顧問：廣華律師事務所 張珮琦律師

-版權聲明-

本書版權為中原農民出版社所有授權崧燁文化事業有限公司獨家發行繁體字版電子書及紙本書。若有其他相關權利及授權需求請與本公司聯繫。

未經書面許可，不得複製、發行。

定　　價：420 元
發行日期：2025 年 01 月第一版
◎本書以 POD 印製
Design Assets from Freepik.com

國家圖書館出版品預行編目資料

調養奇方逍遙散 / 柳越冬，楊建宇，李楊 主編 . -- 第一版 . -- 臺北市 : 崧燁文化事業有限公司 , 2025.01
面；　公分
POD 版
ISBN 978-626-416-210-4(平裝)
1.CST: 中藥方劑學
414.6　　113019731

電子書購買

爽讀 APP　　臉書